RENATE GUBLER-PLASCHG

Freiheit Kismet Hoffnung

Roman

Bei diesem Buch handelt es sich um einen autobiografisch geprägten Roman. Verschiedene Teile der Geschichte wurden geändert. Sämtliche Namen sind erfunden. Orte und Fakten sind weitgehend verändert oder fiktiv. Handlungen und Aussagen von Personen wurden verändert dargestellt und sind weitgehend fiktiv.

Das Buch ist nicht als Ratgeber gedacht. Es hat aber eine Botschaft: Frieden, Toleranz und Nächstenliebe sind das Fundament für Glück, Zufriedenheit und die Hoffnung auf eine bessere Welt. Dass Körper, Seele und Geist dabei gesund bleiben, bedingt aber auch, dass man über eine angemessene Portion Egoismus und Eigenliebe verfügt. Wer seine Träume verwirklichen will, braucht Mut, Ausdauer und Kraft, um seinen ganz persönlichen Weg zu gehen.

Für meine menschlichen Engel, meine Kinder, Freunde und alle unsichtbaren Begleiter

Danke für all eure Liebe, eure Kraft, euren Humor, euer Verständnis, euer Lachen, eure offenen Ohren, eure Unterstützung, eure Gebete, eure Offenheit, eure Unbeschwertheit, eure aufmunternden Worte, eure beschützenden Hände, eure Pflege und euer gütiges Herz.

Jung, voller Elan und Lebensfreude

Es war Frühling und Annas siebenunddreißigster Geburtstag stand vor der Tür. Kurz zuvor war sie mit ihrer Familie in eine neue, große und helle Wohnung eingezogen. An Annas Geburtstag lag Schnee, der die grüne Wiese federleicht zudeckte. Die Tanne vor dem Esszimmerfenster erstrahlte in Weiß und die Lieder der Vögel verstummten. Eine schwarze Katze stolzierte durch den Schnee. Der Kontrast von Schwarz zu Weiß wirkte unheimlich anziehend.

Annas Geburtstag wurde nicht zum bombastischen Fest, sie feierte im stillen Rahmen. Es war nicht mehr wie früher, als sie noch in Wien gelebt hatte, ihrer einstigen Heimat. Dort waren Geburtstage immer etwas Spezielles. Na ja, Anna war ja auch älter geworden. Sarah, Annas Tochter, lief freudestrahlend auf ihre Mutter zu und drückte ihr stolz eine Zeichnung in die Hand. Anna lächelte. „Viel Glück", stand darauf und ganz viele rote Herzen leuchteten ihr entgegen. Sie umarmte die Kleine und drückte sie fest an sich. Das Leuchten in ihren Augen kam ihr bekannt vor, dieses Glitzern und Funkeln. So leuchten nur Kinderaugen. Anna wurde ganz sentimental. Eine kleine salzige Träne huschte über ihr Gesicht. Sarah schaute ihre Mutter an: „Bist du traurig Mama?" Anna nickte leise.

Elias öffnete die Tür und stürmte ins Haus. Er warf seinen Fußball in die Ecke seines Zimmers, wischte sich den Schweiß von der Stirn und rannte keuchend mit seinen schmutzigen, löchrigen und gestern noch nagelneuen Hosen in die Küche.

„Wie siehst du denn aus?", fragte Anna.

Elias senkte die Augen und machte auf Dackelblick. Anna atmete tief ein, doch als Elias sie mit einem verschmitzten Lachen anschaute, konnte sie ihm nicht mehr böse sein.

Der Frühling schien es in diesem Jahr nicht allzu eilig zu haben. Bald war Ostern und es wurde eine eisige Eiersuche. Auch der Osterhase ließ sich nicht blicken. Er hatte längst das Weite gesucht. Vieles hatte sich verändert seit Annas Kindheitstagen. In jungen Jahren lockte sie das Abenteuer nach Zürich. Ihr Vater war schon vor vielen Jahren hier gewesen. Er arbeitete ein paar Jahre lang in einer kleinen Druckerei.

Irgendwann kehrte er nach Wien zurück und lernte Annas Mutter kennen. Ein Jahr später verlobten sich die Eltern und heirateten. Die Mutter war schwanger, doch unter dem hübschen weißen Hochzeitskleid war noch kein Bäuchlein zu erkennen. Es wurde eine kleine Hochzeit im feierlichen Rahmen. Im Frühling war es dann soweit: Anna erblickte an einem Ostersonntag das Licht der Welt. In einem kleinen Dorf, nahe bei Wien, wohnte sie mit ihrer Familie in einem kleinen Häuschen. Später ging sie nach Wien und machte dort ihre Ausbildung zur Krankenschwester. Einige Jahre arbeitete sie im Operationssaal, bis sie eines Tages ein Inserat in der Zeitung las: „Krankenschwester für die chirurgische Station in einem kleinen Spital in Zürich gesucht."

Anna wurde hellhörig und zeigte das Inserat ihrer Freundin Bettina. Bettina war dieselbe Abenteurerin wie Anna. Sie hatten ihre Ausbildung zusammen in Wien gemacht und arbeiteten anschließend gemeinsam im Operationssaal. An freien Tagen machten sie zusammen kleinere Ausflüge und an den Wochenenden schlugen sie sich die Nächte um die Ohren. Einmal fuhren sie zusammen für ein Wochenende nach Paris, ein andermal flogen sie spontan nach London und im Sommer besuchten sie für ein paar Tage Berlin. Anna mochte Reisen. Das Fernweh war ihr in die Wiege gelegt worden.

Die Sommerferien verbrachte sie am liebsten am Strand in Griechenland und im Winter reiste sie häufig in den Norden. Viele Städte in ganz Europa hatte sie schon besucht, doch besonders mochte sie Paris, die Stadt der Liebe. Zürich war ihr seit Kindheitstagen vertraut. Vater erzählte öfters Geschichten aus seiner Zeit in der Schweiz. Zu Weihnachten gab es immer Schweizer Schokolade und sie konnte sich noch gut an die Bilder auf dem Schokoladenpapier erinnern. Verschiedene Orte waren darauf abgebildet, unter anderem Zürich mit seinem See, das Bundeshaus in Bern, das Matterhorn und die Kapellbrücke in Luzern. Anna sammelte die Bilder und bewahrte sie in einer silbrigen Schatulle auf.

Bettina war begeistert von der Idee, in die Schweiz zu gehen. An einem wunderschönen Tag im Juli setzten sich die beiden jungen Frauen in den Zug und fuhren in die Schweiz. Zürichs Himmel erstrahlte in klarem Blau, als Anna und Bettina die Bahnhofstrasse hinauf schlenderten. Sie kamen an einem Platz vorbei, an dem sich viele Tauben tummelten und Brotbrösel aufpickten. Die beiden jungen Frauen schauten den Vögeln eine Weile zu, bis sie schließlich weiterliefen und zu einer großen Brücke kamen. Ein kleines Schiff mit einigen Passagieren fuhr über einen Fluss und verschwand unter einer Brücke. Die Limmat, Zürichs edles Gewässer, lud zum Baden ein.

Es war heiß und am liebsten hätten sich Bettina und Anna in die Fluten geworfen, doch sie hatten noch ein Vorstellungsgespräch in einem kleinen Spital, das in einem Außenquartier der Stadt lag. Am späteren Nachmittag stiegen die beiden in die Straßenbahn, die sie zur nächsten Station brachte, von welcher sie ihre Reise mit einem Linienbus fortsetzten, der sie letztendlich zum Spital brachte. Der Empfang in der Eingangshalle des Krankenhauses wirkte einladend und die Räume waren gemütlich und glichen nicht der sterilen Krankenhausatmosphäre, die man sonst kannte.

Die Oberschwester führte Bettina und Anna in ihr Büro, das am Ende des Korridors lag. Die Sonne blinzelte noch schwach durch die matten Fensterscheiben, als Frau Sommer, die Oberschwester, eine rund fünfzigjährige schlanke Dame mit hochgestecktem Haar und einer großen Hornbrille, Anna und Bettina mit einem freundlichen Händedruck begrüßte und sie bat, sich zu setzen.

Etwas aufgeregt und nervös bewegte Anna ihre Zehen auf und ab und blickte verlegen aus dem Fenster, während Bettina ihre Augen durch das Büro der Oberschwester wandern ließ. Auf einem Tisch in der rechten Ecke des Zimmers stand eine Kaffeemaschine und in einem schmalen Bücherregal waren unzählige Bücher, von der Anatomie des Menschen bis zur Pflegeanalyse, sauber aneinandergereiht nach Fachgebieten. Eine Palme in der linken Ecke, nahe am Fenster, schmückte den sonst eher altmodisch und langweilig wirkenden Raum.

Die Oberschwester rückte ihre Brille zurecht und warf ein Auge auf Annas und Bettinas Unterlagen. Das Gespräch beschränkte sich hauptsächlich auf die Ausbildung und Tätigkeit der beiden in den letzten Jahren und als die Lohnfrage geklärt war, stand einer Anstellung nichts mehr im Weg. Nach einer Stunde waren die Formalitäten erledigt und in ein paar Monaten sollten Anna und Bettina ihre Stelle auf der chirurgischen Station antreten.

Mit einem Freudestrahlen verließen die beiden das Büro und machten sich wieder auf den Weg in die Stadt. Nach einer Übernachtung in der Jugendherberge machten Anna und Bettina eine Stadtbesichtigung und genossen eine Schifffahrt auf dem Zürichsee bei strahlend blauem Himmel. Abends fuhren die beiden Freundinnen mit dem Nachtzug zurück nach Wien. Sie hatten einen Liegewagen reserviert. Die Betten waren etwas eng und Anna konnte kaum schlafen, weil sie auf der Fahrt immer wieder kräftig durchgeschüttelt wurde. Morgens kam der Schaffner und brachte das Frühstück. Bettinas Augen waren noch ziemlich klein und während sie aus dem Fenster blinzelte und ihren Kaffee schlürfte, richtete sich Anna langsam in ihrem Liegebett auf und sah sich etwas verwirrt um.

Fast fünfzehn Jahre lagen nun seit ihrem ersten Besuch in Zürich zurück. Anna konnte es kaum glauben. Beinahe hätte es sie für immer und ewig auf eine griechische Insel verschlagen. In ihren Jugendjahren hatte sie ihre erste Reise ans Meer gemacht. Annas Freundin Birgit hatte sie überredet, mitzukommen. Kaum waren sie auf der Insel Kalymnos angekommen, wurde Anna bereits vom ersten Blitz erfasst.

Ein dunkelhaariger, hübscher Grieche lächelte sie an und schon war Anna von Amors Pfeil getroffen. Die Romanze dauerte zwei Wochen lang, dann nahm Anna Abschied unter Tränen und kehrte nach Wien zurück. Nikos war Annas erste große Liebe und sie führten eine Fernbeziehung während ein paar Jahren. Wenn es nach ihm gegangen wäre, hätten sie sofort geheiratet und eine Familie gegründet, doch Anna wollte frei sein und sich nicht schon in jungen Jahren binden. Sie wollte reisen, das Leben genießen und noch einige Erfahrungen im Berufsleben sammeln.

Nikos und Anna verständigten sich anfangs in der Zeichensprache. Bald schon lernte Anna die ersten griechischen Wörter und als sie nach Wien zurückkehrte, begann sie gleich damit, die neugriechische Sprache in Wort und Schrift zu erlernen. Nikos und Anna schrieben sich romantische Liebesbriefe in griechischen Lettern und bald war klar, dass Anna nach Griechenland auswandern sollte. Doch irgendetwas hielt sie zurück. Kurz darauf trat sie ihre Stelle in Zürich an und irgendwann trennten sich Annas und Nikos Wege.

Nach einem Jahr auf der chirurgischen Station konnte Anna in den Operationssaal wechseln und später machte sie ihre Ausbildung zur Operationsschwester in einem großen Spital in Zürich. Mittlerweile war sie schon einige Jahre hier, doch bis jetzt war ihr der Mann des Herzens nicht begegnet. Nein, sie hatte auch nicht vor, hier zu bleiben. Eigentlich freute sich Anna, wieder nach Wien zurückzugehen. Vorerst machte sie jedoch mit ihrer Schweizer Freundin Mona noch eine kleine Weltreise. Mona kannte sie schon ein paar Jahre. Sie waren beide begeisterte Reisefreaks und entschlossen sich, während zehn Monaten durch Europa, Australien, Amerika und Asien zu reisen. Ausgangspunkt ihrer Reise war Zürich.

Von dort aus fuhren sie mit dem Zug in Richtung Italien. Eine Fähre brachte sie nach Griechenland. Sie bereisten den Peloponnes und einige Inseln auf den Kykladen. Als sie schließlich nach ein paar weiteren Tagen auf Kreta mit dem Schiff in Piräus ankamen, blieben sie eine Nacht in Athen, besichtigten dort die Akropolis und genossen ein letztes Abendessen in einer gemütlichen Taverne bei griechischer Musik und Wein. Im Anschluss daran nahmen sie den erstbesten Flug, der sie von Athen nach New York brachte.

Dort übernachteten sie in einem Hotel in der Nähe des Central Parks und verbrachten einige Tage in dieser atemberaubenden Stadt. Sie mieteten ein Auto und reisten die Ostküste entlang in Richtung Washington D.C. weiter, wo sie einen Inlandflug nach Miami buchten. Per Schiff ging es weiter nach Kuba, wo sie Sonne, Strand und Meer genossen. Mit einem kleinen Kreuzschiff bereisten sie die Karibik, bis sie schließlich in Brasilien vor Anker gingen, um sich am Karneval von Rio in die Massen zu stürzen und bei südamerikanischer Musik das Leben in vollen Zügen zu genießen. Eine Fähre brachte sie weiter durch den südatlantischen Ozean, vorbei am Kap der guten Hoffnung, wo sie eine kurze Pause einlegten, weiter Richtung Madagaskar und über die Seychellen nach Indien und Sri Lanka, wo sie länger Halt machten, bevor sie nach Thailand weiterreisten.

Von Bangkok aus flogen sie nach Sydney, wo sie einige Tage blieben. Sie mieteten kurzerhand ein Auto und fuhren gemütlich die ostaustralische Küste entlang, zweigten ins Landesinnere ab und machten einen Abstecher nach Canberra, von wo sie mit dem Zug nach Melbourne weiterreisten. Dort nahmen sie ein Schiff, das sie nach Tasmanien brachte. Nach dieser anstrengenden Reise war wieder Erholung angesagt. Anna und Mona genossen die letzten Tage an der Wineglass Bay, bevor sie das nächste Schiff nach Neuseeland brachte. Dort reisten sie mit einem Camper durchs Land, bis sie schlussendlich über Hongkong nach Zürich zurückflogen, wo sie mit vielen Erinnerungen und Fotos im Gepäck zurückkamen und sich langsam wieder an ihren Alltag gewöhnen mussten.

Anna versank in ihren Träumen. Die Zeit ihrer Reisen war ihr unvergesslich geblieben. Vieles hatte sich seit diesen Tagen verändert. Anna dachte bereits an eine Rückkehr nach Wien, da lief ihr ein junger Schweizer über den Weg, dessen blau leuchtenden Augen sie nicht widerstehen konnte. Anna trat eine neue Stelle an und arbeitete von nun an im Aufwachraum. Die Arbeit im Operationssaal hatte ihr zwar gefallen, doch zur Abwechslung wollte sie wieder einmal bei den wachen Patienten arbeiten. So interessant die Arbeit im OP war, die Patienten waren unter Narkose und irgendwann konnte Anna die grünen Kittel und Instrumente nicht mehr sehen.

Im Aufwachraum war stets Hochbetrieb. Anna und ihre Kolleginnen und Kollegen fungierten des Öfteren als Retter in der Not und meisterten so manch schwierige Situation. Die Zusammenarbeit zwischen den Ärzten und dem Pflegepersonal klappte hervorragend. Es war eine freundschaftliche Atmosphäre. Annas Kollegen kamen aus Deutschland, Österreich, Holland, Frankreich, Slowenien, Kroatien, Spanien, Indien und der Schweiz. Eine internationale Truppe. Anna liebte die multikulturellen Einflüsse und die weltoffene Atmosphäre im Spital. Sie verbrachte auch öfters ihre Freizeit mit ihren Arbeitskolleginnen. Sie gingen zusammen im See baden, machten Ausflüge in der näheren Umgebung, gingen ins Kino oder trafen sich in einem Café in der Innenstadt.

Während Anna ihre dynamische Seite im Spital in vollen Zügen ausleben konnte, spürte sie immer mehr, dass ihre weibliche und fürsorgliche Seite nicht vollumfänglich zum Tragen kam. Die Arbeit am Krankenbett war mitunter sehr anstrengend und die Schichtzeiten ließen ihr kaum Platz, ihre freien Stunden zu genießen. Insgeheim war es Annas sehnlichster Wunsch, eine Familie zu gründen, doch sie war noch jung und wollte sich noch ein paar Jahre Zeit geben.

Familienleben

Anna und Thomas zogen in ihre erste gemeinsame Wohnung und genossen die Stunden der Zweisamkeit. Als Anna nach einigen Monaten schwanger wurde, war sie anfangs ein wenig überrumpelt, denn sie hatte nicht damit gerechnet, dass sich ihre geheimen Wünsche und Träume so schnell erfüllen würden, doch gleichzeitig fühlte sie sich unheimlich glücklich. Die Hochzeitsglocken läuteten und Anna freute sich auf die Geburt ihres ersten Kindes. Bald durfte sie mit ihrem Baby nach Hause. Nun waren sie eine kleine Familie. Das Glück schien perfekt zu sein.

Auf Anna warteten turbulente Zeiten, schlaflose Nächte, doch auch viele freudige Momente. Ihr Sohn Elias wuchs zu einem kräftigen Jungen heran. Während Anna nachts viele Stunden damit verbrachte, ihr von Koliken geplagtes Baby in den Schlaf zu wiegen, genoss es Elias sichtlich, in den Armen seiner Mutter hin und her geschaukelt zu werden. Die Familienidylle wurde leider überschattet von zahlreichen Erkrankungen, die Elias in seinen jungen Jahren bereits durchmachen musste.

Von unzähligen Mittelohrentzündungen, Grippen, Magen- und Darmerkrankungen, Ekzemen, Asthma und Lungenentzündungen bis hin zum Atemstillstand machte die junge Familie fast alles durch, was so im Buche der Kinderheilkunde stand. Anna, die leider kaum Unterstützung in der Kinderbetreuung fand, kam langsam an ihre Grenzen. Ihre Familie war weit weg und in Zürich kannte sie anfangs kaum jemanden. Als dann endlich der Sommer kam, schien es wieder bergauf zu gehen. Bald zog die Familie in eine größere Wohnung um. Dort lernte Anna viele neue Leute kennen. Sie war täglich in der freien Natur und genoss die Nähe zum See.

Dort konnte sie abschalten und Elias konnte sich nach Herzenslust austoben. Er fand viele neue Spielkameraden und Anna lernte einige Mütter kennen, mit welchen sie sich regelmäßig traf. Ein Jahr später kam Sarah zur Welt und Elias war unheimlich stolz auf seine kleine Schwester, die er beschützend und sicher in den Armen hielt. Anna war überglücklich. Sie verbrachte ihre Zeit auf Spielplätzen, in Krabbelgruppen, am See, im Wald und in ihrer gemütlichen, neuen Wohnung am Rande der Stadt.

Das Familienglück wurde erneut überschattet von zahlreichen Erkrankungen. Trotzdem Anna mit den Kindern täglich mehrere Stunden im Freien verbrachte, waren die Kleinen ständig erkältet, fingen diverse Viren ein und hatten ständig Fieber. Elias war mittlerweile robuster und ein kleiner aufgeweckter Junge geworden, der auf die höchsten Bäume kletterte und ständig irgendwelche Beulen hatte, Sarah hingegen war noch ein zartes, kleines Wesen und während zwei Jahren praktisch ununterbrochen krank, sodass sich Anna trotz ihrer Erfahrung als Krankenschwester öfters Sorgen machte.

Glücklicherweise hatte sie genug Übung in der Notfallmedizin, doch die Fieberkrämpfe und Asthmaanfälle, die Sarah durchmachte, ließen auch Annas krisenerprobte Natur nicht unberührt. Als man dann noch eine Epilepsie bei Sarah vermutete, war es Anna schon ein wenig angst und bange zumute. Glücklicherweise beruhigte sich die Lage nach einigen Tagen wieder und Sarah konnte das Spital nach diversen Untersuchungen gesund verlassen. So einige Male suchte Anna später den Notfalldienst auf. Zum Glück waren es meist kleinere Verletzungen und Unfälle und als Elias sich eines Tages ein kleines Legoteilchen ins rechte Nasenloch steckte, kamen sie knapp an einer Narkose vorbei. Es war ständig etwas los. Langweilig wurde es nie.

Nach ein paar Jahren mit wenig Schlaf und einem anstrengenden Tagesprogramm kam auch Anna an ihre körperlichen Grenzen. Ihr Immunsystem kämpfte während einigen Jahren gegen eine chronische Nebenhöhlenentzündung an und Anna probierte nach erfolglosen schulmedizinischen Behandlungen alle möglichen alternativen Heilmethoden, von der Homöopathie bis zur chinesischen Medizin, aus. Doch ständig kamen wieder neue Erkrankungen dazu. Mal lag Anna mit einer Angina flach, dann wieder litt sie an Asthma und Heuschnupfen und in der kühleren Jahreszeit kämpfte sie regelmäßig gegen diverse Viren und Bakterien, die ihre Abwehrkräfte immer mehr schwächten.

Zum ersten Mal spürte Anna, dass sie Heimweh hatte, doch sie wollte sich das nicht eingestehen. Anna, die mutige Abenteurerin und Weltenbummlerin, hatte noch nie in ihrem Leben Heimweh gehabt. Außerdem war sie glücklich mit ihrer kleinen Familie, sie hatte neue Freunde gefunden und auch das Fernweh ließ nach. Sie hatte eine neue Heimat in Zürich und pflegte nach wie vor Kontakte zu Freunden und Verwandten in Wien, die sie zweimal jährlich besuchte.

Die Kinder wurden grösser und die vier Wände langsam zu eng. Die Familie passte sich dem heutigen Standard an: Küche, Bad, Schlafzimmer, zwei Kinderzimmer, Ess- und Wohnraum, Büro und Gästezimmer – irgendwie passte das alles nicht mehr in ihre achtzig Quadratmeter-Wohnung hinein. Außerdem zog es Thomas und Anna aufs Land, raus aus den engen Verhältnissen, weg von der uniformierten und leistungsorientierten Gesellschaft, wie man sie besonders in der Innenstadt zu spüren bekam.

Die Berge kamen immer näher: Auf rund tausend Höhenmetern schien die Luft ganz anders zu sein. Im Winter lag hier dicker Schnee und im Gegensatz zur Stadt ruhten hier noch ein Stück Vergangenheit, Idylle, Ruhe und Harmonie. Anna kannte dieses Dorf nur vom Hören und Sagen. Nun sollte sie mit ihrer Familie in Himmelsloh ein neues Zuhause finden. Anfangs wollte Anna nicht hierher. Es kam ihr vieles so fremd und irgendwie altmodisch vor. Zwar war sie selbst auf dem Land aufgewachsen, aber in ihrer Heimat kannte sie unzählige Leute, doch hier schien alles so anders zu sein.

Es dauerte jedoch nicht lange, da verliebte sich Anna in dieses romantische Dorf mit seinen imposanten Kirchentürmen sowie den umliegenden sanften Hügeln und grünen Wäldern. Schon bald stellte Anna fest, dass dieses Dorf mit seinem lieblichen Namen weder hinter dem Mond noch am Ende der Welt lag, auch wenn einige ihrer Freunde das dachten. Himmelsloh, so seltsam es klingen mag, liegt eingebettet in einer wunderschönen Landschaft mit Blick auf die Berge und ist ein Pilgerort, der sich geöffnet hat, ein modernes Dorf mit Tradition, das jährlich viele Besucher anzieht.

Zum dritten Mal packten Thomas und Anna ihre Bananenschachteln und mit einem großen Umzugswagen, voll bepackt mit unzähligen Möbeln und Schachteln, Pflanzen und Fahrrädern, verabschiedeten sie sich von Zürich und traten ihre Reise aufs Land an. Im ersten Jahr erkundete die junge Familie die neue Landschaft, erfreute sich am ersten Schnee und am liebsten saßen sie vor dem Kamin in ihrer Wohnung und wärmten sich am warmen Feuer, wenn draußen die klirrende Kälte herrschte. In der wärmeren Jahreszeit machten sie ausgedehnte Wanderungen und staunten über die Schönheit der Natur. Sie erfreuten sich an den warmen Herbsttagen über dem Nebelmeer und waren froh über die abendliche kühle Brise im Sommer, die die Nächte weitaus erträglicher als in einer stickigen Stadtwohnung machte.

Oft hatte die Familie Besuch von Freunden und Verwandten. Zürich war Anna in all den Jahren sehr ans Herz gewachsen. Nach Wien wurde die Stadt an der Limmat mit dem wunderschönen See zu ihrer zweiten Heimat. Sie hatte dort viele nette Menschen kennengelernt und ein bisschen Wehmut kam schon auf, als sie sich von Zürich verabschiedeten. Glücklicherweise war Himmelsloh nicht allzu weit entfernt und so machten sie öfters Ausflüge nach Zürich. Vor allem im Frühling, wenn in Himmelsloh noch dicker Schnee lag, während in Zürich bereits die ersten Blumen blühten, zog es Anna immer wieder ins Unterland.

Kaum war etwas Ruhe eingekehrt, kam alles wieder anders. Wichtige Menschen aus Annas Umfeld starben plötzlich: Eine unheilbare Krankheit nahm ihnen innert kürzester Zeit all ihre Lebenskraft. Beziehungen gingen auseinander und Anna fühlte sich zunehmend einsam und leer. Die anstrengenden Jahre machten sich bemerkbar: Anna litt zeitweise an depressiven Phasen, war erschöpft und ausgelaugt. Konflikte im näheren Umfeld trugen nicht unbedingt zu einer entspannten Lage bei und Anna musste all ihre Kräfte bündeln, um den anstrengenden und oft auch traurigen Alltag zu meistern. Nach und nach schaffte sie es, sich aus ihrem Tief zu befreien. Sie besuchte verschiedene Kurse, bildete sich zu Hause weiter und begann zu schreiben.

Schon als Kind schrieb Anna Gedichte und kleine Geschichten, die sie ihren Freunden und den Nachbarskindern vorlas. In ihrer Jugend griff sie erneut zur Feder und fand Trost in ihren Gedanken und Worten, die sie, sofern es der Alltag zuließ, auf Papier brachte und sorgfältig zu einem Tagebuch zusammenfügte. Später entstanden daraus Manuskripte und Bücher. Doch das Schreiben allein brachte Anna nicht weiter. Sie wollte kein einsames Leben als Schriftstellerin führen und sich hinter ihren Geschichten vergraben.

Anna war schon immer ein geselliger Mensch gewesen. Um der Einsamkeit zu entrinnen, suchte sie neue Kontakte, hatte immer ein offenes Haus für die Kinder der Nachbarschaft, machte die verrücktesten Kindergeburtstage, stellte die Wohnung auf den Kopf und nahm ihr Hobby, das Fotografieren, wieder auf. Sie pflegte enge Kontakte zu Verwandten und Freunden. Sie liebte es, originelle Geschenke für Hochzeiten, Geburtstage und Geburten zu machen und lebte all ihre kreativen Seiten aus. Sie schrieb Karten und Briefe, die sie mit ihren Freunden und Verwandten in aller Welt verbanden. Langeweile kam nie auf. Anna steckte voller Ideen und Elias und Sarah genossen es, mit ihrer Mutter die Welt zu entdecken, Ausflüge zu machen sowie kreativ tätig zu sein.

Nach allem Leid, das Anna in den letzten Jahren erlebt hatte, fühlte sie sich wieder voller Energie und Lebenslust. Manchmal aber überfiel sie das Heimweh. Sie erinnerte sich an Wien und an all ihre Freunde und Verwandten, die sie dort zurückgelassen hatte. Kurzfristig dachte Anna sogar darüber nach, nach Österreich zurückzukehren, doch das erübrigte sich im Laufe der Jahre, da sie sich mehr und mehr in Himmelsloh zu Hause fühlte. Die Kinder wurden grösser und besuchten die Schule und den Kindergarten. Anna lernte neue Menschen kennen und erweiterte ihren Freundeskreis.

Die darauf folgenden Jahre brachten eine weitere Berg- und Talfahrt mit sich. Es folgten Beerdigungen, Hochzeiten und Geburten und Anna, die früher leidenschaftlich gerne Fußball spielte, fand eine neue Aufgabe als Juniorentrainerin. Zu diesem Zeitpunkt war Anna wieder der Mensch geworden, den ihre Freunde von früher kannten: fröhlich, temperamentvoll, spontan, offen und optimistisch.

Als Anna vor vielen Jahren ihre zweite Reise in die Schweiz angetreten hatte, ließ sie sich im Glauben nieder, ihre Vergangenheit ablegen zu können. Sie hatte das Leben genossen, viele Reisen gemacht und nun war es Zeit, ruhiger und seriöser zu werden. Ihr war jedoch nicht bewusst, dass sie durch ihr Verhalten nach und nach ihre Identität ablegte, so wie eine Schlange ihre Haut. Anna war früher einmal eine liebevolle Chaotin gewesen, doch aus ihr wurde eine fürchterliche Perfektionistin. Vor vielen Jahren war Anna noch mutig durchs Leben gegangen, sie machte fast jeden Unsinn mit, war Motivator, Psychologin, gute Freundin und Powergirl, aber mehr und mehr verkümmerte sie zu einem langweiligen, aber dafür verantwortungsbewussten Menschen.

Gleichzeitig wurde sie zum Spielball, zur Marionette, zum Sündenbock und Angsthasen. Was war nur mit Anna geschehen? Sie ließ sich den pessimistischen Stempel aufdrücken und wurde zur einsamen Kämpferin für die Gerechtigkeit, aber auch zur fürsorglichen und einfühlsamen Mutter und Frau. Es war ganz einfach eine andere Rolle, in die sie schlüpfte, doch in ihrem Inneren schlummerte die Abenteurerin weiter, die sich freiwillig in einen goldenen Käfig sperren ließ, in dem sie immer mehr verkümmerte.

Anna hat jedoch die Zeit mit ihren Kindern sehr genossen. Sie machten ausgedehnte Spaziergänge und Wanderungen, Ausflüge in den Zoo oder sie trafen sich mit anderen Müttern und Kindern auf dem Spielplatz. Wenn sie zu Hause waren und Anna den Haushalt erledigt hatte, setzte sie sich zu ihren Kindern auf den Fußboden und spielte mit ihnen. Elias und Sarah hatten eine blühende Phantasie und erfanden immer wieder neue Geschichten, die ihre Playmobil-Männchen und Legofiguren in neue Welten brachten, wo alles möglich war. Oft bastelten, zeichneten und sangen sie gemeinsam oder Anna erzählte ihnen Märchen und Geschichten.

Auf dem Spielplatz hatte Anna alle Hände voll zu tun: Während sie ihre Tochter Sarah auf die Schaukel setzte, sodass sie in den Himmel fliegen konnte, hielt sie gleichzeitig Ausschau nach ihrem herumschwirrenden, stets das Risiko suchenden Sohn Elias. Der kleine Wildfang kraxelte überall hinauf, machte des Öfteren Bekanntschaft mit der Steckdose und verpasste keine Gelegenheit, seine Mutter in Angst und Schrecken zu versetzen.

Manchmal musste ihn Anna von den höchsten Bäumen herunterholen, weil er dort wohl hinauf gekommen war, es aber nicht mehr allein nach unten schaffte. Der kleine Kerl kannte keine Ängste und traute sich oft mehr zu, als er tatsächlich schon konnte. Bald aber schaffte es Elias, auch geschickt nach unten zu klettern und Anna stand startbereit in der Nähe, um ihn bei Bedarf auffangen zu können. Manchmal kam es vor, dass auch Anna zur Kletterkünstlerin werden musste.

Elias rannte über Wiesen und Felder, was das Zeug hielt und Anna machte so manchen Marathonlauf hinter ihm her. So blieb sie jung und sportlich und wenn Anna nicht gerade mit ihren schreienden Babies durch die Nächte tanzte oder später die kleine Sarah im Tragetuch durch die Gegend schleppte, die es liebte, überall dabei zu sein und neugierig zuzugucken, wie Mama kochte, die Wäsche aufhängte und putzte, gab es Momente, in denen sich Anna nach Ruhe und Einsamkeit sehnte. Dann wünschte sie sich, ganz allein auf einer Insel zu sein, im Liegestuhl die Beine auszustrecken und in Ruhe ein Buch zu lesen. Zum Träumen blieb leider keine Zeit, der Alltag forderte Anna tagtäglich. Die Kinder wurden grösser und selbständiger. Gleichzeitig bedeutete das für sie als Mutter, Grenzen zu setzen und einen Ausgleich zwischen Liebe, Strenge, Loslassen und Zuhören zu schaffen.

Aus der einst wilden, kleinen Anna und schüchternen Rebellin war ein Hausmütterchen geworden, das schrubbte, kiloweise Windeln und Einkäufe nach Hause schleppte und, als wäre es nicht genug, einen perfekten Haushalt zu führen und die Kinder großzuziehen, war sie auch noch Frisörin, Gärtnerin, Handwerkerin und Krankenschwester. Als die Kinder grösser wurden, entpuppte sich Anna als Managerin, Beraterin und Lehrerin, die ihren Kindern und diversen Freunden und deren Kindern mit Rat und Tat zur Seite stand.

Da die Familie auch sämtliche Viren geschenkt bekam, die sich ausbreiteten, kam Anna nicht darum herum, ständig Fieber zu messen, Arztbesuche zu tätigen, Medikamente und homöopathische Globuli zu verabreichen, diverse Notfallsituationen zu beherrschen, offene Wunden zu nähen, Verbände, Pflaster und Wickel zu machen und kaputte Zähne beim Zahnarzt flicken zu lassen. Nein, langweilig wurde es wahrhaftig nicht. Viele Arztrechnungen blieben ihr erspart, als Krankenschwester und mit der nötigen Erfahrung schlug sich Anna ganz gut alleine durch.

Aber sie wurde älter: Aus dem sensiblen, verrückten Partygirl, das sich die Nächte um die Ohren getanzt hatte, war ein Ruhepol geworden, der versuchte, Harmonie in der Familie zu schaffen und ein vorbildliches Wesen einer jungen, zuverlässigen, möglichst toughen Mutter zu repräsentieren, ganz nach dem Wunsch gewisser Leute, die traditionelle Rolle der Hausfrau und Mutter zu spielen und ein ideales Bild einer Frau abzugeben, die bereitwillig die Opferrolle übernahm.

Anna wollte es allen recht machen, doch irgendwann blieb sie dabei selbst auf der Strecke. Das einst schüchterne Mädchen, bei dem sich der Großvater von Annas Freundin fragte, ob es je einen Mann bekommen würde, entwickelte sich zum wilden Teenager, der beliebige Romanzen hatte, Zigaretten rauchte, obwohl Anna sie früher scheußlich fand und sich schwor, niemals zu rauchen, der Alkohol trank und das mehrmals über den Durst und sich Gefahren aussetzte, die oft mehrere Schutzengel brauchten, wurde letztendlich zur liebenswürdigen, braven und netten Hausfrau und Mutter.

Von der Rebellin zum Mauerblümchen, vom quirligen Partygirl zur einfühlsamen, verständnisvollen, aber auch strengen Mutter. Die zwar schon immer kinderfreundliche Anna, die bereits früher mit Leib und Seele auf die kleinen Lausebengel aufpasste, sich aber in ihrer Jugend zur wilden, angeberischen Göre entwickelt hatte, machte im jungen Erwachsenenalter eine Hirnwäsche durch, wurde zu einem anständigen, weiblichen Wesen, das nicht mehr mit Löchern in den Hosen und schmutzigen Schuhen herumlief, sondern hübsche Kleider anzog, sich dezent schminkte, Anstand zeigte und moralische Grundsätze peinlichst genau einhielt.

Anna entwickelte sich zum lebendigen schlechten Gewissen und zeigte nur noch ihre guten Seiten. Ihre impulsive und feurige Seite verschwand immer mehr, nur noch zeitweise machte sich der brodelnde Vulkan bemerkbar und es gab kleinere Explosionen. Wenn die Luft draußen war und der Sturm sich gelegt hatte, ging alles weiter wie vorher. Anna spielte wieder perfekt ihre Rolle, ein schauspielerisches Talent hatte sie ja schon als Kind gehabt.

Früher war Anna stark, zumindest sagten das ihre Freunde, nun war sie schwach, übersensibel, überfürsorglich und zerbrechlich. Das behaupteten zumindest ihre neuen Mitmenschen, doch die kannten Anna genauso wenig. Jeder wollte nur das sehen, was in sein Schema passte. Anna passte sich an, sie schlüpfte in die Haut eines Chamäleons und ließ sich in eine Schublade pressen, ohne dabei Rücksicht auf ihre eigenen Bedürfnisse zu nehmen. Immer mehr spielte Anna dieses Spiel mit, in dem sie die Hauptrolle war und zur Nebenrolle wurde, bis sie immer mehr verkümmerte und zerbrach. Irgendetwas in ihr war längst abgestorben. Sie spürte es. Sie fühlte sich manchmal so leer. Anna hatte den Kontakt zu ihrem inneren Ratgeber verloren, kapselte sich immer mehr ab und lebte mehr im Innen als im Außen.

Ihr reiches Innenleben half ihr, zu überleben, ihre Träume gaben ihr den nötigen Halt und ihre innere Kraftquelle gab ihr den Boden, um in der Realität zu bestehen, doch ihre Wurzeln hatte Anna längst verloren. Es war nicht einfach, sich gänzlich anzupassen, seine Identität abzulegen und nur noch ein Schatten seines eigenen Selbst zu sein.

In diesen Tagen ging Anna vieles durch den Kopf: *Sollte sie aufgeben, alles hinter sich lassen und noch einmal neu beginnen?* Nein, sie wollte nicht aufgeben. Die Hoffnung stirbt zuletzt. Himmelsloh erschien Anna als Quelle der Kraft, als Neuanfang, doch es war nicht so einfach, wie sie sich das vorgestellt hatte. Wie bei einem kaputten Kartenhaus musste sie alle Teile sorgfältig ordnen und von Neuem beginnen.

Doch in dieser Einsamkeit und Isolation, in ihren ersten Jahren in Himmelsloh, fand Anna wieder zu ihrem früheren Wesen zurück. Sie tanzte und lachte, genoss die Fastnacht, den Karneval, ließ sich spontan zum Scherzen und Blödsinn machen hinreißen, ging wieder unter die Leute und zog ihre alten Kleider ab, schlüpfte in enge Jeans und Trägerleibchen und ließ das Trübsal hinter sich, so ganz nach dem Motto:

„Es gibt eine Zeit zum Traurig sein und es gibt eine Zeit zum Feiern."

Anna ließ alle sturen und konservativen Seiten an sich abprallen und wagte sich ins Ungewisse. Das brauchte viel Mut, doch den hatte Anna in all den Jahren nicht verloren, erst recht nicht. Ihren Perfektionismus hatte sie zwar nicht ganz abgelegt, doch sie war wieder lockerer, unkomplizierter und fröhlicher als in den Jahren zuvor. Zwar war ihr Körper nach zwei Schwangerschaften und Geburten nicht unbedingt jünger geworden, im Gegenteil, an manchen Tagen fühlte sich Anna wie eine Achtzigjährige, doch plötzlich hatte sie wieder diese Freude und Lebenslust in sich.

Anna fühlte sich jung, voller Elan und Lebensfreude. Mit fünfunddreißig Jahren war sie wieder zurück im Leben. Endlich erfüllte sie sich lang gehegte Pläne, machte Kurse und Weiterbildungen und fühlte sich zunehmend glücklicher und freier. Als Anna eines Morgens im Zug nach Zürich saß, die Sonne aufgehen sah und sich inmitten einer fidelen Gruppe junger Leute wieder fand, die sich alle wie Anna weiterbilden wollten, spürte sie: *Das ist mein Neubeginn.* Die neuen Kontakte fand Anna sehr bereichernd und auch das Wissen, das sie sich in diesen Monaten aneignen konnte, trug sehr zu ihrer weiteren Entwicklung und Entfaltung bei.

Als Anna wieder zurück in ihren Alltag kehrte, reifte in ihr die Idee, ein Buch über die Geschichte ihrer Familie zu schreiben. Anna fing an, sich mit ihren Ahnen und Urahnen auseinanderzusetzen, bereiste mit ihrer Familie all die verschiedenen Orte, in denen ihre Vorfahren gelebt hatten, machte viele Recherchen und brachte ihre von Hand geschriebenen Notizen auf den Computer, gestaltete dazu passend das Layout und verewigte ihre Familiengeschichte, ein Erinnerungsstück, das sie ihren Eltern schenkte. Anna schrieb im stillen Kämmerlein weiter, arbeitete an neuen Konzepten für ihre Romane und kehrte zurück zu ihren Kindheitsträumen, in denen sie schon immer Schriftstellerin werden wollte.

Ihr Leben hatte sich in eine andere Richtung entwickelt: Von der einfühlsamen Krankenschwester wurde sie zur liebevollen Mutter und doch spürte Anna, dass einige ihrer Seelenanteile in den vergangenen Jahren zu kurz gekommen waren, doch sie verdrängte dieses Wissen, denn der Alltag forderte sie. Anna fand keine Zeit, den Dingen auf den Grund zu gehen. Das Schreiben gab ihr Kraft und verfeinerte ihren Reifeprozess. Gleichzeitig wurde sie dabei mit ihren innersten Wünschen und Träumen konfrontiert. Sie vergrub sich immer mehr in ihre eigene Phantasiewelt, um den Alltag zu ertragen.

Als Annas Vater plötzlich einen Herzinfarkt erlitt, waren die ruhigen Zeiten wieder vorbei und Vaters erneute Herzprobleme brachten Annas Schiff gehörig ins Schwanken. Sie machte den Spagat zwischen Wien und der Schweiz, dazu kamen Beerdigungen, Hochzeiten und andere Feste. Anna schwebte irgendwo zwischen Freude und Trauer dahin. Sie weinte, wenn sie traurig war, sie tanzte und lachte, wenn sie fröhlich war. Ihre neue Aufgabe als Fußballtrainerin verband sie mit der Realität, hier in der Schweiz, Annas zweiter Heimat. Hier hatte Anna neben ihrer Familie und ihren Freunden zumindest ein Zuhause. Hier war Anna ganz und gar mit ihrer neuen Heimat verbunden und konnte sich verwurzeln. Der Fußballplatz wurde zu ihrem neuen Kraftort, der Anna Energie für den oft steinigen und leidvollen Alltag gab.

Annas Tätigkeit als Trainerin in einem Männergefüge war nicht immer einfach, auch spürte sie ähnlich einem Lehrer hautnah die gesellschaftlichen Veränderungen, die sozialen Probleme und die Härte und Kälte der Welt, aber auch die pure Energie und Lebensfreude, wie man sie nur auf dem grünen Rasen spüren konnte. Anna war wieder ganz bei sich selbst angekommen. Sie fühlte sich motiviert und zu Hochleistungen angespornt. Sie war wieder in Form, kickte gemeinsam mit den Jungs den Ball über das Spielfeld, machte Kopfbälle, Tore und rannte über den grünen Rasen, was teilweise gar nicht mehr so einfach war, denn die jungen Männer um sie herum waren nicht nur grösser, sondern teilweise auch flinker als sie selbst.

Doch Anna hatte unheimlich viel Spaß auf dem Fußballplatz, machte neue Trainingsprogramme, vertiefte ihre fußballerischen Kenntnisse, indem sie stundenlang Spielerpositionen, Abseitsfallen, Eckballsituationen und Torwarttrainingsprogramme studierte und mit der Zeit wurde sie zur absoluten Fachfrau. Zwar hatte sie früher schon Fußball gespielt, im Hinterhof mit einigen Jungs und einer fußballverrückten Freundin und mit Vorliebe sammelte Anna Fußballbildchen und hängte sogar ein Poster der österreichischen Nationalelf in ihrem Zimmer auf, doch im Hinterhof scherte sich keiner um Regeln, Hauptsache sie hatten Spaß und schossen möglichst viele Tore.

Als Teenager saß Anna neben ihrem besten Kumpel auf einer Holzbank, mit freier Sicht auf das Spielfeld, als dieser den Schiedsrichter mit „Depp" und den Torwart der anderen mit „Eiergoalie" beschimpfte und irgendwann zog Anna es vor, ein wichtiges Spiel im Fernsehen anzugucken, während ihre Freundinnen die Augen verdrehten und sich lieber über Mädchenangelegenheiten zu unterhalten pflegten.

Annas Großvater hatte ja schon gesagt, an ihr sei ein Junge verloren gegangen. Der Herr Bankdirektor schaute, während er vor seiner Schreibmaschine saß und auf den Tasten herum klimperte, klammheimlich zu, wie seine kleine, freche Enkelin Anna wie ein Rowdy über den Hang hinunterfuhr und mit ihrem roten Mini-Rad kurz vor dem Kieshaufen eine Vollbremsung hinlegte. Manchmal kam es zu einer Bruchlandung, doch das hielt Anna nicht davon ab, noch einmal Gas zu geben. In die Kirche ging sie nur noch der Ministranten wegen, einer gefiel ihr besonders gut, doch ansonsten war Anna nicht so sehr das typische Mädchen. Auch, wenn sie sich immer mehr zu einem weiblichen Wesen entwickelte, ihre burschikose Art verlor sie nie ganz.

Annas Tätigkeit als Fußballtrainerin, inmitten von Männern und einer Minderzahl Frauen, führte sie jedoch wieder zu ihrer weiblichen Wesensart zurück. Sie konnte nach langem wieder einmal ihre aktive Seite ausleben, fand nach vielen Jahren des Schattendaseins wieder Anerkennung, durfte ihre organisatorischen und pädagogischen Talente unter Beweis stellen, sich in ein soziales Gefüge einordnen, im Team arbeiten, ihre gesellige Ader ausleben und gleichzeitig lernte Anna in dieser Zeit unheimlich viele neue Leute kennen und fand heraus aus ihrer Einsamkeit und Isolation. Annas Lebensgeister kamen wieder in Schwung und von Trauer und Depression war keine Spur mehr übrig.

Einfach wurde es Anna allerdings nicht gemacht. Es war eine Zeit des Umbruchs, der Veränderungen und zeitweise gab es schwierige Situationen, in denen Annas Härte, ihr Kampfgeist und ihre Ausdauer gefragt waren. Sie wurde ins kalte Wasser geworfen und musste schwimmen, kraulen und tauchen lernen zugleich. Wohl hatte sie im Berufsleben und Privaten schon des Öfteren Führungsrollen übernommen, dennoch war sie dort einem kleineren Druck ausgesetzt gewesen. Auf dem Fußballplatz wussten es alle besser, davon konnte jeder Trainer ein Lied singen.

Gleichzeitig mussten Anna und ihre Trainerkollegen aus einer bunt durchmischten Truppe von achtzehn bis zwanzig pubertierenden Jungs ein Team bilden, das nicht nur Niederlagen, sondern auch Siege zustande bringen sollte. Strategie, Mentaltraining, positive Motivation, Konfliktbewältigung und viel Training hieß das konkret für alle. Es war eine Lebensschule, sowohl für die Trainer als auch für die Junioren. Anna spürte wieder ihren alten Elan, ihre kämpferische Seite kehrte zurück und sie entdeckte wieder ihre Träume, Ideale und Ziele. Sie lernte viel in diesem Jahr, nicht nur, was das Fußball spielen anbelangte, sondern auch im Austausch mit Menschen. Es ergaben sich interessante Gespräche und Anna ließ es sich nicht nehmen, all ihre Lebensfreude zum Ausdruck zu bringen.

Allerdings stand noch ein Umzug bevor. Anna und ihre Familie freuten sich bereits auf die neue Wohnung, doch als es endlich soweit war, lief nicht alles so reibungslos ab, wie sie sich das vorgestellt hatten. Sie schleppten schwere Bananenschachteln und Möbel von A nach B und putzten zwei Wohnungen bis in den hintersten Winkel, machten endlose Streifzüge durch Einrichtungshäuser, fuhren mit Unmengen von Gegenständen zur Entsorgungsdeponie, transportierten neue Möbel in ihr zukünftiges Zuhause, reparierten alte Möbel, bauten Kommoden, Regale und Schränke in mühsamer Arbeit zusammen, während so mancher Fluch über ihre Lippen ging.

Anna schleppte mit dem Fahrrad neue Pflanzen an, gestaltete im Eiltempo ein liebevolles, gemütliches Zuhause, kochte, schrubbte und tätigte die Einkäufe, hatte ein Auge darauf, dass die Hausaufgaben der Kinder erledigt waren und der Alltag zu Hause funktionierte, immer mit einem Ohr bei ihrem kranken Vater in Wien. Dass da noch Todesfälle und andere Probleme dazwischen kamen, darauf war Anna einfach nicht gefasst. Es ging drunter und drüber und alle funktionierten nur noch. Als der größte Stress vorbei war, war Anna nur noch müde. Es war alles zu kurz gekommen in diesem Jahr: Familie, Beziehung, Freunde und im neuen Heim gab es noch so viel zu tun.

In diesen Tagen erreichte Anna eine E-Mail einer guten Freundin. Sie musste gespürt haben, wie ausgelaugt Anna war. Überhaupt kamen überraschende Anrufe von Freunden und Bekannten, von denen Anna schon lange nichts mehr gehört hatte. Einige Male lag sogar ein nettes und lustiges Beisammensein mit Freunden drin, doch schon bald war wieder Stress angesagt. Kurz vor den Ferien sollte alles noch erledigt werden: Koffer packen, Wäsche waschen, aufräumen und putzen, dass man nicht ins Chaos eintauchen musste, kaum war man von den Ferien zurück.

Doch eigentlich suchte Anna nur Ruhe, einen breiten, großen Liegestuhl, um ihre Beine hoch zu lagern, Lektüre, hinter welcher sie sich verkriechen konnte, nichts sehen, nichts hören, einfach schweigen. Lateinamerikanische Musik ertönte in Annas Ohren. Sie erhob sich vom Stuhl, stellte das Radio lauter und begann zu tanzen. Draußen war es heiß. Anna schlüpfte in ihre kurzen Hosen, zog das schwarze Trägershirt mit den silbrigen Pailletten an, legte ihr Fußkettchen um ihr rechtes Bein, setzte die Sonnenbrille auf und tanzte. Schon lange hatte sich Anna in ihrer Haut nicht mehr so wohl gefühlt, sie war eins mit ihrem Körper und fühlte sich weiblicher denn je. Trauer, Wut und Enttäuschung waren wie weggeblasen und zurück blieb Lebensfreude pur.

Ferien in Österreich waren geplant. Annas Tochter wurde krank und lag mit Fieber im Bett. Nach einigen Tagen erholte sie sich wieder und so stand dem geplanten Urlaub nichts mehr im Weg. Nach einer langen Autoreise kam Anna mit ihrer Familie endlich am Ziel an. Sie freute sich, ihre Eltern, Verwandten und Freunde wieder zu sehen. Allerdings waren die vielen Besuche bei allen möglichen Leuten im Schnelltempo nicht unbedingt erholsam. Eigentlich wäre Anna mit ihrer Familie gerne ans Meer gefahren, doch ein Heimatbesuch war nach der Meinung ihrer Leute längst wieder fällig. Besonders in diesem Jahr hätte sie Erholung und Ruhe benötigt, doch daraus wurde leider nichts. Auch das Familienleben kam zu kurz. Sarah erkrankte erneut und Anna hatte einige schlaflose Nächte. Draußen war es sehr heiß und alle waren froh, als sie endlich baden gehen konnten, weil die drückende Hitze sie fast erledigte.

Sommerhitze

Irgendwie kam in diesen Ferien alles zu kurz, sogar zum Essen und Trinken fehlte die Zeit. Annas Kopf schmerzte seit Tagen. Trotzdem wollte sie keine Tablette schlucken und hoffte, ein kühler Eiskaffee würde Erleichterung bringen. Besuche da, Besuche dort, es war einer der letzten Ferientage in Österreich: Anna war mit ihrer Familie im Tierpark gewesen. Nun verbrachten sie einen Tag im Schwimmbad, in dem Anna schon als Kind und in ihren Jugendjahren gewesen war.

Die Sonne brannte vom Himmel herab und Anna erfreute sich am kühlen Nass. Sie fragte sich, ob sie einen Kopfsprung in den Pool wagen sollte, unterließ es aber dann. Schließlich wollte sie nicht übermütig werden. Wie früher aßen sie Pommes mit Ketchup, doch die schmeckten längst nicht mehr wie damals. Eigentlich hatte Anna gar keinen Hunger. Auch der Eiskaffee schmeckte irgendwie künstlich.

Anna lag auf ihrem Handtuch auf der grünen Wiese. Irgendein Insekt hatte sie gepiekt, doch sie schenkte dem weiterhin keine Beachtung und versuchte, den Augenblick der Ruhe auszukosten. Während Elias mit anderen Jungs Beachfußball spielte und Vater und Tochter sich im Schwimmbad vergnügten, cremte Anna ihren Körper vorbildlich von oben bis unten ein. Einige bekannte Gesichter konnte sie erblicken. Anna dachte an früher.

Dort oben lagen sie immer, am Hügel und blickten der Sonne entgegen, eine Gruppe Jugendlicher, voller Elan, Naivität und Unbekümmertheit. *Lang, lang ist's her*, dachte Anna, *mindestens zwanzig Jahre...* Sie schmökerte in der Fußballzeitung, die sie zuvor im Laden gekauft hatte. Während Anna die letzte WM Revue passieren ließ, sich die stählernen, braungebrannten Fußballkörper ansah und über Fußballerehen, Trainerentlassungen, Spielerwechsel, Siege und Niederlagen las, brannte die Hitze immer mehr auf ihren unbedeckten Kopf.

Kurz blätterte Anna noch eine Gesundheitszeitung durch und überflog das Thema „Schlaganfall". Sie nahm ein paar interessante Artikel aus der Komplementärmedizin genauer unter die Lupe. Bald legte Anna ihre Lektüre zur Seite. Es war heiß und eigentlich hätte Anna einen Sonnenhut aufsetzen sollen, ihr Kopf machte sich wieder bemerkbar.

Am liebsten wäre sie mit ihrer Familie noch während Stunden in ihrer Lieblingsbadeanstalt geblieben, doch die Zeit drängte und Anna wollte noch ihre Eltern sehen, sie hatte es ihnen versprochen. Nach einem Kurzbesuch bei ihnen fuhren sie weiter zu einer Tante in Wien. Ihr Mann war vor einigen Monaten gestorben. Das Haus war leer ohne ihn, der Garten trocken und eine schwere Trauer lag in den vier Wänden. In der Küche verbreitete sich ein äußerst unangenehmer Geruch.

Die Kinder ergriffen nach kurzer Zeit die Flucht und gingen nach draußen. Thomas und Anna wollten bald gehen. Sie sollten noch etwas essen. Anna wurde es fast schlecht beim Anblick und widerwillig würgte sie ein Stück Wurst und eine saure Essiggurke hinunter. Ein paar Schlückchen alkoholfreies Bier lösten eine eigenartige Leere in Annas Kopf aus. Sie wollte aufstehen und gehen, doch sie konnte nicht. Irgendetwas hielt sie zurück. Wie paralysiert saß Anna dort.

„Was machen die Kinder?", fragte sie sich. Anna stand auf und schaute kurz nach ihnen. Sie spielten draußen im Garten. Der Hunger war ihnen vergangen. Der wunderschöne Tag gehörte bald der Vergangenheit an. Anna war müde und plötzlich wurde ihr schlecht. Ein Kollaps, dachte sie bei sich, die Hitze, ihr tiefer Blutdruck, vielleicht hatte sie zu wenig getrunken. Anna legte sich auf die Bank in der Küche und bat ihren Mann, ihr die Beine hochzuhalten. Draußen bellte ein Hund. Anna wollte sich aufrichten und nach den Kindern sehen. Plötzlich spürte sie ihre Beine nicht mehr.

Was ging hier vor sich? War es dramatisch? Nein, den Notarzt wollte Anna nicht rufen. Bald würde es ihr wieder besser gehen.

„Wo ist mein linker Arm?", fragte Anna plötzlich.

„Du liegst doch darauf", bemerkte Thomas.

Die Geschichte kam ihm langsam komisch vor und er verständigte die Ambulanz. Annas Kopf schmerzte, die Schmerzen wurden beinahe unerträglich. Ein unangenehmes Kribbeln breitete sich in Annas Beinen aus, so als würden sie jeden Moment lahm gelegt. Die Rettungssanitäter erschienen in den nächsten zwanzig Minuten. Annas Blutdruck war normal. Sie bat um eine Infusion. Der Notarzt würde bald kommen, erklärte man ihr. Anna erhielt Sauerstoff, alles ging Schlag auf Schlag. Die Sanitäter legten Anna auf eine Bahre und verfrachteten sie vorsichtig ins Krankenauto. Mit Blaulicht fuhren sie ins nächstgelegene Spital.

Thomas und die Kinder folgten ihnen mit dem Privatauto. Annas Gedanken spielten verrückt. Die Jahre ihrer Ausbildungszeit zur Krankenschwester in Wien gingen ihr durch den Kopf. Nun lag Anna im Krankenauto als Patientin. Es kam ihr vor wie ein Traum. Sie fühlte sich wie in Trance. Dann kam der Schnitt – ab diesem Zeitpunkt fehlte Anna für kurze Zeit die Erinnerung.

Anna wurde untersucht. Man verlegte sie in ein anderes Spital. Dort wurden weitere Abklärungen gemacht. Nach den Blutentnahmen wurde eine Computertomographie des Schädels gemacht. Man überprüfte Annas Orientierung, leuchtete mit einer Taschenlampe in ihre Augen, wackelte mit den Fingern vor ihrem Gesicht herum, stellte tausend Fragen, Anna sollte ihren Zeigefinger zur Nase führen, links und rechts, ihr linkes Bein bewegen, ihr Kopf schmerzte. Sie bewegte ihr rechtes Bein, das linke nahm sie gar nicht wahr. Es war lahm.

Anna realisierte nicht einmal, dass ihr linkes Bein Teil ihres Körpers war. Sie konnte ihre linke Körperhälfte nicht spüren. Ihre Lippen waren taub, ihr linker Mundwinkel hing nach unten. Die Geräusche und Stimmen im Raum schienen weit weg zu sein. Anna verlor die Orientierung. Sie wusste nicht mehr, wo sie war. Sie hatte keine Ahnung, was hier vor sich ging. Sie hörte nur die Stimme des Arztes. Sie spürte, wie sie eine Hand berührte: Es war die Krankenschwester, die neben ihr stand.

Zu den Infusionen erhielt Anna starke Schmerzmittel, die sie ziemlich benebelten. *„Die Ärzte sind alle so nett"*, dachte Anna. Irgendwie war sie völlig von der Rolle. Die Schwestern legten Anna einen Katheter. Es war eklig und tat weh. *Die armen Patienten*, dachte Anna, *wie oft hatte sie ihnen einen Katheter gelegt...* Anna kam auf die Intensivstation. Dort gab man ihr starke Medikamente, die sie in einen tiefen Schlaf versetzten. Thomas und die Kinder verließen das Spital, völlig schockiert und fassungslos, als es bereits spät nach Mitternacht war. Als Anna am nächsten Tag erwachte, erklärte man ihr, dass sie einen Schlaganfall erlitten hatte.

„Haben Sie sich den Kopf angeschlagen?", fragte der Arzt. Anna konnte sich nicht erinnern.

„Schlaganfall", ging es ihr durch den Kopf.

Ein *Hirnödem* hätte sie auch, erklärten ihr die Ärzte. Daher werde sie ruhig gestellt und erhalte starke Medikamente. Sie durfte ihren Kopf nur wenig bewegen. Der Hirndruck sollte nicht steigen. Irgendwie traute Anna der Sache nicht. Als Krankenschwester hatte sie kurze Zeit auf der Intensivstation gearbeitet und Patienten nach einem Schädelhirntrauma gepflegt. Bei einem Hirnödem wurde eine Rückenmarkspunktion gemacht und der Hirndruck gemessen.

Ging hier alles mit rechten Dingen zu?

Plötzlich hatte Anna wieder einen klaren Kopf. Nein, sie fühlte sich gut aufgehoben, die Schwestern, Pfleger und Ärzte waren alle sehr nett und kompetent, sie heiterten Anna auf und gaben ihr Bestes. Der Primarius, ein Herr im reiferen Alter, wirkte sehr ruhig und freundlich und erwies sich als echter Gentleman. Alle bemühten sich sehr und zeigten sich besorgt. Anna war eine junge Frau. Sie hatte Familie. Das Leben lag noch vor ihr. Alle waren betroffen und nahmen Anteil an Annas Schicksal.

Wieder erbrach Anna im hohen Bogen. Die Schwestern schlugen Alarm. Erneut machte man eine Computertomografie, bei der man glücklicherweise eine weitere Blutung ausschließen konnte. *„Befund negativ"*, hieß es. Anna war erleichtert, obwohl sie nicht wirklich realisierte, was mit ihr geschah. In den darauf folgenden Tagen machte man mehrere Untersuchungen des Herzens und der Gefäße.

Anna musste einen Schlauch schlucken, der über die Speiseröhre nach unten geführt wurde. Es war die reinste Qual. Das einzige, was man fand, war ein klitzekleines, winziges Loch in der Herzscheidewand, nichts Tragisches, einige Leute hätten das, erklärte man ihr. Die Gefäße waren in Ordnung, die Laborwerte auch, Cholesterin und Blutdruck waren normal und man fand keine organischen Veränderungen. Seit mehr als fünfzehn Jahren war Anna Nichtraucherin, sie ernährte sich gesund, machte viel Sport, sie war schlank, hatte keinen Diabetes oder sonstige Erkrankungen, die in Zusammenhang mit diesem Ereignis stehen könnten, alles normal, man fand keine Ursache für einen Schlaganfall in diesem jungen Alter.

Stress? Ja, den hatte Anna in den letzten Jahren gehabt. Viele Leute leiden unter Stress. Für solch ein schwerwiegendes Ereignis braucht es aber mehrere Faktoren: Herzfehler, Gefäßverengungen, Verkalkungen oder eine Thrombose – nichts von alldem war festgestellt worden. Ratlosigkeit in den Gesichtern der Ärzte.

Genetische Faktoren: Herztod der Großeltern in jungem Alter, in den Nachkriegszeiten. Allerdings fand man bei ihnen nachweisliche Herzschäden, die solch ein Ereignis begründeten. Ein einziger Schlaganfall war in Annas Familie bekannt: eine Tante im Alter von achtzig Jahren. In diesem Alter kann es jeden treffen, mit siebenunddreißig Jahren ist man allerdings ziemlich schockiert. Was nun? Anna schwebte in ihren Träumen. Schmerzmittel und Sedativa hatten das Ihrige dazu getan.

Wiedergeburt

Anna hielt sich mit der rechten Hand am Metallgitter des Bettes fest und versuchte, sich auf die Seite zu drehen. Erst jetzt realisierte sie, was passiert war. Völlig hilflos lag sie in ihrem Bett. Sie fühlte sich wie ein Baby, sie konnte sich nicht selbständig drehen, geschweige denn aufsitzen, nicht selbständig essen, nicht laufen, nichts...

Annas linke Seite war gelähmt, von Kopf bis Fuß. Links und rechts des Bettes waren Gitter angebracht, die auf Anna den Eindruck machten, als wäre sie im Gefängnis. Langsam fielen die Tropfen der Infusion in eine Kammer, bis sich die Flüssigkeit in Annas Venen verteilte. Sie blickte auf die andere Seite. Neben ihr lagen verwirrte Patienten, die dem Pflegepersonal das Leben schwermachten. Ein Patient wurde beinahe gewalttätig, die Krankenschwester konnte ihn gerade noch abwehren und versuchte, den Patient zu beruhigen.

Ein junger Intensivpfleger aus Wien betreute Anna. Sie unterhielten sich auf Wienerisch und später brachte er ihr ein paar geschnittene Apfelstücke, die Anna wie ein Baby kaute. Der Wiener Humor und österreichische Charme heiterten Anna ein bisschen auf und sie begann aus ihrem Leben in der Schweiz zu erzählen. Sie konnte sogar wieder ein wenig lachen. Der Pfleger wechselte die Infusion und verabreichte Anna ein Schmerzmedikament. Ihr Blutdruck und Puls waren stabil. Eine junge Krankenschwester, die sich in der Ausbildung befand und ein Praktikum auf der Intensivstation machte, half ihr bei der Morgentoilette.

Als Thomas und die Kinder am Nachmittag auf Besuch kamen, ging es Anna schon wieder ein wenig besser. Mit ihrer Familie redete sie Schweizerdeutsch, was ihr zum Glück auf Anhieb gelang, obwohl es nicht ganz einfach war, so schnell vom Österreichischen wieder in die schweizerdeutsche Sprache umzuschalten, doch Annas Gedächtnis funktionierte glücklicherweise wie vorher. Anna wurde plötzlich klar, wie viel Glück ihr widerfahren war. Sie hätte sterben können.

Nun hatte sie ein zweites Leben geschenkt bekommen, sie war wiedergeboren und genauso fühlte sie sich: wie ein Baby in einem riesigen Bett. Anna war gut aufgehoben in Österreich. Solch eine Wiedergeburt ist nämlich ebenso heftig wie eine Geburt, keinesfalls schmerzlos. Das Leben ist kein sanfter Empfang. Schnell wird man mit der Brutalität der Wirklichkeit konfrontiert. Es ist beinahe so, als würde man aus dem Mutterleib gerissen, abgenabelt und vor Tatsachen gestellt.

Anna war froh, in der ersten Zeit ihres neuen Lebens in Österreich zu sein. Die meisten ihrer Landsleute haben sehr mütterliche und einfühlsame Seiten und einen großen Familiensinn. Manchmal ist es fast zu viel des Guten, man wird beinahe überbehütet. Doch Anna war ganz und gar nicht so aufgewachsen. Ihre Familie hatte andere Sorgen und war gezwungen, sich ganz und gar der Arbeit zu widmen. Da blieb nur wenig Platz für Gefühle. Anna musste früh selbständig werden, fühlte sich oft allein gelassen und eingeengt in moralischen Wertvorstellungen, die vor allem die ältere Generation vertrat. Eingeschnürt in diesem engen Korsett hoher Erwartungshaltung lebte Anna siebenunddreißig Jahre lang, bis zu ihrer Wiedergeburt, ihrem geschenkten zweiten Leben.

Eine Ausnahme bildeten Annas rebellische Zeiten. Dort war sie nicht so ausgeliefert, überspannte jedoch häufig den Bogen. Die Schweiz gab ihr eine gewisse Sicherheit zurück. Anna lernte, sich durchzusetzen und nicht nur Kritik einzustecken. Sie wurde ordentlicher, zuverlässiger und pünktlicher. Sie zeigte von Anfang an ein großes Verantwortungsbewusstsein. Das Chaos verschwand allmählich. Dennoch waren ein Stück Risikobereitschaft und Abenteuerlust in ihr geblieben.

Da war noch diese alte Anna, die ihre Freunde von früher kannten, die aufgeweckte, temperamentvolle und lebensfrohe Person, doch sie war tief begraben, irgendwo in den hintersten Schichten steckten noch diese Wildheit, dieses Feuer, die Wärme und Gutherzigkeit, doch Annas „südländische" Seite verschwand immer mehr, bis sie sich in den letzten zwei Jahren wieder vermehrt zeigte, als spürte sie, dass ihr altes Leben zu Ende ging.

Aus dem einst schüchternen Mädchen wurde allmählich eine immer selbstbewusstere Frau. Anna fühlte sich nie so fraulich wie kurz vor ihrem Schlaganfall. Zwar hatte sie als Fußballtrainerin manchmal hart zu kämpfen, doch mit der Zeit konnte sie sich in der Männerwelt ganz gut durchsetzen und das warf die männliche „Non"-Kommunikation manchmal ein bisschen über den Haufen.

Frauen, die reden und Männer, die schweigen?

Nein, Anna musste feststellen, dass es durchaus kommunikative Männer gab, auch unter den älteren Semestern und sie war ja selbst manchmal sehr schweigsam, was ihr aber in gewissem Sinne den Umgang mit ihren männlichen Kollegen erleichterte, denn ständig quatschende Frauen waren den harten Jungs auf dem Fußballplatz ein Gräuel. Natürlich musste Anna erst beweisen, dass sie etwas von Fußball verstand, denn Frauen, Bälle und der grüne Rasen waren Dinge, die nach der Meinung einiger Leute nicht so recht zusammenpassten.

Trotzdem hatte Anna ein freundschaftliches Verhältnis zu ihren Kollegen und sie fühlte sich akzeptiert. Oft ergaben sich dabei interessante und konstruktive Gespräche, doch manchmal musste Anna zu weiblicher Schlauheit und Taktik greifen, um nicht überrollt zu werden. Anna lernte, wieder zu kämpfen, nicht nur auf dem Fußballplatz, auch sonst war ihr Alltag mit anspruchsvollen Dingen voll gepackt. Es galt, Ruhe zu bewahren und die Nerven nicht zu verlieren.

Ein Unglück kommt selten allein, heißt ein Sprichwort und so ist es in diesem Jahr auch gewesen. Daneben versuchte Anna, es allen recht zu machen, doch sie konnte nicht anders, es lag einfach in ihrer Natur, es für alle gut zu machen. Sie fühlte sich stets verantwortlich, alles zu geben. Sie war die einfühlsame Mutter und liebevolle Ehefrau, die großzügige Nachbarin, Bekannte und Freundin. Anna erwies sich als treue Verwandte und als Frau, die stets alle Krisen meisterte, sämtliche Steine aus dem Weg räumte, auch die der anderen und die jederzeit die Erwartungen ihrer Mitmenschen zu erfüllen versuchte. Anna funktionierte einfach, wie eine Maschine und leistete überragende Arbeit, organisatorisch, aber auch emotional. Sie übertraf sich selbst und gleichzeitig verkümmerte ihr Seelenleben immer mehr, ohne, dass sie es selbst bemerkte.

Doch es gab neben den Hindernissen und traurigen Ereignissen, die sich in den Jahren vor Annas Schicksalsschlag abspielten, sowie ihrem unermüdlichen Einsatz für die anderen, auch schöne Momente: Viele neue Freundschaften entstanden, der Umzug ins neue Heim beflügelte ihre Energien und voller Tatendrang packte Anna mit an, schleppte schwere Möbel und Schachteln und fühlte sich stark. Sie freute sich am Einrichten und Handwerken und war ganz Do it Yourself-Frau.

Es schien endlich wieder bergauf zu gehen. Das Jahr vor ihrem Schicksalsschlag war für Anna so etwas wie ein Neubeginn. Nichts deutete darauf hin, dass sie unglücklich gewesen wäre, obwohl die vielen traurigen Ereignisse der letzten Jahre genug Gründe dafür geboten hätten. Doch Anna wollte nur noch eines: leben, genießen, Ruhe, Gemütlichkeit, mit den Sonnenstrahlen tanzen und lachen! Was war daran so falsch? Durfte sie sich nicht glücklich, jung und lebenslustig fühlen, nach allem, was sie durchgemacht hatte? Ist es verboten, sich wohl zu fühlen in seiner Haut?

In den schwierigen Zeiten dachte Anna manchmal: *Wie kann ein Mensch das alles aushalten?* Doch, nachdem der Stress vorbei zu sein schien, war eine große Hoffnung auf bessere und glücklichere Zeiten da. Der Höhepunkt war längst überschritten, doch Anna spürte Lebenslust, fuhr mit ihrem Fahrrad voll Freude durch die Gegend und fühlte dieses Feuer und jene Leichtigkeit, die sie längst verloren gegangen glaubte.

Für einen Moment dachte Anna: *Ist das alles gewesen?* Kurzfristig wurde sie von einer seltsamen Leere überschwemmt. Doch eigentlich fühlte sich Anna kurz vor ihrem Schlaganfall, als wäre sie auf dem absoluten Höhepunkt des Lebens. Sie fühlte sich jung und frei, allen Hindernissen zum Trotz, mit wehenden Fahnen und einer Standfestigkeit, als könnte sie kein Windstoß umblasen und das, nachdem sie Wochen zuvor gedacht hatte, sie klappe zusammen, doch es ging immer wieder weiter. Anna hatte das Gefühl, eine Stärke in sich wiederentdeckt zu haben, die Unmögliches möglich machte. Sie hatte einige Menschen um sich herum, die sie dabei unterstützten. Natürlich gab es auch ein paar unangenehme Zeitgenossen, doch trotz der Steine im Weg schien Anna Hindernisse fast spielend zu überwinden.

Zumindest meinte sie das, doch vermutlich war auch sie in all den Jahren zur Verdrängungskünstlerin geworden und hatte sich selbst eine Maske aufgesetzt. Früher ärgerte sich Anna über Leute, die ständig so taten, als hätten sie alles im Griff, doch hinter den Kulissen bröckelte die Fassade gewaltig. *„Smile"*, das war ihre Maske und dahinter verbargen sie all ihre Tränen, ihre Wut, ihren Hass und Neid, ihre Eifersucht und all ihre Schwächen. Anna mochte auch diese Saubermänner, Schleimer und Lügner nicht, die nur ihren eigenen Vorteil im Kopf hatten und eine pure Show abzogen, um ihre Umwelt zu beeindrucken. Gehörte sie jetzt auch zu denen, die stets lächelten, um beliebt zu sein?

Nein, eindeutig nicht. Ehrlichkeit war Anna immer wichtig gewesen, doch irgendwie schien sie sich im Laufe der Jahre auf die eine oder andere Art und Weise angepasst zu haben, aber oft bemerkte sie selbst nicht, was in ihrer Umgebung abging. Sie durchschaute dieses Spiel nicht und ließ sich auf die ungünstigsten Umstände ein. Sie machte sich Mut, freute sich an den kleinen Dingen, versuchte positiv zu denken und hoffte auf bessere Zeiten. Irgendwann musste all das Leid doch vorübergehen, sagte sie sich.

Und doch waren da ein paar Leute, von denen sich Anna verstanden und unterstützt fühlte. Sie war nicht allein und das gab ihr die nötige Kraft. Sie vertraute darauf, ihre Situation zu meistern. Der Respekt, der ihr von außen entgegen gebracht wurde, motivierte sie, nicht aufzugeben. Doch manchmal spürte Anna auch Neid und Missgunst, aber in ihrer optimistischen Haltung versuchte sie, großzügig über die Fehler der anderen hinwegzusehen, sodass ihre Bedürfnisse letztendlich zu kurz kamen. Da war kein Platz für Nebensächlichkeiten, die Zeit rannte und die wichtige Pause wurde zur Zwangspause im Spital. Der Tag Annas Wiedergeburt gab ihr vieles zurück, das sie in den letzten Monaten und Jahren zu wenig erfahren hatte: Geborgenheit, Ruhe, beschützende Hände und Hilfe von außen. In Gestalt einer Schutzengelfunktion wurde Anna Hilfe zuteil. Ein Stück ihrer verpassten Kindheit wurde ihr in Form eines zweiten Lebens zurückgegeben.

Nun war nicht Anna Helfende, sondern abhängig wie ein Kind, Hilfe suchend, ausgeliefert, aber auch beschützt. Anna konnte sich vermutlich zum ersten Mal in ihren letzten vierunddreißig Jahren fallen lassen, durfte einfach sein, sich gehen lassen, Mensch sein mit Fehlern und Schwächen. Anna durfte Kind sein, schwach, krank, hilflos und einfach so daliegen, abschalten, nicht denken, bloß hören, sehen und fühlen. Sie fühlte die Liebe und sie spürte den Schmerz. Sie fühlte die Nähe, aber auch das Ausgeliefertsein. Anna erlebte bewusst ihre Wiedergeburt.

In den ersten Tagen war Annas linke Seite nur ein Schatten von ihr. Sie realisierte ihre Lähmung nicht. Sie hatte das Gefühl, alles sei normal und ihre linke Seite sei in Ordnung. Anna stand unter Schock. Statt traurig war sie heiter, doch die Realität holte sie bald wieder ein. Anna wurde auf die Bettenstation verlegt. Neben ihr lag eine junge Patientin. Sie hatte ihr Radio dabei. Die Musik gab Anna Trost und Kraft. Der Fernseher lief ständig, doch sie war zu müde, sich aufzuregen. Irgendwie war sie so auch abgelenkt und musste nicht ständig an ihr Leiden denken.

Die starken Medikamente, die Anna mehrmals täglich bekam, benebelten sie ziemlich, doch sie verdrängten ihre unangenehmen und schmerzhaften Sensibilitätsstörungen, die sie auch später noch begleiten sollten. Langsam realisierte sie, was geschehen war. Anna weinte. Sie konnte kaum noch aufhören. Der Schmerz fraß sich durch ihre Seele. Ein Tag war wie der andere. Anna lag im Bett, benebelt, festgenagelt, gelähmt. Sie realisierte kaum, was vor sich ging. Die Krankenschwester, die sie pflegte, erzählte aus ihrem Leben, doch Anna nahm nur Bruchstücke wahr. Sie fühlte sich schwach und ausgeliefert, dann wieder beschützt und geborgen. Es war, als wäre sie in einem Schwebezustand. Die Schwester versorgte Anna wie ein Baby.

Die Tage vergingen und langsam fand Anna wieder zu sich. Zum ersten Mal seit ihrer Lähmung durfte sie mit Hilfe der Physiotherapeutin aufstehen. Wie sollte sie laufen? Sie hatte es verlernt. Die Therapeutin gab Anna einige Ratschläge. Sie schaffte es kaum, drei Schritte zu machen. Seit ihrer Lähmung fehlte ihr die Kraft im linken Bein. Man setzte sie in den Rollstuhl. Bereits nach kurzer Zeit fühlte sie sich elend und ihr wurde schwindlig. Nichts mehr funktionierte. Sogar der Magen und Darm spielten verrückt. Annas Kopf schmerzte und sie fühlte sich schwach und leer.

Der Appetit war ihr vergangen. Widerwillig schlang sie einen Bissen hinunter. Sie vermisste das Schweizer Birchermüsli und fühlte zum ersten Mal, dass sie nicht mehr in Österreich zu Hause war. Annas Heimat war nach so vielen Jahren die Schweiz geworden. Sie spürte einen starken inneren Drang, in die Schweiz zurückzukehren. Sie konnte sich zwar nicht beklagen, die Österreicher waren nett und sehr hilfsbereit, ermutigten und trösteten sie, doch sie hatte Sehnsucht nach der guten alten Schweiz.

Alltag im Spital

Annas Untersuchungsmarathon fand kein Ende und sie brauchte viel Ruhe und Schlaf. Nachts war es fürchterlich warm und stickig, draußen war es tagsüber unerträglich heiß. Fünfunddreißig Grad zeigte das Thermometer an – Badewetter. Eine verwirrte Patientin marschierte im Gang hin und her. Sie sprach davon, einen Löwen auf der Terrasse gesehen zu haben. Anna und ihre Bettnachbarin kicherten.

Später kam ein älterer Herr ins Zimmer. Anna hielt ihn anfangs für einen Arzt, doch irgendwie benahm er sich ganz eigenartig. Er fragte Anna, ob sie heiß habe und legte seine Hand auf ihren Oberschenkel. Anna wurde wütend, verjagte den Mann verbal aus dem Zimmer und informierte die Nachtschwester. Wie sich später herausstellte, handelte es sich um einen verwirrten Patienten. Wo war Anna hier, in der Klapsmühle? Das Personal versprach, den Herrn zu bändigen.

Irgendwann schlief Anna ein. Am nächsten Morgen half ihr die Schwester bei der Morgentoilette. Anschließend verfrachtete man Anna an den Tisch. Sie konnte ihre linke Hand kaum bewegen. Die Schwester strich ihr die Brötchen und zitternd führte Annas Hand das Brot zum Mund. Sie konnte kaum etwas anfassen, die Feinmotorik ihrer linken Seite war gestört und die Kraft fehlte ihr. Langsam würgte Anna jeden einzelnen Bissen hinunter und kaute ihn vorsichtig, sodass sie sich nicht verschluckte.

Als sie ihre Medikamente einnehmen wollte, war eine Tablette mehr als am Vortag dabei. Da waren die Kapsel gegen die Schmerzen, der Blutverdünner und eine rote kleine Tablette, die Anna nicht identifizieren konnte. Sie fragte die Schwester. Es handelte sich um einen Stimmungsaufheller. Anna weinte seit Tagen und darum hatte man an der Visite beschlossen, ihr Psychopharmaka zu geben. Sollte sie denn lachen, nachdem sie aus unerklärlichen Gründen in jungen Jahren einen Schlaganfall erlitten hatte, Lähmungen und andere körperliche Beschwerden davontrug und knapp dem Tode entkommen war?

Anna weigerte sich, die Tablette zu nehmen. Jedes Mal, wenn sie weinte, ging es ihr besser. Sie spürte eine große Erleichterung und konnte sich nicht vorstellen, nicht mehr weinen zu können. So würde sie wirklich depressiv werden. Gefühle musste man ausdrücken, durch schwarze Löcher musste man hindurch, dann konnte man auch wieder lachen. Bald sollte Anna in die Schweiz verlegt werden. Man organisierte den Rücktransport mit der schweizerischen Rettungsflugwacht in ein Spital in Zürich.

Nach acht Tagen war es endlich soweit: Annas Zustand galt als stabil und sie durfte mit einem Rettungs-Jet, der ganz allein für sie reserviert war, nach Hause fliegen. Der Flieger hatte Verspätung und Anna musste vor Aufregung ständig auf den Topf. Sie fühlte sich wie ein ausgetrockneter Schwamm oder eine Zitrone, die man bis auf den letzten Tropfen ausgepresst hatte. Anna erhielt eine Infusion, die sie wieder zu Kräften führen sollte. Annas linkes Bein war komplett steif, die gesamte Muskulatur war sehr angespannt und man sprach von einer spastischen Lähmung mit einem erhöhten Muskeltonus. Es fühlte sich äußerst unangenehm an und war sehr schmerzhaft.

Annas Koffer war gepackt, der Reisepass bereit gelegt. Endlich war es soweit: Der österreichische Rettungsdienst holte sie ab. In Begleitung einer jungen Ärztin, die sehr freundlich und mitfühlend war, fuhren sie zum Flughafen. Annas linker Arm war unheimlich schwer und sie fühlte sich nach ihrem Durchfall noch immer ein wenig schwach.

Anna wurde vom Reisefieber erfasst. Noch nie war sie mit solch einem Jet geflogen, dabei war es immer ihr größter Wunsch gewesen, als Krankenschwester mal mitfliegen zu können. Nun war sie Patientin. Draußen war es wieder einmal drückend heiß, obwohl es bereits Abend war. Mit einer Bahre beförderte man Anna ins Flugzeug. Etwas mulmig war ihr dabei schon zumute, doch sie hatte großes Vertrauen in ihre Begleiter. Das österreichische Team verabschiedete sich und gab Anna in Schweizer Hände. Sie fühlte sich sicher und gut aufgehoben. Zwar fehlten der österreichische Charme und die Sanftmütigkeit, doch Anna wurde ebenso herzlich begrüßt und ganz nach Schweizer Manier kompetent und fachmännisch betreut. Blutdruck und Puls wurden gemessen. Alles war okay.

Zu guter Letzt hängte man Anna an einen Monitor, der ihre Herztätigkeit überwachte. Die Sauerstoffsättigung im Blut war gut, Anna konnte sich die eklige Nasensonde ersparen. Während Annas linker Arm gelagert und fixiert wurde, weil er sich dauernd selbständig machte und wegrutschte, hob das Flugzeug ab und bald schon schwebten sie über den Wolken. Draußen war ein starkes Gewitter. Am Himmel war ein einziges Blitzgetümmel. Tausende von Funken waren zu sehen.

„Bye, bye Österreich, auf Wiedersehen alte Heimat", flüsterte Anna leise zu sich selbst.

Manchmal wurde sie in dem kleinen Flugzeug leicht durchgeschüttelt, doch sie hatte keine Angst und genoss den Flug in vollen Zügen. Irgendwann schlief Anna vor Müdigkeit ein und erwachte erst wieder, als sie in Zürich landeten.

„Welcome in Switzerland."

Mit der Schweizer Sanität wurde Anna weiter zum nächsten Spital transportiert. Ein deutscher Sanitäter war Annas Ansprechperson. Er war eine sympathische Erscheinung und sorgte durch seine ruhige Wesensart, dass Annas Ankunft in Zürich, herab von den Wolken, zu einem sanften Übergang wurde. Trotz Stau und Hitze schlängelte sich das Krankenauto zügig durch die Innenstadt hindurch.

Ankunft im Spital: Ein ziemlich hektischer, nervöser Arzt nahm Anna unfreundlich entgegen und meinte, um diese Zeit sei eigentlich keine Aufnahme mehr, abends um circa einundzwanzig Uhr. Anna versuchte, ihn zu ignorieren. Der Arzt behandelte sie wie ein Stück Dreck. Er befahl ihr, herumzulaufen und sich hin und her zu bewegen, um sich ein Bild ihres Zustands machen zu können. Annas Lähmung war nach wie vor spürbar. Sie war müde und kraftlos nach diesem anstrengenden Tag. Anna war kaum in der Lage, einige Schritte zu machen. Sie streckte ihr linkes Bein durch, nahm Kontakt mit dem Boden auf und versuchte, ein paar Schritte zu machen. Es gelang ihr nicht und sie spürte, wie abwertend sie dieser Mensch behandelte, dessen Beine und Arme gesund waren, dessen Seele ganz und gar im eigenen Körper steckte, ein Mann, der mit beiden Beinen auf dem Boden stand, während sich Anna wie in einem Schwebezustand befand.

Die Krankenschwester kam vorbei und brachte Mineralwasser und Tee. Sie war sehr nett und kümmerte sich rührend um Anna. Sie bekam sogar noch eine kleine Mahlzeit, die sie hungrig verschlang. Nachdem der unfreundliche Arzt die Erstuntersuchung zu Ende geführt hatte, fand Anna endlich Ruhe. Am nächsten Morgen wurde sie von einer freundlichen Frühschichtschwester begrüßt, die sie bei der Morgentoilette unterstützte. Nach der Blutentnahme erhielt Anna das Frühstück. Der Schweizer Kaffee schmeckte ganz gut, die Brötchen rochen angenehm frisch und nach Heimat. Mühsam versuchte sie, die Butter auf ihr Brot zu streichen. Sie stellte sich ziemlich ungeschickt an.

Der erste Tag in der Schweiz verging wie im Fluge. Anna erzählte den Ärzten und dem Pflegepersonal ihre Geschichte, man informierte sie über das weitere Vorgehen, gab ihr aber auch Zeit, sich einzugewöhnen. Es war Wochenende und es standen keine Therapien auf dem Programm. Anna war in einem Einbettzimmer, vorläufig, sagte man ihr. Sie hatte sogar einen eigenen Fernseher.

Anna erhielt keine Schmerzmedikamente mehr. Die Sensibilitätsstörungen der linken Körperhälfte machten sich unangenehm bemerkbar. Es fühlte sich an, als wäre die linke Seite dick geschwollen, wie nach einem Bienenstich. Manchmal hatte Anna das Gefühl, sie befände sich in einer Ritterrüstung. Die Nervenzellen gaben Fehlinformationen an die Muskeln, Sehnen und Gelenke weiter. Sie spürte Schwellungen und Widerstände im Bereich der Gelenke, wo in Wirklichkeit gar keine erkennbaren Veränderungen waren. Der Bereich der Nervenzellen, der abgestorben war, musste sich neu verbinden, in Form eines Umgehungskreislaufs sollten gesunde Nervenzellen diese Aufgaben übernehmen. Das Gehirn war jedoch nicht in der Lage, die Aufgaben richtig auszuführen, was mit der Zeit zu starken Schmerzen führte.

Nachts konnte Anna kaum schlafen. Die Schwester brachte ihr einen Orangenblütentee. In den nächsten Tagen erfolgte erneut ein Untersuchungsmarathon. Die Laborwerte wurden mehrmals geprüft, der Schädel geröntgt, die Halsvenen wurden genauestens inspiziert und das Herz wurde von A bis Z untersucht. Man wollte auf Nummer Sicher gehen. Schließlich war Anna eine junge Patientin.

Die Physiotherapeutin kam vorbei, machte eine Erstaufnahme und gab Anna einige Instruktionen. Später klopfte die Ergotherapeutin an die Tür und brachte einen Igelball zur Anregung der Tiefen- und Oberflächensensibilität vorbei. Annas Schmerzsinn war übersteigert, ihr Tastsinn eingeschränkt und bei den nachfolgenden Tests, die Anna machen musste, schnitt sie miserabel ab. Sie fühlte sich wie eine Schülerin mit schlechten Noten. Sie musste Münzen, Schrauben, Nägel, Muttern, eine Sicherheitsnadel, eine Büroklammer und andere Dinge aus Metall blind ertasten, im Pinzetten-Griff aufheben, benennen und anschließend in einen Behälter geben. Die Therapeutin saß mit der Stoppuhr dort und überwachte das Geschehen. Mit ihrem strengen Blick und der altmodischen Brille sah sie aus wie eine reifere Lehrerin, obwohl sie jünger als Anna war.

Sogar mit der rechten, gesunden Hand war Anna langsamer als der Durchschnitt. Ihr gesamtes Reaktionsvermögen war verzögert. Anna fühlte sich wie eine Versagerin, bloßgestellt, ein Bündel voller Defizite. Soweit war es mit ihr gekommen. Anna war nicht einmal in der Lage, Dinge zu tun, die ein dreijähriges Kind spielend meisterte. Ihre Konzentration war im Eimer, die Aufmerksamkeit reduziert, Anna hatte ihre räumliche Orientierung verloren, sie fand sich im Wirrwarr der Gänge des Spitals nicht zurecht und fühlte sich wie ein Kleinkind, das man an der Hand nehmen musste, um sicher zu sein.

Nichtsdestotrotz kämpfte Anna, schlug sich mühsam durch ihr neues Leben, gab nicht auf, wenn ihr etwas nicht gelang, sie wehrte sich, wenn sie sich respektlos behandelt fühlte, aber manchmal kam sich Anna ausgeliefert vor, wie ein Stück Fleisch und ein andermal fühlte sie sich wie ein unmündiges Kind. Es war ein Dilemma, in dem sie sich befand, ein Wellental der Gefühle, so wie es praktisch alle Hirnverletzten empfanden, ob nach einem Schlaganfall, einem Unfall mit einer Schädelhirnverletzung oder einem Hirntumor.

Vor vielen Jahren hatte Anna auf der Intensivstation für Schädelhirnverletzte gearbeitet, und die Dramatik dieser Verletzungen miterlebt. Nun war sie selbst betroffen, ausgeliefert, abhängig und ein Stück weit selbst behindert. Nun musste sie sich zurückkämpfen ins Leben der Gesunden, aus der Krankenschwester war eine kranke Schwester geworden.

Die Schwestern und Pfleger ermunterten Anna täglich, machten sie auf noch so kleine Fortschritte aufmerksam, lobten und stärkten sie, halfen ihr dort, wo sie Hilfe benötigte und ließen sie selbständig machen, wenn sie dazu in der Lage war. Auch die Ärzte (der unfreundliche Wochenendarzt hatte frei) bemühten sich sehr. Sie informierten Anna bestens, beantworteten all ihre Fragen und setzten sich für ihr Wohlergehen ein. Anna fühlte sich einfühlsam und kompetent betreut. Sie fasste neuen Mut und setzte sich zum Ziel, wieder ganz selbständig zu werden und irgendwann in ihr altes Leben zurückzukehren, wo ihre Familie auf sie wartete.

Ein junger Physiotherapeut kam ins Zimmer und machte eine Eintrittsuntersuchung, bei der es Anna ganz komisch zumute wurde. Auch der Therapeut schien etwas aus der Fassung zu geraten. Sein Schweiß tropfte auf Annas nackte Haut. Nun war sie Patientin und musste sich ihrem Gegenüber anvertrauen, loslassen und sich ohne Hemmung und Schamgefühle ein Stück weit ausliefern und den Weisungen des Therapeuten Folge leisten. Er berührte Annas Nase und sie musste blind mit ihrer linken Hand dort hinzeigen. So kontrollierte er ihren Stellungssinn und ihr Gespür.

An verschiedenen Stellen des Körpers berührte der Therapeut Anna, die nun benennen sollte, wo sie die Berührung gespürt hatte. Annas Puls war ziemlich erhöht. Der Therapeut brachte ihre rechte Hand in eine bestimmte Stellung, die sie mit ihrer linken Hand nachmachen musste. Das Ganze verlief ebenso blind ab. Es war nicht immer einfach für Anna, zu erkennen, in welcher Stellung sich ihre Finger, die Hand und ihr Arm befanden. Wäre es eine Prüfung gewesen, so hätte sie diese wohl mehr schlecht als recht bestanden, doch diesmal fühlte sie sich nicht so ausgeliefert, der Therapeut war sehr einfühlsam. So schlimm war es gar nicht, Patientin zu sein.

Abends hatte Anna wieder Mühe, zu schlafen. Sie stellte den Fernseher an und sah sich ein paar Videoclips an. Anna versuchte im Bett zu tanzen. Irgendwie fand sie es lustig. Sie kam sich vor wie *Michael Jackson* im Video *Thriller*. Trotz Krankheit war Anna heiter und wäre am liebsten in den Ausgang gegangen. Das Ganze war ziemlich skurril. Irgendwann kam die Nachtschwester und stellte den Fernseher ab. Anna lag bereits in ihren Träumen.

Am nächsten Tag kam eine neue Physiotherapeutin zu Anna ins Zimmer. Sie war sehr sympathisch, kam ursprünglich aus Westberlin und hatte eine ruhige Ausstrahlung. Sie erklärte Anna, dass sie nun immer für sie zuständig war. Mit ihrer rechten Hand nahm Anna die linke und richtete sich mühsam auf.

Es ging unheimlich lange, bis Anna ihre Socken angezogen hatte. Sie schaffte es nicht, ihre Schuhe selbständig zu binden. Die Therapeutin war ihr dabei behilflich und ermunterte Anna, vermehrt auch ihre linke Hand einzusetzen. Annas linke Hand war ungeschickt seit ihrer Lähmung. Irgendwie gehörte die linke Seite ihres Körpers gar nicht mehr richtig zu ihr. Es war, als würde sie nur zur Hälfte in ihrem eigenen Körper stecken.

Wo war bloß der andere Teil ihres Körpers?

Auf Reisen? Im Schwebezustand? Neben ihr?

Manchmal hatte Anna das Gefühl, ein Teil ihrer Seele würde fliegen und beim nächsten Mal überkam sie die Panik, dass auch der andere Teil ihren Körper verlassen könnte. *Wäre sie dann tot?* Ein eiskalter Schauer lief über Annas Rücken.

Anna versuchte, wieder Boden unter den Füssen zu finden. Sie musste dieses Fremdkörpergefühl ausschalten. Sie wollte sich auf ihren Spitalalltag konzentrieren. Sie hatte ein zweites Leben geschenkt bekommen. Ihre Seele steckte nach wie vor ganz und gar in ihrem Körper. Sie war lebendig. Sie musste ihre Gefühle unterdrücken. Ihr Verstand setzte wieder ein.

Anna lag im Bett. Sie fasste ihre linke Hand, legte sie auf den Bauch und versuchte, sich leicht zur Seite zu drehen. Ihre Beine kämpften sich über den Bettrand. Sie gab sich einen Ruck und saß schließlich etwas wacklig auf der Bettkante. Die Therapeutin stand neben ihr. Griffbereit, falls Anna fallen würde. Beim Vornüberbeugen des Oberkörpers musste Anna aufpassen, dass sie nicht aus dem Bett kippte.

Die ersten Schritte hatte Anna bereits in Wien gemacht. Nun befand sie sich in der Kleinkindphase, das Babyalter war vorbei. Die Therapeutin ermunterte Anna, zu laufen. Sie streckte ihr linkes Bein durch und begann zu überlegen, was sie als nächstes tun sollte. Die freundliche Physiotherapeutin riet Anna, nicht zu überlegen, sondern einfach loszulaufen.

„Der Körper weiß es besser als der Kopf", sagte sie zu Anna und damit war der Schalter in ihrem Gehirn gekippt und sie lief einfach drauf los, voller Stolz und Freude, wie ein kleines Kind, freihändig vom Bett bis zur Tür!

„*Ich kann laufen*", dachte Anna.

„*Richtig laufen*", sie konnte es nicht fassen.

Die Therapeutin war wie eine einfühlsame Mutter, die ihr Kind im Vertrauen losließ, dass es nun selber laufen konnte. Anna fühlte sich stark und war unheimlich glücklich.

Die erste Dusche: Die Krankenschwester begleitete Anna ins Badezimmer. Schritt um Schritt führte sie Anna sicher an der Hand. Langsam setzte sie einen Fuß um den anderen über den leicht erhöhten Rand des Duschbeckens. Vorsichtig stellte sie den Wasserhahn an und begab sich unter das fließende Wasser. Sie fühlte sich, als stünde sie unter einem Wasserfall. Sie ließ das warme Wasser über den Rücken rieseln und genoss dieses Erlebnis mit allen Sinnen. Die Schwester half Anna beim Haare waschen, da sie Mühe hatte, das Shampoo mit der linken Hand auf dem Kopf zu verteilen und einzumassieren.

„Aua", Anna tat einen leisen Schrei. Ihr linker Ellbogen hatte den Duschhahn berührt. Anna bemerkte es erst, als es heiß wurde. Auf Hitze und Kälte reagierte sie überempfindlich, da ihre Oberflächensensibilität gestört war. Anna wäre am liebsten noch während Stunden unter der Dusche gestanden, doch sie wollte die Schwester nicht unnötig lange aufhalten, schließlich hatte sie noch andere Patienten, die auf sie warteten. Frischfröhlich schlüpfte Anna in ihre Kleider und setzte sich an den Tisch. Das Frühstück stand bereits dort: Birchermüsli, endlich wieder Schweizer Kost! Das Müsli mit den frischen Früchten war ein echter Traum! Beinahe hätte Anna die schwierigen Umstände vergessen, in denen sie sich befand.

„*Wiedergeburt, Babyphase, Kleinkindalter, was kommt nun?*", dachte Anna. Mit jedem Tag mehr machte sie neue Fortschritte, ein Erfolgserlebnis jagte das andere. Allerdings hatte Anna Mühe zu schlafen. Nach einigen Nächten mit wenig Schlaf fiel sie in ein tiefes Loch. Es war ihr so gut gegangen, sie war so motiviert gewesen, glaubte an sich und ihren Erfolg, doch nun war sie am Boden zerstört. Der Pfleger aus Dresden. der sie betreute, munterte sie auf.

Anna hatte den Spitalkoller, immer dieselben Bilder, die weißen Wände, die sterile Atmosphäre, der Spitalgeruch. Anna konnte es nicht mehr ertragen, in ihrem trostlos, kalten Metallbett zu liegen und ständig auf ein Bild an der Wand starren zu müssen, das so aussah, als würde gleich der Sensenmann kommen und ihr einen Besuch abstatten. Ein kalter Schauer lief über ihren Rücken. *Wie konnte man solche Bilder in einem Krankenzimmer aufhängen?* Ein paar fröhliche Kinderbilder wären Anna lieber gewesen. Bunte Farben. Hoffnung. Licht. Das Bild einer Landschaft. Lachende Gesichter. Sonnenschein…

Leider hat es in dieser zerbrechlichen Phase auch Menschen gegeben, die nicht gerade sensibel mit Annas Diagnose umgegangen sind und ihr beispielsweise erzählt haben, wie hoch die Sterberate im ersten Jahr nach einem Schlaganfall ist. Immer wieder musste sie sich solche Horrormeldungen und Schreckensszenarien anhören, weil es Leute gab, die anscheinend überhaupt kein Einfühlungsvermögen hatten und gleichzeitig meinten, sie müssten Anna auf den Boden der Realität zurückholen.

Die vielen Untersuchungen hatten Anna erschöpft. Gestern fuhr man mit ihr mit einem eigenartigen, fahrbaren Gerät, ein so genannter Rollstuhltransporter, durch die dunklen, stickigen und nach Schimmel stinkenden Kellerräume. Vor der Tür eines Untersuchungszimmers wurde Anna ausgeladen und sollte im Rollstuhl warten, bis sie die Krankenschwester holte. Da saß sie nun und kam sich vor wie ein Häufchen Elend. Sie fühlte sich kraftlos, ihr war schwindlig. Sie hatte Durst. Sie spürte ihr Herz, wie es hart und anstrengend klopfte. Ihr Kopf tat weh.

Anna erinnerte sich an eine Szene aus ihrer Kindheit: Sie war kaum drei Jahre alt und lag mit einer schweren Mittelohrentzündung im Krankenhaus. Ein fremder Mann kam zu Anna ins Zimmer und führte sie an der Hand in einen Röntgenraum, der sich irgendwo in den unterirdischen Räumen des Spitals befand. Anna hatte Angst vor diesem Mann und weinte, doch dieser zerrte sie einfach weiter, bis sie beim Arzt ankamen, bei dem sich Anna dann etwas wohler fühlte.

Nun war sie siebenunddreißig und saß in einem Rollstuhl, während ein Mann des Transportdienstes mit ihr durch die dunklen Gänge kurvte. Nicht, dass sie Angst gehabt hätte, nein, Anna fühlte sich sicher, aber dennoch war ihr unwohl in diesem Labyrinth, wo es keine Sonne und keinen Himmel gab und grell leuchtende Neonröhren ihre Augen blendeten. Anna musste eine Weile warten, bis sie zur nächsten Untersuchung drankam und kippte beinahe aus dem Rollstuhl. Sie fühlte sich krank, schwach und musste dringend auf die Toilette. Die Krankenschwester brachte sie dorthin.

Als sie sich mühsam aus ihrem Rollstuhl erhob und das kalte Wasser beim Waschbecken anstellte, meinte sie, gleich zu kollabieren. Sie ließ das kalte Wasser über den Handrücken laufen, erfrischte ihre Stirn und ließ sich wieder in den Rollstuhl sinken. Anna war übel und trotzdem musste sie sich überwinden. Sie wurde in eine enge Röhre gelegt und ihr Kopf wurde in Schichten geröntgt. Die Maschine stieß laute Geräusche aus und irgendwann hielt es Anna in diesem engen Tunnel fast nicht mehr aus.

Angst in engen Räumen?

Nein, das hatte Anna nie gehabt, doch nachdem sie eine gute Dreiviertelstunde in diesem Monster festgehalten wurde, wurde es auch ihr zu bunt. Anna machte sich bemerkbar, aber keiner hörte sie. Außerdem roch es in diesen grauen Kellerräumen eigenartig, sodass Anna übel wurde.

Ihr Schlaganfall war im Bereich des „*Thalamus*" eruiert worden, eine „*graue Masse im Mittelhirn*", auch als „*Tor zum Bewusstsein*" bezeichnet. Dort sind die Sinne zu Hause: riechen, hören, schmecken, tasten, fühlen und sehen. Annas Empfindungen waren irritiert. Sie konnte plötzlich außergewöhnlich gut riechen, angenehme, aber auch schlechte Gerüche bohrten sich in ihrer Nase fest. Entweder es duftete köstlich oder es stank erbärmlich. Dazwischen gab es nichts. Geräusche drangen laut und ungefiltert an ihr Ohr. Jeder Ton war mehrere Oktaven höher, lauter und teilweise unerträglich.

Annas Tastempfinden war vermindert. Ihre Sensibilität war gestört. Ihre linke Extremität fühlte sich taub an. Ihr Körpergefühl war völlig verloren gegangen. Sie fühlte sich, als wäre ihr Körper eine einzige Baustelle. Ihr Kopf machte sich wieder bemerkbar. Es hämmerte und pochte in ihrem Kopf, doch Anna blieb keine Zeit, eine Schmerztablette zu verlangen. Sie musste bereits zur nächsten Untersuchung, bei der sie ständig einatmen, ausatmen und die Luft anhalten musste. Endlich war sie fertig! Der Transportdienst wartete bereits und erkundigte sich nach Annas Befinden.

„Mir ist schlecht", war ihre knappe Antwort.

„Sie sind nicht die erste, die das sagt", entgegnete der Mann in den grauen Kleidern im trockenen Ton.

„Einmal und NIE wieder", das sagen alle Patienten nach diesen Untersuchungen.

Anna kam mit pulsierenden Kopfschmerzen ins Zimmer zurück. Pfleger Karl brachte ihr eine Schmerzkapsel. In jener Nacht schlief Anna tief und fest. Als sie am nächsten Morgen erwachte, hatte sie genug von Untersuchungen, Blutentnahmen, Tests und überhaupt, sie konnte die weißen Kittel und trostlosen Räume nicht mehr sehen und den tödlichen Spitalgeruch, vermischt mit dem Desinfektionsmittel- und Wundbenzinaroma, nicht mehr riechen. Doch, was blieb ihr anderes übrig, als auszuharren?

Ja, sie sollte dankbar sein. Schließlich lebte sie noch und hatte Glück im Unglück gehabt und ein neues Leben geschenkt bekommen! Ein besonderes Geschenk waren ihre unerträglichen Nervenschmerzen, die ihr das Leben manchmal zur Hölle machten. Der Arzt verordnete ein Medikament zur Relaxation der Muskulatur, das auch Patienten mit Multipler Sklerose verabreicht bekamen. Es sollte zumindest die angespannten Muskeln entkrampfen und es wirkte! Eine halbe Tablette zeigte bei Anna eine Vielfachwirkung! Wie betrunken torkelte sie vom Bett zur Toilette und wieder zurück.

Am nächsten Morgen lag Anna wieder wie eine Banane im Bett. Alles war steif, verspannt und wie eingerostet. Nein, achtzig war Anna noch nicht, erst siebenunddreißig, doch im Moment fühlte sie sich wie hundert. Wie die Morgengymnastik einer „Hundertjährigen" aussieht? Beine durchstrecken im Zeitlupentempo, Arme ausstrecken im Schneckentempo, sich langsam aufrichten und irgendwann mit beiden Beinen auf dem Boden stehen, zum Tisch wackeln und vorsichtig auf den Stuhl sitzen, ohne dabei auf den Boden zu kippen.

Die Ironie des Schicksals. Sollte Anna dankbarer und geduldiger werden? Nein, sie dachte nicht im Traum daran. Das Altersheim konnte warten. Da waren Menschen, die frisch und fröhlich durch die Gegend rannten und sich frei bewegen konnten, während sich Anna wie ein Kettenhund fühlte. Da verging es ihr direkt, das Schicksal aus einer positiven Warte heraus zu betrachten. Und da war noch die Sache mit dem Sehnerv, der auch leicht betroffen war. Zwar konnte Anna lesen und auch alles sehen, doch ihr linkes Gesichtsfeld war leicht eingeschränkt, was bedeutete, dass sie anfangs gegen Türen und Wände rannte und beim Aufrichten ihres Körpers aufpassen musste, dass sie sich keine Beule an irgendwelchen Ecken, Kanten, Schranktüren oder Spiegelschränken zuzog.

Das Laufen über längere Strecken war ohne die Hilfe eines Rollators nicht möglich. Ein Rollator ist ein fahrbares Wägelchen, einige Leute sagen auch Auto oder Taxi dazu. Anna kam es vor wie ein Laufwagen, eine Gehhilfe für kleine Kinder. Sie hatte Mühe damit, sich mit dem Gedanken anzufreunden, dass dieses Ding ihr täglicher Begleiter, ihr Freund, werden sollte.

„Sei froh, dass du überhaupt noch laufen kannst", sagte eine Stimme in Annas Kopf.

„Wie siehst du denn mit diesem bekloppten Wagen und deinem breitbeinigen, bescheuerten Gang aus?", fragte die andere Stimme.

„Willst du wieder im Rollstuhl sitzen?" entgegnete die erste Stimme.

Anna fasste sich ein Herz: Dankbarkeit, das war es, was sie noch lernen musste. Links und rechts liefen Leute an Anna vorbei, im schnellen Schritt, sie setzten elegant ihre Fersen auf den Boden. So konnte sie auch einmal laufen. Die Krankenschwester, die durch die Gänge sauste, die die großen, schweren Betten stoßen konnte, die Mama, die mit ihrem Sohn auf die höchsten Bäume kletterte, die Fußballtrainerin, die über den grünen Rasen rannte und den Ball kräftig unter der oberen Latte im Goal versenkte und die Hausfrau, die beim Fensterputzen die unmöglichsten Verrenkungen machte.

Aus, vorbei, Anna musste froh sein, dass sie mit ihrem Rollator durch die Gänge fahren durfte, tausendmal hin und her im selben Gang, vorbei an den ewig gleichen Bildern, immer dieselbe Wanduhr vor Augen und jedes Mal blieb Anna vor dem gleichen Fenster stehen, blickte nach draußen in die Freiheit, hinüber zum Kaffeehaus und zu den lachenden Gesichtern. Da saßen sie, die glücklichen Menschen, streckten ihre Köpfe der Sonne entgegen, während sie, Anna, hier eingesperrt hinter dicken Mauern war. Auch die Eisenstangen vor dem Fenster waren bezeichnend. Anna saß im Gefängnis. Unschuldig verurteilt, lebenslänglich.

„Warum ich?", dachte Anna.

„Verdammt noch mal, warum hat es MICH erwischt? Was habe ich verbrochen? Ich habe mich ein Leben lang abgerackert für die anderen. Ich war ehrlich, hilfsbereit und gut. Ich habe mir den Arsch aufgerissen, gekämpft, hart geschuftet, das Letzte gegeben. Ich war die Mutter und Frau, die ihre Bedürfnisse hintanstellte, das hässliche Entchen, das die anderen schwanenhaft glänzen ließ, die Schnecke, die sich in ihr Haus verkrochen hatte und die Löwin, die das Futter beschaffte, dass sich die anderen nur noch bedienen mussten."

Es kochte und brodelte in Annas Brust und gleichzeitig stiegen ihr die Tränen in die Augen. Es gab Tage der Verzweiflung, der Trauer und Wut sowie Stunden des Mutes, der Hoffnung und Lebensfreude. Es gab Minuten der Dankbarkeit und Augenblicke der Fassungslosigkeit. Annas Therapeutin kam jeden Tag. Sie hatte ein unglaubliches Einfühlungsvermögen und verhalf ihr zu manch großem Schritt. Sie war so etwas wie Annas Mutter der Kindheit in ihrem zweiten Leben. Sie zeigte ihr, wie man durch einen langen Gang mit Hindernissen lief, zuerst freihändig, dann mit einem Kessel Wasser in der Hand, beim nächsten Mal mit einem Stuhl in beiden Händen.

Wie bewegt man sich elegant vorwärts, wie steht man aufrecht, rollt die Fersen ab und wie schafft man es, nicht aus dem Gleichgewicht zu geraten und zu stürzen?

Jeder einzelne Bewegungsschritt musste neu erlernt werden. Die Therapeutin holte Anna dort ab, wo sie am Besten darauf ansprach, erteilte Lob und korrigierte Anna, wenn sie etwas falsch machte, doch vor allem eines konnte die hilfsbereite Physiotherapeutin besonders gut: Mut machen, Vertrauen schenken und an den Erfolg glauben. Sie gab Anna Tipps beim Treppen steigen, denn alles war Neuland für sie.

Bergauf ging's leichter, bergab waren Mut und Sicherheit gefragt. Jeder Handgriff, jeder Schritt musste wohlüberlegt sein, um nicht zu stürzen. Ehrlich gesagt: Anna hätte sich nicht zugetraut, dass sie in so kurzer Zeit so vieles wieder neu erlernen würde und das wenige Wochen nach ihrer kompletten halbseitigen Lähmung. Anna hatte eine große Reise hinter sich. Es kam ihr vor, als wären Jahre dazwischen vergangen. Es fühlte sich an, als hätte sie schon ihr halbes Leben im Spital verbracht. Die letzten Wochen kamen ihr wie eine halbe Ewigkeit vor. Tage schienen wie Jahre zu sein. Minuten wurden zu Stunden.

Täglich machte Anna mit ihrer Physiotherapeutin kleinere Ausflüge, die sie durch den Korridor und manchmal auch nach draußen in den Garten führten. Im Turnzimmer machten sie Ballspiele. Anna hantierte mit einem großen Gymnastikball und ein Paar Hanteln. Sie balancierte, tanzte, machte Gleichgewichtsübungen, lernte zu fallen und wieder aufzustehen. Die Therapeutin war immer in Annas Nähe. Würde sie stürzen, so war die Therapeutin da, um sie aufzufangen, doch gleichzeitig traute sie Anna zu, dass sie es auch allein schaffen würde. Da waren diese Sicherheit und ein Gefühl von innerer Stärke, die Anna ständig begleiteten.

Auf der einen Seite war da Annas Familie, ihr Mann und ihre beiden großen Kinder, auf der anderen Seite war sie, Anna, mutig, aber auch manchmal ängstlich wie ein kleines Kind, gleichzeitig stark und doch so zerbrechlich, abhängiger als ihre beiden Kinder und dennoch Mutter. Manchmal überforderte sie dieses Gefühl. Doch die Rückkehr zu ihrer Familie war in ihren Gedanken so stark verankert, dass sie die Hoffnung vorantrieb. Wenn schlechte Tage kamen, wusste Anna, es käme wieder besser: morgen, übermorgen, irgendwann. Der Schock saß ihr aber irgendwie noch immer in den Knochen. Zwischen Tränen und einer gewissen Starre vegetierte sie manchmal dahin. Langsam begriff Anna:

„Mein Leben ist nun ein anderes, alles hat sich verändert, ich bin jemand anders geworden, auch, wenn tief in mir drin noch meine alte Persönlichkeit steckt."

Zwischen Trauer und Verzweiflung, vom tiefen Loch bis fast zur Depression durchlief Anna alle Phasen. Irgendwann kam die Wut. Anna interpretierte sie als gutes Zeichen. Viele sagten, sie hätte Glück gehabt. Natürlich hatte sie das, es war Glück im Unglück und dennoch musste sie all ihre hochkommenden Gefühle leben. Noch einmal würde sie sie nicht unterdrücken, das war ihr von Anfang an klar.

Anna hatte sich bemüht, für viele Menschen Freund zu sein und trotz all des Leides, vieler Rückschläge und Enttäuschungen spürte sie in den letzten Wochen vor ihrem Schlaganfall wieder diese große Lebensfreude. Sie hatte viele Pläne und Visionen. Sie fühlte sich jung und gleichzeitig wurde sie in manchen Momenten von einer panischen Angst vor dem Tod gepackt. Er war ihr in den letzten Jahren zu häufig begegnet.

Junge und ältere Menschen wurden erbarmungslos, unvorhergesehen, aber auch erlösend von ihm heimgeholt. Anna war zu oft auf Friedhöfen gewesen, besonders in den letzten Jahren. Das Leben ging manchmal an ihr vorbei. Erst recht wollte sie leben. Sie hatte Krankheit, Leid und Tod satt. Und nun das! Sie wollte es einfach nicht wahrhaben. *„Warum kann mir Gott so etwas antun? Meine Kinder brauchen mich doch, ich war immer eine liebende Mutter"*, ging es ihr durch den Kopf. Auch, wenn sie sich manchmal eingeengt fühlte, so ging sie dennoch im Kreise ihrer Kinder auf. Sie liebte ihre Familie über alles. Sie hatte sich so sehr bemüht, stets eine gute Mutter zu sein und es immer allen recht zu machen. *„Warum gerade ich? So stark bin ich doch gar nicht, all das zu ertragen"*, dachte sie in ihrer Verzweiflung. *„Hätte es nicht ein kleinerer Dämpfer sein können, ein Beinbruch, eine Bauchoperation oder was auch immer?"*

Anna haderte immer wieder mit ihrem Schicksal. Dieses Ereignis zog ein Riesenloch nach sich und keiner wusste, was die Zukunft brachte. Anna hatte zeit ihres Lebens das Gefühl, häufig mit schwierigen, komplizierten Dingen konfrontiert worden zu sein. Der Spruch: *„Im Leben geht es nicht nur immer bergauf"*, den jemand nach ihrem Schlaganfall allen Ernstes zu ihr gesagt hatte, kam ihr ziemlich makaber und zynisch vor. Letztendlich konnte man nicht von allen erwarten, dass sie sich einfühlen konnten. Jene, die am meisten das Schicksal fürchteten, reagierten ihren Mitmenschen gegenüber oft am Erbarmungslosesten. Sie waren unfähig, ihre eigene Angst zu kontrollieren, flüchteten vor dem Tod und gleichzeitig vor dem Leben. Anna musste lernen, solchen Menschen aus dem Weg zu gehen. Sie taten ihr nicht gut und machten alles nur noch schlimmer. Anna musste Scheuklappen anlegen, um sich vor solchen Menschen zu schützen.

Die Zeit im Spital gab Anna, nachdem die meisten Untersuchungen abgeschlossen waren, die nötige Ruhe. Besuche waren ihr ein Gräuel. Sie musste erst einmal selbst mit sich klarkommen. Unangemeldete Besucher musste sie vor die Tatsache stellen, dass sie nun Ruhe brauchte. Zum Glück verstanden es die meisten. Für Thomas und die Kinder kam eine schwierige Zeit. Sie wurden mit Fragen und Anrufen bombardiert. Alle wollten wissen, was geschehen war und wie es Anna ging. Immer wieder dieselben Geschichten, die gleichen Fragen und die monotonen Antworten. Immer wieder wurde sie konfrontiert mit Ratlosigkeit, Hilflosigkeit und dem Unvermögen zu verstehen, abwechselnd mit Einfühlungsvermögen, Verständnis und Hilfsbereitschaft. Viele Blumen, Briefe und aufmunternde Telefonanrufe erhielt Anna in diesen Tagen, von Menschen, die ihr nahe standen und solchen, die nicht so eng mit ihr befreundet waren und dennoch Anteilnahme zeigten. Anna wurde auch enttäuscht, unter anderem von Menschen, die ihr lieb waren. In solchen Situationen zeigt sich der Charakter jedes einzelnen Menschen.

An traurigen und schweren Tagen dachte Anna oft an früher, an die schönen Zeiten, aber auch an die Krisen, die sie schon durchgemacht hatte. Irgendwie war sie dankbar, dass ihr dieser Schicksalsschlag nicht schon vorher widerfahren war. Erst durch die vielen Probleme, die sie im Laufe des Lebens gemeistert hatte, war sie in der Lage, solch einen Hammer zu verkraften. Plötzlich war sie sogar dankbar für all die Krisen und schweren Momente, die sie im Leben durchgemacht hatte. Sie hatten sie stärker gemacht, obwohl sie gewisse Situationen manchmal schwächten.

Anna wurde im Laufe der Jahre offener, toleranter und kompetenter, sie wurde zur Krisenexpertin und Führungsperson. Ihre zarte, empfindliche Seite, die immer ein Teil von ihr war, gab ihr gleichzeitig Kraft und den Überlebenswillen. Sie war stets eine Kämpferin, das wussten ihre Freunde und sie würde auch jetzt nicht aufgeben. Es gibt Dinge im Leben, die man sich nicht selbst ausgesucht hat. Manchmal übernimmt man Aufgaben, für die man sich zu wenig gewappnet fühlt. Doch sie wollte weiterhin Kampfgeist beweisen und ihre Lebensaufgabe, so gut es ging, meistern, mit all ihren Stärken und Schwächen und all ihren Fehlern und Erfahrungen, die sie gelehrt hatten, Durststrecken zu überwinden.

So schnell ließ sich Anna nicht unterkriegen, selbst, wenn ihre Widersacher das Gegenteil behauptet hätten, doch ihre Meinung war nicht gefragt. Wieder drehte sie mit der Therapeutin ihre Runden. Der Rollator war zu Annas Freund geworden. Er begleitete sie in den Park und durch die Gänge des Spitals. Schon bald war sie so selbständig, dass sie das „Abenteuer Park" allein bewältigen durfte. Vorbei am Brunnen und an blühenden Blumen, genoss sie den Duft der verschiedenen Pflanzen, der Nadelbäume und wohl oder übel auch den Geruch der Abgase. Anna wurde immer mutiger und musste aufpassen, dass sie sich auf ihren Reisen nicht verirrte und sich zu viel zumutete, doch letztendlich fand sie den Weg auf die Station immer wieder. Die Krankenschwester lachte, als Anna ihr erzählte, dass sie auf Umwegen zurückgekommen war.

„Aber Sie sind heil wieder angekommen", sagte die fröhliche Krankenschwester aus Mannheim, die Anna in der dritten Woche betreute.

Jedes positive Erlebnis ermunterte sie zu neuen Abenteuern. Manchmal saß sie einsam auf einer Bank, lauschte dem Gesang der Vögel, genoss die Sonne und fühlte sich frei. Bald stellte Anna den Rollator in die Ecke und fortan ging's los auf beiden Beinen und ohne Gehhilfe. Nun hatte sie wieder eigenständig Boden unter den Füssen, ging mit ihrer Therapeutin in den Park und machte mit ihr die ersten Spaziergänge in die Stadt. Anna übte mit ihr verschiedene Situationen im Verkehr. Alles musste neu gelernt werden: *Wie geht man über einen Zebrastreifen, wie meistert man schwierige Situationen zwischen Tramschienen, Autos und Radfahrern...?*

Anna war auf Grund der Einschränkung im linken Gesichtsfeld und vor allem wegen ihrer noch immer wackligen Beine ziemlich beeinträchtigt. Sie fühlte sich wie ein Kind, das zum ersten Mal in den Stadtkindergarten ging, im Wissen, dass es schon bald allein die schwierigen Situationen im Verkehr meistern musste. Viele Mutproben standen Anna bevor, doch jeder Erfolg gab ihr Hoffnung und Zuversicht. Mit jeder gemeisterten Aufgabe wurde Anna stolzer, stärker und mutiger. Ihre Hoffnung und ihr Lebensmut wuchsen von Tag zu Tag.

Höhen und Tiefen

Anna orientierte sich wieder nach vorne. Sie hatte täglich Erfolgserlebnisse und die regelmäßige Bewegung an der frischen Luft sorgte für einen gesunden Schlaf. Die Lieblingsschwester von Anna, Schwester Christine, ermunterte sie, jedes Erfolgserlebnis in ihrem Tagebuch aufzuschreiben. Das tat Anna nun. Sie kramte ihr rosarotes Notizbüchlein aus dem Nachttisch hervor und begann zu schreiben: Freudenmomente, Glücksgefühle, kleine und große Erfolge, aber auch die negativen Erlebnisse hielt Anna in ihrem Büchlein fest. Sie schrieb sich alles Leid vom Herzen und freute sich über jeden Fortschritt, den sie notieren konnte. Das Tagebuch schreiben wurde für Anna zur Therapie. So konnte sie loslassen, Vergangenes abschließen und sich nach vorne orientieren. Das Leben ging weiter, trotz Schicksalsschlag.

Anna fühlte an manchen Tagen eine unsichtbare Verbindung, die sie wie durch einen seidenen Faden begleitete. Eine Frau aus der Ukraine hat Anna eine schöne Geschichte erzählt, von einem Schutzengel, der uns Menschen tagtäglich begleitet. Es war eine wundersame Erzählung von einem Mann, der einer kranken Frau die Botschaft überbrachte, täglich mit ihrem Schutzengel zu reden. Im Dorf erzählte man später, dass diese Frau von einem schweren Leiden befreit wurde.

Ob diese Geschichte wahr ist oder nicht: Ohne Wunder wäre vieles auf der Welt nicht möglich. Es gibt Menschen, die glauben nicht an Wunder, auch nicht an Gott und erst recht nicht an Engel, doch muss es im Leben immer für alles Beweise geben? Anna war sich sicher, dass es mehr gab, als die Menschen sehen konnten. Sie glaubte an Gott und an ihren Engel – es gab nicht nur gütige Mitmenschen, menschliche Engel, die uns in schwierigen Zeiten zur Seite standen. Anna erlebte immer wieder Momente, in denen sie sich getragen fühlte, von einer Gotteshand, beschützt in den mütterlichen Armen einer unendlichen Kraft, die Annas traurige Seele tröstete und ihre Wunden heilte. Auf der anderen Seite waren da Annas Mitmenschen, ihre sichtbaren Begleiter in der Not.

Da war der Krankenpfleger aus Deutschland: In der ersten Woche hatte er Anna als fröhlich erlebt, kämpferisch, lachend und optimistisch, doch dann kam eine andere Seite zum Vorschein. Sie glich einer Depression, einer Leere und Hoffnungslosigkeit. Der Pfleger konnte Anna nicht wieder erkennen. Für einen kurzen Moment fragte sie sich, ob sie nicht doch die kleinen Pillen einnehmen sollte, die nach zwei Wochen wieder mehr Heiterkeit versprechen sollten. Glücklicherweise erkannten der Krankenpfleger und der zuständige Stationsarzt Annas momentane Lage. Der Arzt vermutete, dass es sich um einen vorübergehenden Zustand handelte, der sich bald wieder zum Positiven wenden würde. Anna nahm keinen Stimmungsaufheller, ging durch alle dunklen Löcher hindurch, weinte und redete über ihre Sorgen, bis sie wieder bei sich selbst angekommen war.

Eigentlich wollte sie niemanden belasten, weder ihre Familie noch ihre Freunde, doch irgendwie spürte sie, dass sie Hilfe annehmen musste, um ihre Ängste und Sorgen in den Griff zu bekommen. Anna nahm den Telefonhörer ab und wählte die Nummer einer alten Freundin, die ihr zuhörte und sie seelisch sowie moralisch unterstützte. Anna öffnete ihr Herz, führte Gespräche mit Freunden und ließ die Tränen fließen, bis all ihre Freude wieder spürbar war. Sie nahm dankbar die Hilfe der Therapeuten und Pflegenden an, die sie nicht nur praktisch anleiteten und unterstützten, sondern ihr auch zuhörten. Sie entdeckte dieses Urvertrauen wieder. Sie spürte eine Stärkung in ihren Gebeten und fasste wieder Hoffnung und neuen Mut.

Manchmal kann es weh tun, wenn man sich zu sehr öffnet, denn man wird angreifbar, verletzlich und trotzdem ist es wichtig, dass es Menschen gibt, die uns in schweren Zeiten mittragen und begleiten, die uns Mut zusprechen und an uns glauben. Solchen Menschen ist Anna in ihrer Zeit im Spital und auch nachher immer wieder begegnet. Glücklicherweise gibt es auch heute noch Menschen mit einer positiven Ausstrahlung.

Einen wichtigen Satz hörte Anna von einer Krankenschwester aus Deutschland:

„Man muss sich entscheiden können."

Anna dachte an ihre alte Heimat, an Österreich. Dort war sie geboren und aufgewachsen und in jungen Jahren in die Schweiz gekommen, die zu ihrer neuen Heimat wurde. Auch damals musste sie sich entscheiden. So ist das Leben: Immer wieder steht man vor neuen Kreuzungen und muss sich darüber klar werden, in welche Richtung man laufen möchte.

Jeder Abschied kann ein neuer Anfang sein. Man muss Dinge abschließen, um neu beginnen zu können. In jedem Anfang liegt eine Vorfreude, doch ist auch jeder Anfang schwer. Immer wieder stehen wir vor neuen Entscheidungen. Wenn wir uns nicht entscheiden, so tut es das Leben für uns.

Nachdenklich blickte Anna auf die Zeilen, die sie gerade geschrieben hatte. Sie legte ihr Tagebuch zur Seite. Sie hatte sich viel vorgenommen für die kommenden Wochen und Monate, doch sie würde sich Zeit geben, einen Schritt um den anderen machen, Geduld haben, nichts überstürzen und sich nicht von der Hektik und Schnelligkeit überrollen lassen. Sie hatte wieder gelernt, ihre Gefühle zu zeigen, zu lachen und zu weinen, im Moment zu leben und den Augenblick zu genießen. Sie hatte die Gewissheit für sich selbst gewonnen, dass niemand die Zukunft vorhersagen konnte und man die Hoffnung niemals aufgeben durfte. Anna wusste nun aber auch, dass sie egoistischer werden musste und sich nicht mehr die Rucksäcke der anderen aufladen durfte. Sie musste lernen, sich abzugrenzen, Ruhe zu finden und ihren Bedürfnissen Beachtung zu schenken. Anna war älter und reifer geworden. Sie hatte einen Teil ihrer Selbständigkeit wieder zurück erobert und sich ins Leben zurückgekämpft.

„Vom Kleinkind bis zur Pubertät", hieß Annas Titel in ihrem Tagebuch. Hinter ihr lagen unbeschwerte, erfahrungsreiche „Kinderjahre", glückliche und traurige Zeiten, Hochs und Tiefs, Berg- und Talfahrten, anstrengende und ruhige Momente. Die Hilfe von außen, die ihr zuteil wurde, hatte sie stark und mutig gemacht. Sie war gewappnet für ihr zweites Leben. Sie schätzte sich glücklich, unter solchen Bedingungen „groß geworden" zu sein. Das Kind in ihr war nun älter geworden. Ihre körperliche Beschwerden hatten sich nur leicht gebessert.

Die linke Körperseite war noch immer kraftlos und schwer, als wäre sie dick geschwollen. Es fühlte sich an, als stecke sie von oben bis unten in einem Gips. Annas linke Schulter hing nach unten, ihr Gang glich dem eines Elefanten, dabei wäre sie lieber geschmeidig wie eine Giraffe gelaufen. Ihr Bauchnabel stand schräg aufgrund ihrer schiefen Körperhaltung, alles war irgendwie gefühllos, taub und glich einem dicken Panzer, der sich zeitweise in einen Ameisenhaufen verwandelte, was mitunter zu unerträglichen Schmerzen führte, aber gleichzeitig ein gutes Zeichen war, da die Nerven wieder zu arbeiten begannen. Doch manchmal fühlte sich Anna, als wäre sie von Kopf bis Fuß gefesselt, ihr Gehirn war einfach noch nicht in der Lage, eine Harmonie zu den einzelnen Verbindungen des Körpers herzustellen. Ständig gab es irgendwelche Fehlalarme und Falschmeldungen, die zu unangenehmen Nervenschmerzen und ausgeprägten Störungen der Sensibilität in Annas linksseitiger Körperhälfte führten.

Wenn Anna auch noch zittrig und fahrig war und leichte Gleichgewichtsprobleme hatte, so war sie trotz all der Defizite und Beschwerden doch schon ein Stück des Weges gegangen. So viel hatte sie wieder in so kurzer Zeit gelernt und erreicht. Trotzdem war noch ein langer und mitunter steiniger Weg vor ihr. Annas Zeit im Spital lag bald hinter ihr. Der Arzt hatte die Anmeldung für die Rehabilitationsklinik längst abgeschickt und nun war ein Bett für sie frei geworden. Bald durfte sie ihre nächste Reise antreten. Mit einem etwas mulmigen, aber freudigen Gefühl, schlief sie ein.

Anna wurde vom Reisefieber gepackt. Ihre Siebensachen standen bereit und sie konnte vor Aufregung und in Erwartung auf den kommenden Tag kaum schlafen. Sie genoss ihr Frühstück in vollen Zügen. Thomas stand pünktlich vor Annas Zimmertür, um sie abzuholen. Sarah und Elias fielen ihrer Mutter um den Hals. Die Reise konnte losgehen. Im Korridor reinigte die Putzequipe den Boden. Ganz vorsichtig, so als würde Anna auf Seife laufen, bewegte sie sich vorwärts. Sie spürte, dass ihr Körper noch nicht ganz in der Mitte angekommen war und sie hatte ein wenig Angst, zu stürzen. Elias und Sarah halfen ihrer Mutter, indem sie ihr die Hände reichten und sie vorsichtig durch den Korridor führten.

Nach einer Viertelstunde waren sie beim Auto angekommen. Anna zwängte sich etwas umständlich auf den Beifahrersitz. Elias und Sarah nahmen auf den Rücksitzen Platz und schnallten sich an. Thomas drehte den Zündschlüssel und fuhr los. Anna spürte eine leichte Vorfreude, ein Kribbeln im Bauch. Ein letzter Blick zurück, vorbei an Betonklötzen und eleganten Herrschaftshäusern, rollte der Kombi durch die Straßen der Innenstadt. Die Musik im Auto machte sie ein wenig sentimental. Sie blickte nach draußen. Auf den Straßen und in den Gassen tummelten sich einige Leute, die sich bereits auf die heutige „Streetparade", Zürichs farbiges Kostümfest mit lachenden, tanzenden und sexy gekleideten Männern und Frauen, die sich den Rhythmen des Technobeats hingaben, freuten. Sie Stadt schien guter Laune zu sein. Sarah und Elias kicherten, als sie ein paar verkleidete junge Leute sahen, die unmittelbar an ihrem Wagen vorbeiliefen und durch die Scheiben winkten.

Anna fühlte sich, als wäre sie zum ersten Mal in ihrem Leben in einer großen Stadt. Alles kam ihr so fremd vor. Die Häuser sahen riesig aus, die vielen Eindrücke prasselten nur so auf sie ein. Ihre Sinne waren überfordert. Der Verkehr wirkte bedrohlich und dennoch freute sie sich, ihrem Weg zurück in die Freiheit ein Stück näher zu kommen. Für Anna war es, als würde sie ihre erste große Reise antreten, als wäre sie auf dem Weg, erwachsen zu werden, unabhängiger, selbständiger und freier. Das lange Sitzen fiel ihr allerdings schwer und sie war froh, als sie endlich an ihrem Ziel angekommen waren.

Die Rehabilitationsklinik, die unmittelbar an einem wunderschönen See lag, sollte Annas neues Zuhause werden. Zusammen mit ihrer Familie betrat sie die Klinik, die von außen zwar nicht besonders attraktiv wirkte, aber ihren Zweck erfüllte. Ihr Zimmer teilte sie mit einer älteren Dame aus Deutschland: Eine angenehme, ruhige Frau mit freundlichen Augen hieß sie willkommen. Annas Blick aus dem Fenster schweifte über Hügel, Wälder und den grünen See. Die Gegend hier war wunderschön. Es war anders als in der Stadt, doch irgendwie beschlich sie ein dumpfes Gefühl, sie fühlte sich plötzlich wie eingeengt, als säße sie in einem Käfig fest. Sie erinnerte sich an ihre erste Zeit in Zürich. Das Spital dort befand sich mitten im Geschehen und dieses Pulsieren und lebhafte Treiben war auch um die Klinikwände herum spürbar. Als Anna dort zum ersten Mal den Balkon betreten hatte, der von ihrem Zimmer aus erreichbar war, lag ein besonderer Geruch in der Luft.

Mit Müh und Not hob sie ihr linkes Bein über die leichte Schwelle. Es war die reinste akrobatische Übung für sie gewesen. Sie spürte den Wind in den Haaren und die warme Sommerluft verzauberte die Nacht. Sie fühlte sich wie einst in Griechenland.Sie roch den Meeresduft.

Anna spürte die Weite und Unendlichkeit. Tränen des Glücks standen in ihren Augen. Vor ihr lag die große Welt, inmitten von Hochhäusern und sie durfte diesen Augenblick erneut erleben, mit wacheren Sinnen als je zuvor und einer unendlichen Dankbarkeit. Sie ließ sich in Gedanken treiben, sie fühlte sich, als würde sie abheben, mit dem Wind mitfliegen und den Sternen zum Horizont folgen. Eine klare Nacht lag ihr zu Füssen, unter ihr pulsierte das Leben: Das Brummen von Autos, das Hupen eines Motorradfahrers, Kinderstimmen und Erwachsenengelächter waren zu hören. Für einen Augenblick wurde sie traurig, doch der Wind trocknete ihre Tränen, blies alle dunklen Gedanken fort und ließ sie für einen Moment lang vergessen. Sie schloss die Augen, wähnte sich am Meer, irgendwo in Griechenland, sie fühlte die Wellen, hörte ihr Rauschen und ließ sich von ihren Träumen davontragen.

Nun aber war sie in einer Erholungsklinik, mitten auf dem Land, vor ihr lag der See mit dem Springbrunnen, doch sie fühlte sich wie eingesperrt. Thomas und die Kinder hatten sich verabschiedet und Anna war wieder allein. Die Schönheit der Natur konnte sie nicht inspirieren, sie war deprimiert. Draußen regnete es. Sie stand vor dem Fenster und drückte ihr Gesicht gegen die Scheiben. Vor ihr lag die Freiheit und in ihr die Trauer. Wie sollte sie die kommenden Wochen überstehen? Sie hatte den Duft der weiten Welt geschnuppert, als sie durch Zürich fuhren, sie sah sich bereits wieder zu Hause in ihren eigenen vier Wänden. Stattdessen war sie nun in einem fremden Zuhause, saß fest in den dicken Mauern einer Klinik und wollte am liebsten fliehen.

Am nächsten Sonntag kamen Thomas und die Kinder zu Besuch. Anna schlüpfte in ihre Turnschuhe, zog die Jacke an und machte sich mit ihrer Familie auf den Weg. Sie spazierten gemächlich durch die frische Natur. Der Geruch von Heu, das Gebimmel der Kuhglocken sowie der Ausblick auf den See und die umliegenden grünen Wiesen gaben ihr ein Stück Freiheit zurück. Ihre Sinne öffneten sich, intensiv drang der Duft der Natur, von frischem Gras und Wiesenblumen, in ihre Nase. Sie fühlte den Wind, sie erblickte die Berge, staunte über die Vielfalt der Landschaft und fühlte das Leben in ihrem Körper. Etwas wacklig war sie schon noch auf den Beinen, vor allem, wenn es steil bergauf oder rasant bergab ging. Doch ihre Seele war glücklich und frei. Frohen Mutes lief sie in langsamen Schritten zur Klinik zurück. Die Kinder hüpften vor ihr her, pflückten Blumen und versuchten, einen Schmetterling zu fangen. Die Sonne wärmte ihr Gesicht, sie spürte ein Kitzeln auf der Nase. Das Leben war zurückgekehrt.

Der Klinikalltag holte Anna wieder ein: Untersuchungen, Blutentnahmen, Arztvisite, verschiedene Therapien und der Besuch bei der Neurologin. Anna fand kaum Zeit, sich auszuruhen. Sie fühlte sich sehr erschöpft. Der Tag war mit einem dicht gedrängten Programm schnell vorüber und nach dem Abendessen versuchte Anna, noch ein wenig zu lesen, doch sie konnte sich nur schwer konzentrieren. Bald schon kam die Nachtschwester und löschte das Licht. Anna konnte kaum schlafen. Der Geruch im Zimmer war unerträglich. Der Geruchssinn war seit ihrem Schlaganfall derart stark ausgeprägt, dass sie gute wie schlechte Gerüche ungefiltert aufnahm. In diesen Zimmern stank es erbärmlich. Zumindest kam es ihr so vor. Plötzlich wurde ihr übel. Sie stand auf und öffnete sämtliche Fenster, doch ihr Geruchsempfinden blieb unverändert.

Zum Glück war sie allein. Ihre Zimmernachbarin durfte die Klinik vor ein paar Tagen verlassen. Im Moment war Anna froh, ihr Zimmer mit niemandem teilen zu müssen. Sie war zu sehr mit sich selbst beschäftigt. Irgendwann schlief sie todmüde ein.

Tagwache: Frühstück, waschen, anziehen, Zähne putzen. Anna blickte aus dem Fenster. Sie spürte in sich ein Beben und der süße Geschmack von Freiheit lag ihr auf der Zunge, als sie auf den Wasserfall blickte, der den grünen See verzauberte. Die harmonisch fließenden Bewegungen des Wassers inspirierten ihre Seele und gaben ihrem Körper Kraft. Dennoch wäre sie am liebsten aus ihrem Gefängnis ausgebrochen. Sie fühlte sich wie in einem goldenen Käfig. Sie spürte die Welt da draußen, doch sie saß zwischen dicken Mauern fest. Am liebsten hätte sie geschrien, geweint und wäre weggelaufen. Sie suchte Luft zum Atmen, sie spürte plötzlich wieder diese Energie in sich, sie tanzte und lachte, sie drehte sich vorsichtig im Kreis. Sie marschierte von einem Ende des Zimmers zum anderen. Sie fühlte das Leben in sich.

„Ich kann denken, sprechen, singen, träumen, lachen und weinen", ging es Anna durch den Kopf. „ICH LEBE." Sie sprach mit sich selbst. Sie versuchte, sich zu trösten. Sie musste Geduld haben und sich die nötige Zeit geben. Natürlich wäre sie jetzt lieber in der Freiheit, zu Hause bei ihren Kindern, in ihrer vertrauten Umgebung. Doch sie musste noch ein wenig ausharren. Ihr Körper war noch nicht soweit. In ein paar Wochen würde sie vermutlich nach Hause gehen können, hatten die Ärzte gemeint.

„Ich bin zwar schon ziemlich fit, aber noch nicht reif für die Welt da draußen. Es hat keinen Sinn, Trübsal zu blasen oder das Schicksal herauszufordern. Ich muss jetzt geduldig sein", sagte sie sich.

Geduld bringt Rosen

Anna hatte in den letzten Wochen große Fortschritte gemacht. Vom Baby in Wien, als sie aufgrund ihrer Lähmung noch nicht laufen konnte und auf der Intensivstation rund um die Uhr versorgt werden musste, hatte sie sich innert weniger Wochen zum Kind entwickelt. In Zürich lernte sie laufen, greifen, essen, trinken, ihre Kleider und Schuhe allein anzuziehen, sie erreichte eine gewisse Selbständigkeit, fand wieder Mut und konnte ihre Ängste überwinden. Anfangs war Anna noch vorsichtig und ein wenig ängstlich, nun fühlte sie sich, als könnte sie Bäume ausreißen. Es war noch nicht lange her, da hatte sich Anna nach Ruhe und Erholung gesehnt, nun strotzte sie vor Energie und Abenteuerlust.

„Das Leben ruft nach mir", dürstete Annas Seele.

„Es ist schrecklich langweilig hier", beklagte sich die Stimme in ihr. Sie hatte den Drang, die Welt da draußen zu entdecken, auszubrechen aus den dicken Mauern, die sie umgaben. Sie wollte frei sein, die Welt noch einmal erobern. *„Bin ich jetzt in den wilden Jugendjahren?"*, kam es ihr plötzlich in den Sinn. Sie spürte das Leben, es fand da draußen statt: in den Kaffeehäusern, Pubs und Restaurants, im Wald, in der Natur, gegenüber in einem Zelt, das anlässlich eines Marathons um den See herum aufgestellt worden war. Dieses Korsett der Enge schien langsam aufzubrechen. Das Feuer in Annas Herz war erwacht, das Eis begann zu schmelzen. Diesmal würde sie ihre Gefühle nicht mehr unterdrücken. Sie spürte eine innere Spannung in ihrer linken Körperseite. Vom See her ertönte Musik. Anna begann zu tanzen.

Irgendwelche Oldies hallten durch die sommerliche Nacht. Sie drehte sich mit dem Takt im Kreis. *Eins zwei drei. Rückwärts, vorwärts, seitlich. Drehung nach links und im Kreis. Eins zwei drei. Kopf gerade. Schultern nach hinten. Brust raus. Eins zwei drei...* Man hörte fröhliche Stimmen aus dem Zelt. Anna ließ sich von der Musik mitreißen. Sie vergaß die Welt um sich herum und tanzte durch die Nacht. Sie fühlte sich leicht und frei. Irgendwann nach Mitternacht wurde es allmählich ruhiger. Sie schloss die Fenster, zog die Vorhänge zu und legte sich schlafen. Sie versank in glücklichen Träumen.

Tagwache war morgens um sieben. Der Alltag holte Anna wieder ein. Die Ruhe auf dem Land war manchmal fast bedrohlich und doch gab sie ihr sehr viel. Sie konnte in sich kehren, ihren Gedanken nachhängen und so allmählich wieder zu sich finden. Sie hatte realisiert, was passiert war, akzeptiert, dass das Leben ihr zwar übel mitgespielt, aber sie bei allem Unglück, das sie hatte, glücklicherweise vor noch Schlimmerem verschont worden war. Sie bekam eine zweite Chance. Sie lebte. Sie war auch nicht als Pflegefall geendet. Und doch wurde sie auf die Probe gestellt, mehr als viele andere Menschen sich solch einer Herausforderung im Leben stellen mussten. Manche bekamen ja bereits eine Krise, wenn sie einen Schnupfen hatten oder sich den Fuß verstauchten.

Zum Glück war Anna nie so gewesen. Sie hatte in ihrem bisherigen Leben schon viel erlebt. Sie war nicht auf Rosen gebettet worden. Ihre Kindheit war schwierig. Sie hatte kein richtiges Zuhause und lebte in vielen Häusern. Sie erlebte Gewalt und fühlte sich oft allein gelassen. Trotzdem hatte sie Glück. Sie hatte viele gute Freunde. Nahe Verwandte waren für sie da. Nachbarn und Angehörige kümmerten sich um sie.

Anna musste früh im Leben Verantwortung übernehmen. Bereits im Alter von zehn Jahren versorgte sie den Haushalt, heizte ein und kochte selbst ihr Essen. Ihre Eltern kamen erst am Abend von der Arbeit nach Hause. Keiner war da, wenn Anna von der Schule heimkam. Ihre Hausaufgaben erledigte sie am Küchentisch. Später besuchte sie die Nachbarn und spielte mit den Kindern. Sie kümmerte sich um die Katzen und Hunde in ihrer Umgebung und passte auf die kleineren Kinder auf. Sie besuchte Freunde mit dem Fahrrad oder spielte Fußball im Hinterhof mit den Jungs.

In ihren Jugendjahren sauste Anna mit ihrer Vespa durch die Gegend und feierte Partys mit ihren Freunden. Sie war immer lebensfroh, voller Elan. Sie kannte kein Risiko. Sie hatte oft Glück und mehrere Schutzengel. Trotz aller Härte meinte es das Schicksal immer gut mit ihr. Sie ging ihren Weg, geradeaus und manchmal auf Umwegen. Sie ließ sich nicht einschüchtern und verfolgte zielstrebig ihren Weg.

Nun saß sie da. Das Schicksal hatte sie ausgebremst. Aus heiterem Himmel zugeschlagen. In einem Moment, als alles so wunderbar schien. Anna fühlte sich auf dem Höhepunkt ihres Lebens. Sie hatte alle Durststrecken überstanden, alle Steine aus dem Weg geräumt. Nichts und niemand konnte sie mehr aufhalten. Doch das Schicksal schlug zu und streckte sie mit dem Hammer nieder, machte all ihre Träume und Wünsche zunichte. Dabei hatte sie erst wieder begonnen, zu leben und sich am Leben zu erfreuen. Die harten Jahre lagen hinter ihr.

Das Leben lag ihr zu Füssen. Sie war jung und die Welt stand ihr offen. Sie war nahe dran, neue berufliche Wege einzuschlagen. Die Kinder wurden grösser und Anna suchte sich neue Aufgaben. Sie wollte endlich den Weg verfolgen, den sie schon immer gehen wollte. Sie hatte lange genug Verzicht geübt, ständig für andere Menschen gesorgt und Mutter Theresa für alle gespielt. Nun war sie selbst an der Reihe. Doch das Schicksal hatte anderes mit ihr vor.

An einem Tag, als die Sonne schien und die Freiheit lockte, hielt es Anna nicht mehr aus. Sie musste aus den Klinikwänden raus, hinaus in die Natur, ins Leben, das sie hinter dicken Mauern und in den stickigen Räumen kaum noch spürte. Sie ging, ohne zu fragen. Sie war einfach abgehauen, hatte sich davongemacht und war auf leisen Sohlen aus dem Gebäude geschlichen. Niemand bemerkte etwas davon. Anna lief vorbei an Nadel- und Laubbäumen, nahm Äste und Tannenzweige in die Hände, lauschte den Stimmen der Natur, berührte sanft Blätter und Steine, ließ sich beruhigen vom Rauschen des Wassers und fühlte sich leicht und frei. Voll Energie und neuer Lebensfreude kam sie zurück in ihre Gefilde. Sie setzte sich an den Abendtisch zu ihren Mitbewohnerinnen, drei ältere Damen mit ähnlichen Diagnosen und Leiden. Sie aß artig ihre Suppe und unterhielt sich über Belanglosigkeiten. Ihr kurzes Verschwinden hatte keiner bemerkt.

Anna war bester Laune. Sie lachte, als ihre Sitznachbarin einen Witz erzählte. Die heitere Dame war schon über achtzig und strahlte eine große Lebensfreude aus. Sie steckte alle anderen mit ihrer Fröhlichkeit an. Keiner am Tisch sprach über sein Leiden. Niemand dachte an seine Schmerzen. Sie lachten und waren alle vergnügt.

Nachdem es Anna einige Tage gut gegangen war, wurde sie von einer unangenehmen Magendarmgrippe eingeholt. Einige Kilos hatte sie in der Zeit im Spital schon abgenommen und nun fehlte ihr die Reserve. Schon nach wenigen Tagen war sie sehr geschwächt. *„Ausgepowert"*, wie eine Schwester es nannte. Anna schleppte sich mühsam durch den Tag, nachts wurde sie zeitweise von Panikattacken heimgesucht. Sie hatte Angst vor einem erneuten Schlaganfall, Angst zu sterben. Der Stationsarzt war sehr einfühlsam. Er besänftigte sie, redete ihr gut zu und gab sein Bestes. Die kommenden Tage brachten wieder eine Verbesserung mit sich. Anna machte ausgedehnte Spaziergänge in der Natur. Meist besuchte sie einen ihrer Lieblingsplätze. Inmitten von Grün, auf einer Holzbank, fand sie Ruhe und tankte Kraft. Vor ihr lag der See, still und schön, ringsum waren Häuser, Hügel, Obstbäume und der Wald, hinter ihr grasten Kühe auf einer saftigen Weide.

Ein zarter Wind blies durch ihre Haare und streichelte ihre Wangen. Hier draußen kamen all ihre Sinne wieder in Einklang. Sie sah die wunderschöne Natur vor sich und war dankbar, konnte sie das alles noch sehen. Sie hörte das Muhen der Kühe und war glücklich, die Geräusche der Natur und Tierwelt hören zu können. Irgendwo ertönte ein Quaken der Frösche, sie hörte das Gezwitscher der Vögel und ein Zirpen im Gras. Vor ihr schwirrten Bienen von Blüte zu Blüte. Sie sah Käfer, Spinnen und kleine Salamander, die ins Gebüsch huschten, um sich dann später auf der Holztreppe wieder blicken zu lassen.

Anna roch den Duft der frisch gemähten Wiesen und das beruhigende Aroma der Lavendelblüten. Sie spürte den Wind auf ihrer Haut und die wärmende Sonne im Gesicht. Sie fühlte, sie lebte. Sie musste weinen vor Glück. Der Wind und die Sonnenstrahlen trockneten ihre Tränen. Mit jedem Schritt, mit dem sie sich vorwärts bewegte, spürte sie ihren Körper mehr und mehr, fühlte sie sich besser, wurde selbstbewusster und ihre Lebensfreude kehrte wieder zurück. Es schmeckte nach Natur, nach Leben, nach einem Neubeginn.

Vor einigen Tagen hatte sich Anna zu viel zugemutet. Der nächste Tag rächte sich dafür gnadenlos. Sie war müde. Tapfer hatte sie in der Ergotherapie mitgemacht. Im Therapiezimmer, bei stickiger Luft, versuchte sie blind die Größen verschiedener Holzstäbchen zu eruieren. Das Spiel gefiel ihr nicht. Dennoch machte sie mit und ließ sich zuerst nicht aus der Fassung bringen. Doch irgendwie gelang es ihr nicht, sich zu konzentrieren. Außerdem gab ihre linke Hand ständig Fehlinformationen weiter und die Fehlerquote war entsprechend hoch. Die Therapeutin bemühte sich sehr, doch Annas frustrierter Blick war unverkennbar. Die Ergotherapeutin versuchte, sie zu ermutigen, was ihr letztendlich auch gelang.

Anschießend ging Anna zur medizinischen Trainingstherapie in den Fitnessraum. Dort waren verschiedene Geräte untergebracht. Vom Laufband bis zur Hantel fand man alles auf kleinstem Raum. Hier trainierten drei bis vier Patienten gleichzeitig in engsten Raumverhältnissen, der Sauerstoffgehalt war herabgesetzt, da die Fenster meist geschlossen waren und es roch nach Schweiß und harter Arbeit. Anna versuchte, positiv zu denken. Fünf Minuten Fahrrad fahren: Anna dachte an ihre Kinder.

Das gab ihr die nötige Kraft, durchzuhalten, obwohl sie fast vom Sattel kippte. Sie stellte sich vor, durch Himmelsloh zu fahren, vorbei am See, in ihrer Phantasie lag der Tannenwald vor ihr. Sie sauste vorbei an grünen Wiesen und Feldern. Die Gedanken an Zuhause gaben ihr den Durchhaltewillen. Ihr anfänglich hoher Puls und ihr Schwindelgefühl legten sich allmählich. Im Gegensatz zum letzten Mal war es diesmal eindeutig besser gegangen. Als nächstes kam eine Übung mit dem Arm-Rad dran. Anna dachte an ihre Junioren im Fußballclub, an all die Spiele, die sie zusammen bestritten hatten, die Niederlagen und Siege, die sie gemeinsam erlebt und die sie immer mehr zusammengeschweißt hatten. Jeder zeigte vollen Einsatz und wuchs über sich hinaus. Die Trainer und Betreuer standen am Rand und motivierten die Jungs. Gemeinsam mit den Eltern feuerten sie die Spieler an.

Die Mannschaft gab alles: Der Torwart hechtete von einer Ecke in die andere und versuchte jeden Ball zu halten, die Mittelfeldspieler rannten von einem Ende zum anderen, die Verteidigung gab ihr Bestes, um jeden Ball, der sich gefährlich ins hintere Drittel verirrte, abzuwehren, die Stürmer bewegten sich kämpferisch in Richtung Tor. Jetzt feuerten sie in Gedanken Anna an: *„Nur noch eine Minute, durchhalten Anna, Fußballtrainerin, nicht aufgeben!"* Ziel erreicht. Sie konnte einen Moment lang durchatmen. Endspurt: Gewichte heben mit den Beinen, insgesamt zwanzigmal die gleiche Übung. Es war ihre mühsamste Übung, denn ihr fehlte nach wie vor die Kraft. Sie trank einen Becher Mineralwasser. Es gab ihr die nötige Energie. Gegenüber von ihr trainierte ein Mann. Er war um die sechzig und hatte einen Magenschlauch. Er war auf dem Laufband und gab alles. Der Schweiß rann über sein Gesicht. Seine Atmung war schnell und schwer, doch er gab nicht auf.

Anna konzentrierte sich wieder auf ihre Übung. Sie wollte es schaffen. Drei Runden lang zwanzigmal Gewichte heben, beim letzten Mal schummelte sie: Nach dreizehn Malen war sie fertig. Neue Runde: Diesmal klappte es. Sie war stolz und spürte, wie sie ihre Energien beflügelten. Als sie in den Fitnessraum gekommen war, litt sie unter Müdigkeit und Schwindel. Nun fühlte sie sich fit und voller Elan. Zufrieden kehrte sie in ihr Zimmer zurück. Auch am Nachmittag spürte Anna die Energie. Sie war nicht mehr zu bremsen. Sie schlüpfte in ihre Schuhe und ging nach draußen. Voller Elan und frohen Mutes machte sie eine kleine Wanderung. Von der Klinik aus folgte sie dem Pfad zu einem schönen Aussichtspunkt mit Blick auf den See und die Berge. Die Natur war für sie nach wie vor die größte Quelle der Kraft. Sie setzte sich auf eine Bank und hing ihren Gedanken nach. Irgendwann flogen sie fort, weit weg, ihr Kopf fühlte sich frei, ihre Seele baumelte in der Luft und ließ es sich gutgehen. Langsam erwachte sie wieder aus ihren Tagträumen und lief zur Klinik zurück.

Ihre Mitpatienten hatten sie schon vermisst. Es waren nette Leute, alles ältere Damen, mit einer reichen Lebenserfahrung. Anna war die Jüngste im Bunde, das Nesthäkchen. Gegenüber von Anna saß eine über achtzigjährige Dame. Sie hatte viele Kinder, unzählige Enkel und ein paar Urenkelkinder. Sie konnte lustige Geschichten erzählen und heiterte ihre Mitpatienten in der manchmal etwas öden Klinikatmosphäre auf. Die Keckheit und Herzlichkeit, die die alte Dame ausstrahlte, breitete sich wie ein Lauffeuer auf dem gesamten Tisch aus. Diese fröhliche Atmosphäre tat Anna unheimlich gut und trug sehr zu ihrer Genesung bei.

Nach dem Regen kommt die Sonne, nach der Dunkelheit das Licht. Wer Ängste überwindet, wird mutig. Wer durch ein Loch hindurchgeht, kommt wieder auf die Höhe. Wer weint, kann auch wieder lachen. Wer seine Wut herauslässt, kann sich auch wieder beruhigen. Wer seine Meinung sagt, wird ernst genommen und wer sich wehren kann, wird nicht zum Opfer.

Anna hatte viel dazugelernt. Jeder Mensch hat seine innere Quelle der Kraft. Anna hatte sie wiederentdeckt. Sie war rundum glücklich. Sie hatte Augen zum Sehen, Ohren, die hören, Sinne, die fühlen, schmecken und riechen konnten. Sie war in der Lage, sich wieder frei zu bewegen. Sie fühlte sich innerlich stark. Sie hatte einen Körper, der sie trug, eine Seele, die Gefühle wahrnehmen konnte, eine Sprache, um sich auszudrücken, einen Mund, der die Worte formulierte, die ihr Gedächtnis und Sprachzentrum aussandten, sie hatte einen Kopf, der mitdenken und einen Willen, der sie auf den richtigen Weg lenken konnte.

Anna zog es wieder in die Natur. Der Stallgeruch empfing sie wieder. Ein letztes Mal saß sie auf ihrem Lieblingsplatz. Gemütlich schaute sie von ihrer Holzbank auf den grün schimmernden See und betrachtete die leicht verschneiten Gipfel der Berge. Hier fand sie ihre innere Ruhe, sie konnte Kraft tanken, abschalten und die wärmenden Sonnenstrahlen hüllten sie in einen Mantel der Geborgenheit. Die letzten Wochen zogen wie sanfte Wolken an ihr vorbei. Oben am Himmel schwebte ein Bussard durch die Lüfte, frei und leicht. Auf dem Tisch krabbelte eine Ameise an ihr vorbei. Sie nahm es langsam und gemächlich, blieb mal stehen, sah sich um und plötzlich war sie verschwunden.

Anna war dankbar für die Zeit, in der sie noch einmal Kind sein durfte, Geborgenheit und Unterstützung erfahren hatte, so als wäre sie wieder geboren. Vom Baby auf der Intensivstation in völliger Abhängigkeit zum Kleinkind herangewachsen, bewegte sie sich Schritt für Schritt zurück in ihr neues Leben. Das Kind musste laufen lernen, Erfahrungen fürs Leben sammeln, um in der Welt der Erwachsenen zu bestehen. Sie wagte immer mehr, sie wurde mutiger und zuversichtlicher. Manchmal kamen wieder Ängste und traurige Stunden, abgelöst von Wärme und Glück. Nach Zeiten der Verzweiflung und Wut kamen wieder Tage voll Sonnenschein und Freude. Anna machte positive und negative Erfahrungen, lernte Menschen kennen, die ihr gut taten und solche, die sie verletzten. Sie lernte, sich zu wehren und sich anzupassen. Sie fand Selbstvertrauen, indem sie immer mehr in ihren Körper und ihre Seele hineinhorchte.

Anna spürte, was ihr gut tat und welchen Leuten oder Situationen sie lieber aus dem Weg gehen sollte. Sie erfasste ihre eigenen Grenzen neu. Sie lernte, auf ihren Körper zu hören und seine Grenzen zu respektieren. Sie konnte wieder Vertrauen fassen und durch die vielen positiven Begegnungen, die sie in diesen zwei Monaten gemacht hatte, war sie nun vorbereitet, ihr Leben draußen wieder zu meistern. Sie fühlte sich bereit, auch wenn der Arzt sie gerne noch drei bis vier Wochen länger behalten hätte. Doch Anna wollte nach Hause zu ihrer Familie. Sie war nun ein Stück des Weges gemeinsam mit anderen Menschen gegangen, die ihr mit Rat und Tat zur Seite gestanden waren. Im Spital in Zürich hatte sie langsam realisiert, was geschehen war: Ihr Leben hatte sich komplett verändert. Sie war ein Stück weit jemand anders geworden, neu geboren.

Anna hatte bewusst Eindrücke und viele Erfahrungen von ihrem alten Leben in Erinnerung und stand nun an der Schwelle zu einem Neuanfang. Sie hatte in diesen Anfängen große Unterstützung von außen erfahren. Sie hatte die vielen Gespräche mit den Ärzten, Therapeuten und Pflegenden sehr genossen. Sie war älter und reifer geworden. Die Zeit in der Rehabilitationsklinik erinnerte sie an ihre Jugendjahre und die Zeiten im Internat, als sie noch zur Schule ging. Damals traf sie sich mit ihren Kolleginnen auf der Dachterrasse. Sie hatten Zigaretten geraucht und sich über Gott und die Welt unterhalten, über den Prüfungsstress, das Schwänzen, über ihre Verflossenen und den neuen Schwarm. Sie waren rebellisch und zeigten ihre Krallen. Sie machten fast alles, was Gott verboten hatte. Sie waren jung und frei. Sie hatten Träume und lebten den Augenblick. Sie gingen durch Hochs und Tiefs, in der Meinung, dass sie das Leben schon kannten. Sie fühlten sich unglaublich erfahren, als hätten sie die Weisheit mit dem Löffel gegessen. Und trotzdem dachten sie weder an gestern noch an morgen und genossen jeden Moment, als wäre es der letzte in ihrem Leben.

Auch in der Rehabilitationsklinik war eine Dachterrasse. Anna hielt sich häufig dort auf, vor allem in der ersten Woche, als man ihr verboten hatte, allein nach draußen zu gehen. Sie suchte die Sonnenstrahlen dort oben in luftigen Höhen. Diesmal zählte sie nicht zu den Rauchern, lieber aß sie ihr Joghurt und schaute dem Treiben des Wasserfalls zu, der ihr neue Energie und Seelenfrieden gab. Im Zimmer fühlte sie sich eingesperrt, so wie einst zu Internatszeiten. Damals schnupperte sie zum ersten Mal die Freiheit, als sie am Wochenende nach Hause durfte und sich mit ihren Freundinnen und Kollegen treffen konnte.

Unter der Woche genossen sie ein Stück Unabhängigkeit, wenn die Internatsschüler für einige Stunden Ausgang hatten und mit der Straßenbahn in die Stadt fuhren, um dort ins Kino oder in ihr Lieblingsrestaurant zu gehen. Wenn sie es gar nicht mehr aushielten, schwänzten sie die Vorlesungen oder machten sich bei Nacht und Nebel durchs Kellerfenster davon, um beim Nachhause kommen festzustellen, dass irgendein Idiot das Fenster verschlossen hatte. Anna und ihre Kollegin zwängten sich durch das gekippte Fenster der Toiletten. Unbemerkt schlichen sie ins Zimmer und taten so, als würden sie selig schlafen. Manchmal machten die Aufseherinnen Kontrollgänge und leuchteten mit Taschenlampen in die Gesichter der Schlafenden. Auwei, sie hatten Glück gehabt, waren sie diesmal zu Hause geblieben. Anna schmunzelte. Sie dachte gerne an diese Zeiten zurück. Manchmal hatte sie Lust, noch einmal so keck und rebellisch wie früher zu sein.

Lange hatte sie nichts Verbotenes gemacht, bis zu ihrem heimlichen Ausflug allein, der nun auch schon wieder einige Wochen zurücklag. Mittlerweile hatte sie die Erlaubnis, jederzeit ohne Begleitung nach draußen zu gehen. Lange war sie allein im Zimmer gewesen. Nun war Anna mit einer schlanken, großen, rund sechzigjährigen Dame im Zimmer, die bereits erwachsene Kinder und eine Menge Lebenserfahrung hatte. Anna und sie wurden Leidensgenossinnen, trösteten sich gegenseitig, munterten sich auf, machten Scherze und lachten über die strengen Mienen gewisser Therapeuten. Sie kicherten wie kleine Mädchen, erzählten sich gegenseitig aus ihrem Leben und machten den manchmal tristen Klinikalltag zu einer Bereicherung. Frau Sternmüller, so hieß die Dame, war eine äußerst kluge Frau. Sie kam ursprünglich aus Frankreich.

Der charmante französische Akzent unterstrich ihr vornehmes Wesen. Wenn Anna und Frau Sternmüller, die sich bei ihr als Juliette vorstellte, am Tisch saßen und ihren Kaffee schlürften, die Brötchen strichen und sich über das Leben unterhielten, konnte es schon sein, dass sie die Zeit vergaßen, zu welcher sie eigentlich bereits in der Therapiestunde hätten sein sollen. Juliette hatte eine Vorliebe für Konfitüre, doch Aprikosenmarmelade mochte sie nicht besonders. Also tauschte sie mit Anna, die eine Erdbeerkonfitüre anzubieten hatte. Solch banale Kleinigkeiten machten den Tag bereits ein wenig fröhlicher, denn Juliette, die von Natur aus ein sehr heiterer und positiv denkender Mensch war, hatte mehr als Glück im Unglück gehabt. Sie war mit einer schlimmen Diagnose knapp dem Schlimmsten entkommen. Anna staunte über Juliettes Optimismus und ihre Lebensweisheit. Sie hatte schon viel erlebt, das Leben hatte sie geprägt und trotzdem strahlte sie eine große Dankbarkeit aus und war stets gut gelaunt.

Auch die junge Physiotherapeutin, die Anna betreut hatte, blieb ihr in guter Erinnerung. Die Therapeutin war vielleicht höchstens Mitte zwanzig, mittelgroß, hatte dunkelbraune Haare und eine schlanke Figur. Sie war noch mitten in der Ausbildung, wirkte aber reifer und kompetenter als manch einer, der sein Diplom bereits in der Tasche hatte. Anna und Frau Berger, die junge Therapeutin, hatten eine gemeinsame Leidenschaft: Sie spielten beide gerne Fußball. Das war eine gute Gelegenheit, ein paar Übungen einzubauen, die nicht nur die Kraft und Geschicklichkeit steigern sollten, sondern auch noch Spaß machten. Einbeinig wurde Fußball gespielt, mit einem Besen zur Hilfe und schon war Anna mit ihren Gedanken wieder auf dem grünen Rasen und angespornt durch das Lob von Frau Berger gab sie alles.

Frau Berger zeigte ihr Kraft- und Entspannungsübungen, die ihr den Einstieg ins Alltagsleben sehr erleichterten. Frau Berger unterstützte sie in all ihren Handlungen, sie war sehr einfühlsam und ihre Ratschläge begleiteten sie noch weit über den Klinikalltag hinaus. Sanft hat sie die Therapeutin auf Defizite hingewiesen, ohne verletzend zu sein. Anna bekam ein besseres Körpergefühl und lernte, ihren Körper selbst zu entspannen, aber auch über ihre eigenen Schmerzgrenzen hinaus zu gehen. Frau Berger, die eine dynamische, temperamentvolle junge Frau war, holte alles aus Anna heraus, was in ihr steckte. Doch Frau Berger hatte auch einen sehr beruhigenden Einfluss und diese ruhige und warmherzige Ausstrahlung gab ihr viel Kraft.

Auch die Ergotherapeutin, sie kam aus Karlsruhe, war anfangs dreißig, eine zierliche Dame mit dunkelblonden Haaren, gab Anna sehr viel Zuversicht und Mut für den bevorstehenden Einstieg im Alltagsleben mit. Frau Esemann machte mit Anna Übungen, die ihre Feinmotorik und Kraft verbessern sollten und schon bald machte sie Fortschritte, was Frau Esemann wiederum auch registrierte und Anna entsprechend lobte. Mit den Worten: *„Lob ist Balsam für die Seele"*, bedankte sie sich beim Abschied von ihrer Therapeutin, die ihr mit viel Geduld und Einfühlungsvermögen ein großes Stück Unabhängigkeit zurückgegeben hatte.

Annas Seele war gereift, ihr Geist war wacher geworden und vieles war ihr bewusster denn je. Zwar war sie noch immer auf wackligen Beinen und ein wenig unsicher, was auf sie zukommen würde, doch sie war bereit fürs Leben, bereit noch viel zu lernen, Erfahrungen zu machen und Fortschritte zu erzielen.

Anna war gewappnet, den Schritt zurück ins Leben zu machen, anders als vorher, wacher, bewusster und gezielter. Sie würde sich die Zeit der Eingewöhnung geben und sich nicht ins Ungewisse stürzen, sondern sich vorsichtig zurück in den Alltag tasten. Das war Annas Versprechen an sich selbst. Das musste sie auch ihrem Arzt versprechen, der sie nur ungern früher als geplant nach Hause gehen ließ. Die nächsten Jahre würden geprägt sein von Lernen, Erfahrungen zu sammeln und zu reifen. Anna würde die Welt mit anderen Augen betrachten, die schönen Momente bewusster genießen und die kleinen Dinge mehr schätzen als früher. Anna hatte eine zweite Chance bekommen, um noch einmal von vorne zu beginnen.

Morgen würde sie die einengenden und gleichzeitig beschützenden Klinikmauern verlassen. Hier war sie erwachsen geworden. Sie hatte gelernt, ihren Körper besser einzuschätzen, Ängste zu überwinden und Durststrecken zu überstehen. Sie hat die Welt neu entdeckt, neu zu schätzen gelernt, einen noch intensiveren Bezug zur Natur erhalten und neue Lebensfreude gewonnen. Anna hat gelernt, die Welt wieder mit Kinderaugen zu sehen. Sie hat erfahren, wie schwierig es manchmal ist, sich in der Erwachsenenwelt zurechtzufinden. Sie konnte Kraft tanken, Momente der Ruhe genießen, hatte Gespräche mit Menschen verschiedenster Alterskategorien geführt und viel dazu gelernt. Einfache Sätze haben sie weiter gebracht, hoch stehende Sätze manchmal fast niedergeschmettert. Gebete haben sie gestärkt und sie hat ihren inneren Ratgeber wieder gefunden. Die aufmunternden und tröstenden Worte ihrer Mitmenschen haben sie ermutigt. Wenn sie gefallen ist, hat sie gelernt, sich wieder aufzurichten.

Am letzten Wochenende durfte Anna bereits probeweise nach Hause. Sie war berührt, roch gleich die Vertrautheit im Eingang der Wohnung, trat durch alle Zimmer und war sich sicher, nicht noch länger als nötig, in diesen Klinikmauern zu verharren. Thomas, Anna, Elias und Sarah gingen spazieren. Anna traf im Dorf alte Bekannte und ihr kamen vor Glück die Tränen. Sie spürte, nun war der Zeitpunkt da, zurück ins Leben zu gehen, zurück in den Alltag zu schreiten. Zurück zu ihrer Familie, zu Freunden und Nachbarn, zurück in ihr Dorf, um dort Wurzeln zu fassen, in ihrem neuen Zuhause. Die Sonne schien, die Landschaft war klarer als sonst, klarer denn je. Anna war bereit, bereit für ihr neues Leben, um Verantwortung zu übernehmen und in die Erwachsenenwelt zu schreiten...

Zurück im Leben

Die letzte Nacht in der Klinik wurde zur Zitterpartie. Anna bekam plötzlich fürchterliche Kopfschmerzen. Sie wollte und durfte nicht krank werden, ihr Ziel war es, nach Hause zu gehen. Plötzlich bekam sie es mit der Angst zu tun. Würde sie jetzt noch einen Schlaganfall bekommen, kurz bevor sie endlich nach Hause konnte? Sie kämpfte mit sich selbst, aus Vernunftgründen verlangte sie dann doch noch eine Schmerztablette. Langsam verschwanden die Kopfschmerzen und Anna konnte endlich einschlafen. Am nächsten Morgen genoss sie das allerletzte Frühstück in der Klinik, duschte ausgiebig, stylte sich die Haare und packte ihren Koffer fertig. Endlich war es soweit: Anna verabschiedete sich von ihren Mitpatienten, den Ärzten und vom Pflegepersonal. Um Punkt halb zehn holte Thomas Anna ab. Draußen schien die Sonne.

Ein letzter Blick zurück, vorbei am grünen See, durch rustikale, schmucke Dörfer ging es nach Himmelsloh. Die Kinder warteten schon voller Freude. Am Eingang hing ein Willkommensschild. Anna wurde mit Zeichnungen, Geschenken und einem Freudestrahlen begrüßt. Endlich zu Hause, zurück im Leben. Ein warmes Mittagessen füllte ihren hungrigen Bauch. Nachmittags ging die ganze Familie spazieren. Anna genoss die Sonne, den See, die Wiesen und Felder, den blauen Himmel und die klare Luft in Himmelsloh. Hier war es schon ein wenig kälter, richtig herbstlich. Sie schrieben den ersten September. Die Blätter hatten sich gelb, braun und rot gefärbt.

Manchmal huschte einem ein eisiger Wind um die Ohren, doch es tat ihr unheimlich gut, wieder das Leben hier draußen zu spüren. Wie eine Fremde betrat Anna die Zimmer in ihrer neuen Wohnung. Es kam ihr alles so unwirklich vor. Vor rund einem halben Jahr waren sie hier eingezogen. Anna hatte noch sämtliche Bananenschachteln ausgeräumt und alles in die verschiedenen Schubladen, Kommoden und Schränke verstaut. Auch den Keller und die Garage hatte sie eingeräumt und alles fein säuberlich sortiert, sodass man die Sachen wieder am richtigen Ort finden konnte. Nun aber war sie schockiert. Sie konnte sich nicht mehr erinnern, wo sie welche Küchenutensilien, Kleider, Werkzeuge und andere Dinge eingeräumt hatte.

Anna kam sich vor wie ein Eindringling in ihrem eigenen Reich. Hatte sie alles vergessen? Hatte ihr dieser letzte Umzug den Boden unter den Füssen genommen? Einerseits war sie glücklich, wieder daheim zu sein, andererseits fehlten ihr die Wurzeln und die Verbindung zu diesem neuen Ort. Vor ihrem Schlaganfall hatte sie kaum Zeit gehabt, sich einzuleben. Nach dem Umzug kam der Frühling und es war ständig etwas los. Sie gondelte hin und her zwischen Fußballplätzen, Geschäften und Terminen. Sie hatte nicht wirklich Zeit, die Wohnung zu genießen. Nun musste sie sich erst an die neue Situation gewöhnen. Vieles wurde ihr erst zu Hause bewusst.

Der Weg zurück ins Leben stellte sich wahrlich nicht so einfach dar. Der Arzt hatte Anna bereits im Spital vorgewarnt. Viele Patienten hatten ihm später erzählt, wie beschwerlich ihr Weg zurück in den Alltag gewesen war. Sie hatten es sich alle nicht so schwierig vorgestellt. Anna dachte, sie wäre gut organisiert. Auch wenn vieles anfangs schwierig war, so war der praktische Aufwand zuerst das kleinere Problem.

In den ersten Wochen war Anna auf Hilfe angewiesen. Sie hatte Unterstützung von externen Fachkräften, die ihr beim wöchentlichen Wohnungsputz unter die Arme griffen und bei weiteren Arbeiten im Haushalt halfen.

Die Kinder benahmen sich vorbildlich und entlasteten ihre Mutter, so gut es ging. Bald aber musste Anna wieder voll anpacken, der Alltag holte sie schnell wieder ein. Die Unterstützung von außen fehlte weitgehend. Anna kam schnell wieder an ihre Reserven. Sogar die schweren Einkäufe erledigte sie bald wieder allein, obwohl sie noch unsicher beim Laufen war. Der Einkaufswagen diente ihr als Gehhilfe, die voll gepackten Tüten trug sie mit der rechten Hand, die gesund und kräftig war, im Gegensatz zur linken, die kaum in der Lage war, etwas zu halten.

Womit Anna auch nicht gerechnet hatte, war Folgendes: Sie kam wieder mit verschiedenen Personen in Kontakt und musste sich langsam wieder unter die Leute mischen. Offenbar hatte es sich herumgesprochen, was passiert war. Bei den Begegnungen mit anderen Menschen erlebte Anna teilweise Unverständnis, Hilflosigkeit und Ohnmacht. Es gab Leute, die sie mit harten Worten verletzten. Sie hatten in ihrem eigenen Leben nur wenig Leid und Krankheit erfahren. Sie zeigten kaum Verständnis und konnten sich in ihre Lage überhaupt nicht hineinversetzen.

Das war schwierig für Anna, doch andererseits erkannte sie so auch ihre wahren Freunde. Sie verlor die einen, gewann aber auch neue Freunde dazu. Andererseits erhielt sie aber auch eine tolle Unterstützung, sogar durch Leute, von denen sie es nicht erwartet hätte. Es gab zwar einige Enttäuschungen, aber auch positive Überraschungen. Ein Päckchen lag bereit, von Annas Freundin Mona. Anna öffnete es. Es war das schönste Geschenk, das sie erhalten hatte: ein Tagebuch.

Der Umschlag war goldbraun gefärbt und man sah darauf unzählige Musiknoten. Max, der kleine Sohn von Mona, hatte es ausgesucht und richtig getippt: Die Musik, das Schreiben und Tanzen wurden zu Annas Lebenselixier. Spanische Rhythmen, griechischer Sirtaki, englische Songs, aber auch deutsche Lieder bewegten Annas Gefühle, halfen ihr zu lachen und zu weinen, zu tanzen und zu ihrer inneren Ruhe zurückzufinden.

Die Macherin

Am vierten September begann Anna, wieder in ihrem Tagebuch zu schreiben. Sie blickte zurück: Vor rund acht Monaten war ihr alles zu viel geworden. Seit zehn Jahren war Anna zu Hause und als Hausfrau, Mutter zweier Kinder sowie ehrenamtlich tätig. Sie hatte Bücher geschrieben, sich weitergebildet, war gestalterisch tätig gewesen und hatte viel Sozialarbeit in ihrer Familie und ihrem Umfeld geleistet, doch Anerkennung hatte ich sie kaum erhalten und auch keinen Lohn. Verzicht und Opferbereitschaft machten Anna zur Außenseiterin in der Gesellschaft. Sie fühlte sich leer, verbraucht, ausgelaugt und als Versagerin, obwohl sie einen Zweihundert-Prozent-Job gemacht hatte, im eigenen Auftrag – für die anderen.

Viele konnten davon profitieren. Anna hat gegeben, gegeben und gegeben. Sie fühlte sich schwach und sollte stark sein, denn ihr Umzug stand bevor. Es blieb ihr nichts anderes übrig, als ihre Schwäche zu unterdrücken. Statt antriebslos zu sein, fasste Anna all ihre Kraft und ihren Mut zusammen und stürzte sich in die Arbeit. Sie war überaktiv, mobilisierte alle Reserven und nahm anderen Dinge ab, die sie eigentlich selbst erledigen hätten müssen. Sie übernahm Verantwortung für andere, war Übermutter, Mutter Helvetia, die sich die Last der Schweiz auf die Schultern legte.

Nach außen hin wirkte Anna unheimlich stark, obwohl ihre Reserven nahezu verbraucht waren. Vielleicht wollte sie es allen beweisen: Die fein besaitete Anna, die manchmal so zerbrechlich auf gewisse Menschen gewirkt hatte, leistete mehr als starke Männer und Powerfrauen. Körperlich wie seelisch schonte sich Anna in keinster Art und Weise. Wer hatte sie soweit getrieben? Sie selbst? Oder waren es die anderen? Anna gab vielen moralische Unterstützung, während sie selbst immer mehr aushungerte. Sie fühlte sich verantwortlich für alle möglichen Leute und dabei kamen ihre Bedürfnisse nach Freiheit, Ferien und Ruhe zu kurz.

Anna lebte in zwei Alltagen: in der Schweiz und ihrer alten Heimat Österreich. Sie war nicht nur Mutter, sondern auch Krankenschwester, Sozialdienst, Managerin, Handwerkerin, Hausfrau, Beratungsstelle, vorbildliche Frau, fürsorgliche Tochter, treue Freundin, hilfsbereite Verwandte, einfach Anlaufstelle für alle möglichen Leute. Anna war schlichtweg perfekt. Sie war übergewissenhaft, liebevoll mit allen anderen und hart zu sich selbst. Keinen Geburtstag, kein Treffen, keinen Termin und keine Verpflichtung vergaß sie. Sie bemühte sich sogar noch weit darüber hinaus und bemerkte nicht, wie wenig zurückkam. Vieles wurde als selbstverständlich betrachtet.

Manchmal hagelte es sogar Vorwürfe. Gab Anna den kleinen Finger, wollte man die ganze Hand. Zufrieden waren die wenigsten. Dankbarkeit spürte Anna nur selten. Enttäuschungen, Ärger, Trauer, Wut, Zweifel und Ängste steckte sie weg. Sie unterdrückte auch ihre Tränen. Sie hörte den anderen zu, fühlte mit und zeigte Verständnis. Manchmal musste sie Härte beweisen. Dies wurde ihr zum Verhängnis. Sie wurde beschimpft und musste grobe Worte und Anschuldigungen einstecken. Das war der Dank für ihren Aufwand, für ihr Herzblut und Engagement. Stets hatte Anna ein offenes Ohr, wenn die anderen jammerten. Sie nahm ihren Frust entgegen und erlaubte sich selbst, nur selten zu klagen.

Irgendwie zog sie Leute, die sie ausnutzten und immer mehr forderten, regelrecht an. Wenn sie deren Erwartungen nicht nachkam, setzten diese Seelenvampire alle möglichen Mittel ein und erpressten Anna emotional. Das geschah manchmal so subtil, dass sie es lange nicht merkte. Wie angewurzelt blieb sie stehen, obwohl sie längst weitergehen sollte. Sie hörte zu, obwohl sie die Ohren schon lange voll hatte. Sie redete, obwohl sie lieber geschwiegen hätte. Sie kämpfte bis am Schluss, bis ihre Batterien leer waren.

„Anna, die Macherin", sagte der Oberarzt. Sie solle vernünftig werden, empfahl er ihr, einige Gänge zurückschalten, sich nicht mehr als Tausendsassa engagieren, sich nicht noch einmal überfordern.

„*Sehen Sie diesen Schlaganfall als Warnschuss?*", fragte der Arzt. „*Ja*", antwortete Anna und gleichzeitig wusste sie: Sie war nicht in der Lage gewesen, anders zu handeln. Ihr Verantwortungsgefühl und Gewissen, das man ihr von klein an eingetrichtert hatte, zwangen sie dazu, es allen immer recht zu machen, Verantwortung für sich und andere zu übernehmen.

Anna, die Macherin, ehrgeizig, mit hohen Ansprüchen an sich selbst, geprägt durch eine hohe moralische und leistungsorientierte Erziehung. Der Anstand stand ihr des Öfteren im Wege. Sie konnte nicht nein sagen und wollte niemanden beleidigen. Sie hatte zu viel gegeben und zu wenig angenommen, sich ausnützen lassen und war zu anständig, den falschen Leuten gegenüber. Erst am Schluss merkte sie, welche Leute ihr gut taten und welchen sie besser aus dem Weg gehen sollte. Doch leider war es für diese Erkenntnis zu spät und so wurden die lang ersehnten Ferien für sie zum Desaster.

Längst war sie reif für die Insel gewesen, nun war sie spitalreif geworden. Wie paralysiert war Anna in jenen Minuten, bevor die Lähmung einsetzte. Doch schon längst war sie paralysiert gewesen, gefesselt und erstickt. Längst hatte ihr Herz geweint, sie hatte es nur nicht gemerkt. Sie hatte zu fühlen verlernt, ihre eigenen Gefühle untergraben, um sich voll und ganz für das Wohl der anderen einzusetzen.

Anna war zu freundlich mit den anderen und unfreundlich mit sich selbst gewesen. Ihre Moral und ihr Anstand zwangen sie, durchzuhalten und spornten sie zu immer neuer Leistung an. Sie war früh selbständig geworden, doch ihr Perfektionismus stand ihr im Weg. Von der einstigen Chaotin entwickelte sich Anna zu einem übergewissenhaften Menschen. Sie erhielt viel Lob und Anerkennung, galt als zuverlässig und ordnungsbewusst, sie legte ein hohes Verantwortungsbewusstsein an den Tag und wurde dafür geliebt und geschätzt. Diese Anerkennung verlor sie in ihrer anspruchsvollen Tätigkeit als Mutter und Hausfrau.

Anna spürte: *„Das kann es nicht sein, das kann doch nicht das Leben gewesen sein!"*

Zunehmend nahm sie wieder am Vergnügen teil, an der Fastnacht, an Veranstaltungen und Festen, sie traf sich mit Freunden und genoss es, wieder unter Menschen und in Gesellschaft zu sein, doch irgendwie wollte man ihr diese Freude nicht gönnen. Anna wollte ausbrechen aus diesem goldenen Käfig und wurde überwältigt von einem schier jugendlichen Übermut. Nach den Zeiten des Leides und der tiefen Trauer stand sie auf und fing an, wieder mehr Lebensfreude in ihren Alltag zu integrieren. Sie begann, erneut zu leben und fühlte sich wieder jung und lebenslustig.

Mitte dreißig kam Anna in eine Lebenskrise. Sie zweifelte alles an: ihr bisheriges Leben, ihre Rolle als Hausfrau, Mutter und Teil dieser Gesellschaft. Gleichzeitig spürte sie Kraft, Energie und Durchhaltevermögen sowie Stärke und Dynamik in ihrer neuen Aufgabe als Fußballtrainerin. Plötzlich erhielt sie wieder Anerkennung und rannte voll Freude und neuer Power mit ihren Schützlingen um den Fußballplatz. Sie fühlte sich glücklich und frei. Sie wurde angesteckt von dieser sprudelnden Lebensfreude auf dem grünen Rasen.

Wie früher schwang sich Anna wieder auf ihren Drahtesel und kurvte zum Teil halsbrecherisch durch die Gegend. Sie fühlte sich jugendlich und selbstbewusst. Ihre neue Tätigkeit gab ihr Auftrieb, der Sport stärkte sie und sie überwand mit Leichtigkeit viele Durststrecken. Niederlagen wurden abgehakt, Siege stellten sich ein. Der Kampf hatte sich gelohnt, in jeder Hinsicht. Annas junge Fußballmannschaft war ein Team, Konkurrenzkämpfe wurden überwunden und der Erfolg stellte sich auf der ganzen Linie ein. Sie hatte alles gegeben und trotz vieler Steine im Weg ihr Ziel erreicht.

Diese Erfahrungen konnte Anna in ihr neues Leben mitnehmen. Sie halfen ihr in manch schwerer Stunde, die Hoffnung und den Glauben nicht zu verlieren, weiterzukämpfen, auch, wenn es aussichtslos schien und dranzubleiben, im Wissen, dass sich der Lohn für die harte Arbeit irgendwann bezahlt machen würde. Für Anna war von Anfang an klar: *„Ich werde weiterkämpfen und meine Krankheit überwinden."*

Dieser Schlaganfall war aber auch ein Warnschuss. Anna musste lernen, egoistischer zu werden, sich selbst mehr Beachtung zu schenken, sich Ruhe, Zeit und Pflege zu gönnen. Die ersten Wochen zu Hause waren für Anna sehr anstrengend. Psychisch und körperlich bewegte sie sich in einem Wellental der Gefühle. Annas Belastbarkeit war auf ein Minimum reduziert. Arbeiten wie Kochen, Putzen, Zeitungen zusammenbinden und die Wäsche zu machen entpuppten sich als Schwerstarbeit. Nichts war mehr wie früher. Anna brauchte anfangs regelmäßig mindestens vierzehn Stunden Schlaf. Tagsüber war sie körperlich schnell am Anschlag.

Wenn sie drei Dinge gleichzeitig machen musste, war sie absolut überfordert. Sie war äußerst lärmempfindlich und schnell überreizt. Plötzlich hörte Anna Geräusche, die sie vorher schon gar nicht mehr wahrgenommen hatte: das Weinen eines Babies im Hof, den Regen im Freien, Schritte im entfernten Treppenhaus, vorbeifahrende Autos, die sich zwei Straßen weiter befanden, das Husten des Nachbars und das Rauschen des Windes. Alles war lauter und teilweise unerträglicher.

Wenn die Kinder von der Schule nach Hause kamen, war Anna total überlastet. Ihre Kräfte waren auf ein Minimum reduziert. Anna ermüdete rasch und so wurden körperliche Tätigkeiten manchmal zur reinsten Qual, während ihr die geistigen Aufgaben weniger Mühe bereiteten. Psychisch erlebte Anna eine Berg- und Talfahrt. Kein Tag war wie der andere, jeder Tag hielt neue Überraschungen bereit. Es gab Zeiten, da ging es besser und Anna spürte wieder Energie.

Spaziergänge am See und im Wald kurbelten ihre müden Zellen an, sie tanzte ihre Ängste weg und spürte, wie sich ihre Batterien langsam wieder aufluden. Manchmal aber war der Energiefluss blockiert. Anna konnte plötzlich nicht mehr weinen. Sie spürte einen Druck auf der Brust und eine Schwere im Herzen. Bachblüten und Homöopathie halfen. Die Tränen flossen wieder, darunter kamen nach und nach wieder Annas Lachen und all ihre positiven Energien hervor.

Anna wusste: *„Ich bin ein gefühlsreicher Mensch, sensibel, stürmisch, verletzlich, wild und zärtlich zugleich. Manchmal bebt es in meinem Körper, ein andermal ist es ganz leise. Ich darf meine Gefühle nicht unterdrücken, sie haben durchaus ihren Sinn. Ich bin, wie ich bin, eine eigene Persönlichkeit, mit meinen Gefühlen und das ist gut so!"*

Mich trifft der Schlag

Anna erinnerte sich an ihre Jugendzeiten. Wie oft hatten sie diesen Satz achtlos über ihre Lippen gebracht, wenn sie erschraken, außergewöhnliche Situationen erlebten, aber auch in ganz banalen Momenten oder wenn sie durch irgendetwas aus der Fassung gebracht wurden.

"*Mich trifft der Schlag*", ein Satz mit einer enormen Aussagekraft, gedankenlos ausgesprochen, ohne sich dessen bewusst zu sein, was es bedeutet, wenn dich der Schlag wortwörtlich trifft.

Klappe auf: An jenem Tag war es außergewöhnlich heiß. Es kam einiges zusammen. Kopfschmerzen plagten Anna seit Tagen. Sie hatte zu wenig getrunken, kaum gegessen und eine stressige Zeit hinter sich. Sie war mit ihrer Familie im Schwimmbad. *Wann hatte sie sich solch ein Vergnügen zuletzt gegönnt?! Es musste Ewigkeiten her sein...*

Anna war unheimlich glücklich. Sie hüpfte mit Sarah durch die kalte Dusche, sie lachten und spritzten sich gegenseitig an. Im seichten Wasser versuchte sie, ihrer Kleinen ein paar Schwimmübungen beizubringen. Die Abkühlung in der Hitze tat unheimlich gut. Anna hievte sich elegant aus dem Pool und schüttelte ihre nassen Haare. Sie sprang noch einmal durch die Dusche und rannte mit Sarah zu ihrem Handtuch zurück.

Klappe zu: Abends um einundzwanzig Uhr wich die Energie aus Annas Kopf, aus ihren Armen und Beinen. Von Anfang an saß sie wie paralysiert an jenem Tisch, konnte sich nicht wehren, nicht aufstehen, nicht gehen. Anna war gelähmt. Der Schlag hatte sie getroffen. Alle standen unter Schock, einschließlich ihr. Die letzten Monate hatten ihr die letzte Kraft geraubt. Sie hatte sich zu sehr verausgabt. Ihre Energien waren verbraucht. Ausgebrannt. Es traf sie am wunden Punkt: ihr Kopf.

Mit einem Hammerschlag endete ihr altes Leben. Mit einem Schlag war alles anders. Anna musste noch einmal von vorne beginnen. Nun hatte sie endlich Zeit. Zeit für sich ganz allein. Zeit zum Tanzen, Schreiben, Zeit, um genussvoll zu essen und genug zu trinken, um sich zu verwöhnen, Zeit zum Nachdenken und um wieder neue Kräfte zu sammeln.

Heimat ist dort, wo das Herz ist

Anna war ein Leben lang hin und her gerissen.

„Wo bin ich zu Hause?", fragte sie sich.

Diese innere Zerrissenheit, dieses Leben in zwei Welten, belastete sie in all den Jahren sehr. Es kam ihr vor, als wäre sie nirgends zu Hause, ständig auf Reisen, immer unterwegs, sogar in ihren Gedanken. Als Anna mit ihrer Familie in die neue Wohnung eingezogen war, sagte sie sich: *„Jetzt will ich endlich Wurzeln fassen, hier in Himmelsloh, mit meiner Familie."* Sie war in ihrem Leben viel zu oft umgezogen und hatte genug vom ewigen Hin und Her! Ein Leben zwischen zwei Welten ist kein Leben und trotzdem blieb es Anna nicht erspart, sich aufzuteilen. Sie lebte ein Leben in der Fremde, die zu ihrer neuen Heimat geworden war und doch waren da noch die Ursprünge und Wurzeln, ihre Freunde, Verwandten und Angehörigen in ihrer alten Heimat Österreich.

Auch als Kind lebte Anna in verschiedenen Welten. Sie war in vielen Häusern zuhause. Das machte sie offen und tolerant, aber auch einsam und orientierungslos. Später lebte sie in drei sehr unterschiedlichen Welten. Ihre Liebe war in Griechenland, ihre Wurzeln hatte sie in Österreich und ihr neues Zuhause war die Schweiz. Anna konnte sich nicht entscheiden, wohin sie gehen sollte. Die Schweiz war für sie immer ein neutraler Ort. Also blieb sie hier.

Von Zeit zu Zeit aber wurde sie von Heimweh und einer tiefen Sehnsucht nach ihrem alten Zuhause übermannt. Sie fühlte sich nicht geborgen. Sie vermisste die Wärme, die Herzlichkeit und die offenen Türen, die sie in Österreich erlebt hatte. Sie sehnte sich nach diesen Zeiten zurück. Waren es nur nostalgische Gedanken, die sie hegte? War sie nicht bereit gewesen, Altes abzuschließen oder war sie in eine neue Welt geraten, die ganz anders als ihre alte war?

Während ihrer Jugendzeit lebte Anna im Internat. Sie wurde aus ihrem Freundeskreis herausgerissen und lebte auch dort ein Leben in zwei Welten. An freien Tagen hielt sie nichts mehr in diesem Gefängnis, obwohl sie in den Internatszeiten lustige Sachen erlebte und viele neue Freundinnen dazu gewann. Dennoch vermisste Anna ihre Jugendclique. In dieser Zeit rebellierte sie, begann zu rauchen, die Schule zu schwänzen und lehnte sich gegen all die Zwänge und Normen auf. Damals fühlte sich Anna auch wie in einem Korsett, doch da waren Gleichgesinnte, man unterstützte sich gegenseitig und brachte Abwechslung in den manchmal tristen Alltag.

Anna wusste, dass sie teilweise ein „enfant terrible" gewesen war, doch es war die einzige Möglichkeit, diese schwierigen Zeiten zu überstehen. Es war ein Affront gegen die Freiheitsberaubung, die sie damals als äußerst einschränkend empfand. Es war eine Rebellion gegen jede Art von Gewalt, die sie hautnah erlebte. Anna wehrte sich gegen die Verantwortungslosigkeit, die auf ihren Schultern lastete, weil die Erwachsenen in ihrem Umfeld unfähig waren, Verantwortung zu übernehmen. Sie lehnte sich auf gegen die fehlende Wärme und Geborgenheit. Von einem Ort zum anderen hin und her geschoben, fühlte sie sich nirgends zu Hause. Niemand war da. Keiner kümmerte sich um sie. Sie lebte manchmal mehr auf der Straße als in den eigenen vier Wänden, die unsicher, lieblos und gleichgültig waren.

Anna suchte Liebe in einer fremden Welt. Ständig war sie auf der Suche, nach Heimat, Sicherheit und einem warmen Nest. In Österreich fand sie trotz der schwierigen Umstände sehr viel Liebe und Wärme in ihrem nächsten Umfeld. Die Türen waren stets offen. Wenn auch ihr eigenes Haus leer war, so hieß man sie anderswo immer willkommen. Sie hatte viele Freunde. Sie war glücklich in ihrer Welt. Ihr fiel mit der Zeit nicht einmal mehr auf, was in ihrem Leben, in ihren vier Wänden, schief gelaufen war. Sie wurde blind für die Schwächen ihrer Mitmenschen und hatte alle Fehler der anderen verziehen. Sie wünschte sich Frieden und Liebe.

Eines Tages wurde ihr bewusst, dass sie sich etwas vorgegaukelt hatte. Sie wollte es anders machen. Sie wollte alles besser machen: Verantwortung übernehmen, Liebe geben, Grenzen setzen und ihre Aufgabe wahrnehmen. Sie leistete Verzicht. Sie ließ sich in einen goldenen Käfig sperren. Für ein bisschen Liebe, Wärme und Geborgenheit.

Einen Löwen, der in der Wildnis gelebt hat, kann man zwar in einen großen Käfig stecken, aber glücklich wird er darin bestimmt nicht werden. Einen bunten Vogel, der die Freiheit geliebt hat, kann man vielleicht vorübergehend in einen Käfig sperren, doch, wenn dieser Käfig zu klein ist, wird der Vogel darin krank werden und seine Flügel werden erlahmen, weil er nicht fliegen kann.

Annas Zeiten im Internat waren nach ein paar Jahren vorüber. Es folgten Jahre der Demütigung und Gewalt. Sie wollte sich verwurzeln, in der Nähe ihrer Freunde und Lieben sein, doch wieder fand sie kein Zuhause. Sie hatte sich nach Liebe und Geborgenheit gesehnt. Stattdessen erlebte sie das Gegenteil. Die stürmischen Zeiten gingen weiter. Anna war ständig auf der Suche nach Heimat und ihrem Glück. Sie suchte ein Zuhause und war stattdessen auf der Flucht. Sie fühlte sich verlassen, ausgebeutet und unverstanden.

„Gib deinen Kindern Wurzeln, wenn sie klein sind und schenk ihnen Flügel, wenn sie groß werden."

Dieses Zitat hatte sich Anna irgendwann eingeprägt. Ihre Kinder sollten es besser haben, das schwor sie sich. Anna war schon früh ein Vogel gewesen. Sie musste ihr Nest viel zu früh verlassen. Sie flog in die Welt hinaus. Sie gab anderen ein Nest, Liebe und Geborgenheit. Sie wähnte sich glücklich, bis zu jenem Moment, als sie abstürzte, weil sie zu lange im Käfig eingesperrt war und nicht mehr richtig fliegen konnte. Nun aber wollte sich Anna verwurzeln. Sie wollte weder im goldenen Käfig leben noch heimatlos und verloren sein, sondern Geborgenheit und Wärme spüren und gleichzeitig ein freier Mensch sein, so wie jeder andere auch.

In der Schweiz lernte Anna, klarer zu denken, Entscheidungen zu treffen und zielgerichtet ihren Weg zu gehen. Irgendwann aber verlor sie den Faden wieder, kam vom eigenen Weg ab und ging mehr den der anderen. Innerhalb von vielen Jahren in der Fremde ging ihr Wesen immer mehr verloren. Sie passte sich in jeder Hinsicht an: sprachlich, in ihrer Einstellung und Meinung, in ihrem Handeln und Tun. Dennoch war die Schweiz für sie von Anfang an eine Insel, ein Ort der Ruhe, aber auch der Bewegung. Sie erfüllte hier ihren Traum, gründete eine Familie und fühlte mehr und mehr Heimat im Herzen.

Anna wollte nicht mehr hin und her gerissen sein. Sie hatte es satt, zwischen zwei Welten hin und her zu pendeln. Sie wollte endlich Heimat spüren, im Herzen und ihrer neuen Heimat. Dafür passte sie sich an. Sie wollte dazu gehören und keine Fremde mehr sein. Sie trug einen unsichtbaren Schleier, der ihr Gesicht verhüllte. Sie sprach akzentfrei die gleiche Sprache. Sie machte dieselben Dinge, wie alle anderen auch. Sie sagte, es gehe ihr gut, so wie die anderen es auch taten. Sie gehörte dazu und wurde als Einheimische wahrgenommen, als eine von ihnen. Sie hatte ein Nest, einen sicheren Hafen. Sie war keine Fremde mehr. Doch sie zollte dafür einen hohen Tribut.

Wurzeln

Annas Heimatliebe zeigte sich erst so richtig im Ausland. Doch was bedeutet Heimat? Die innere Heimat im Herzen? Die Wurzeln? Das äußere Zuhause? Wer war Anna? Die verträumte Wienerin? Die Europäerin? Die Weltenbürgerin? Ausländerin? Oder war sie nun doch schon Schweizerin? In erster Linie wollte sie bei sich selbst zu Hause sein. Heimat in ihrer eigenen Wohnung finden. Mit Herz und Seele im eigenen Körper zu Hause sein. Anna dachte nach. Sie holte den Kugelschreiber und ihr Tagebuch aus der Schublade und begann zu schreiben:

„Ohne Wurzeln kein Stamm, ohne Äste keine Zweige und Blätter, erst die Ganzheit wird zum Baum. Vor mir liegt noch viel Arbeit. Dieses Geflecht, diese Verbindung von unten nach oben, ist unzertrennbar. Jeder Mensch hat seine Wurzeln, eine Verbindung zu seiner Heimat, zu seinen Mitmenschen und zu sich selbst, vielleicht auch zu Gott. Jeder noch so kleine Teil in uns und unserer Umgebung ist wichtig. Jede Verbindung, die wir eingehen, jeder Weg, den wir beschreiten, ist einmalig und da wir soziale Wesen und unsere Mitmenschen uns wichtig sind, leben wir in einer Gemeinschaft, bauen uns ein soziales Netz auf, pflegen Kontakte zu unseren Nächsten und wären vermutlich unglücklich, müssten wir mutterseelenallein durchs Leben gehen. Ohne Bäume gäbe es keinen Wald und ohne unsere Mitmenschen hätten wir keine Gemeinschaft.

Heimat ist Nähe, Freundschaft, ein Lächeln, vertraute Gesichter zu sehen, Familie, ein Kinderlachen, wenn es einem warm uns Herz wird, wenn wir unsere Einsamkeit vergessen, uns geborgen und aufgehoben fühlen, wenn wir Halt finden, wenn jemand ein offenes Ohr für uns hat, wenn wir uns verstanden fühlen, uns in Sicherheit wähnen, wenn wir glücklich und ganz bei uns zu Hause sind. Heimat ist..."

Anna klappte das Tagebuch zu, legte den Kugelschreiber zur Seite und fing an, die vergangenen Zeiten in ihrem Gedächtnis aufleben zu lassen: Ihre Ahnen und Urahnen, wie hatten sie gelebt? Hatten sie Heimat, Geborgenheit, Wärme, Sicherheit und Glück? Die vergangenen hundert Jahre brachten nicht nur Freude und Sonnenschein. Es gab zwei Weltkriege. Familien wurden auseinander gerissen und man kämpfte ums Überleben.

Auch Annas Vorfahren waren in verschiedenen Welten zu Hause. Sie kehrten ihrer Heimat oft nicht freiwillig den Rücken. Auch heute noch gibt es Kriege, glücklicherweise nicht direkt vor unserer Haustür, doch haben all jene Länder und Menschen dieser Erde, die ein friedliches Zusammenleben kennen und vor Armut, Krieg und Hungersnöten verschont geblieben sind, denn vergessen, wie gut es uns eigentlich geht? Flüchtlinge und Kriegsversehrte werden manchmal wie Aussätzige behandelt.

Man versteht ihre Ängste und Nöte nicht. Man sieht nur ihre Wut und Gewaltbereitschaft. Eine andere Hautfarbe löst Ängste aus, Menschen reagieren misstrauisch und ausländerfeindlich. In jeder Bevölkerungsschicht gibt es solche und andere. Man kann nicht alle in den gleichen Topf werfen, auch wenn es teilweise Gründe dafür geben mag, doch jeder Mensch hat ein Recht auf Achtung und Respekt. Annas Gedanken drehten sich im Kreis. Sie hatte sich bemüht, sich angepasst und sich nichts zu Schulden kommen lassen.

Sie fühlte sich plötzlich selbst wie eine Kriegsversehrte, die versuchte, die seelischen Wunden zu pflegen und mit ihrem Trauma klarzukommen. Sie wollte ihr Schicksal akzeptieren, doch sie fand keinen Sinn für dieses Ereignis. *„Wofür? Warum? Wieso? Weshalb?"* Anna fand keine Antwort auf all ihre Fragen. Sie nahm ihre Feder erneut zur Hand, schlug die nächste Seite ihres Tagebuchs auf und ließ ihren Gedanken freien Lauf:

„Ich danke all jenen Menschen, die mir die Türen geöffnet haben, sowohl in meiner alten als auch in meiner neuen Heimat. Ich bedanke mich bei allen, die mich so akzeptieren, wie ich bin und die meine guten Seiten zu schätzen wissen, mit all meinen Fehlern und Schwächen. Ich sage allen ein großes Dankeschön, die mich wie einen Freund, wie eine Schwester, Tochter oder ganz einfach wie ihren nächsten Mitmenschen aufgenommen haben, ohne Wenn und Aber. Ich danke allen, die sich dafür einsetzen, dass wir Menschen in Frieden leben…"

Anna war müde. Ihr Kopf war noch immer voller Gedanken. Ihre Arme waren schwer. Sie sagte Elias und Sarah „Gute Nacht", drückte ihnen einen Kuss auf die Wangen und verschwand im Schlafzimmer. Es war Zeit, ins Bett zu gehen, die Gedanken davonfliegen zu lassen und zu träumen. Anna löschte das Licht und ließ sich auf ihr Federbett fallen. Die Dunkelheit hüllte sie ein. Ihr Körper versank mit der Schwerkraft und drückte sie regelrecht fest. Die bleierne Schwere löste sich allmählich. Irgendwann wurde ihr Körper ganz leicht und begann zu schweben. Anna träumte von einem großen Saal, von Musik, Menschen und einer Bar. Der Discjockey legte irgendwelche aktuellen Hits auf, die derzeit im Radio zu hören waren. An der Bar stand ein Bekannter. Er redete mit einer Frau. Anna wusste, dass sie diesen Mann kannte, doch sie konnte nicht sagen, wer er war.

Plötzlich erklang aus der Musikbox eine andere Melodie. Anna spürte eine angenehme Wärme in ihrem Herzen. *Sirtaki.* Sie rief ganz laut auf Griechisch und tanzte zu beschwingten griechischen Rhythmen. Plötzlich stand Giorgios dort, ein Grieche. Anna winkte ihm, obwohl sie ihn eigentlich gar nicht kannte und noch nie zuvor gesehen hatte. Sie ging an die Bar und traf ein paar bekannte Gesichter. Sie reichte allen die Hand, setzte sich auf einen Barhocker und trank etwas. Sie sprachen über Belanglosigkeiten. Anna erwachte aus ihrem Traum.

Sie rieb sich die Augen. Sie starrte auf den Wecker. Es war mitten in der Nacht. Der Mond schien durch die zartgelb gesprenkelten Vorhänge hindurch. Er war kugelrund und sah richtig aufgeblasen aus. Sie versuchte, sich aus ihrer Traumwelt zu lösen. Die Wanduhr tickte im gleichmäßigen Rhythmus, während Anna langsam wieder in die Wirklichkeit zurückspazierte. Es war nur ein Traum, das wusste sie, doch sie fühlte sich plötzlich einsam und dachte an ihr vertraute Menschen. Ein Freund kam ihr in den Sinn. Sie waren sich vor vielen Jahren begegnet. Er hatte Anna gewarnt: *„Du darfst nicht so gutherzig sein, du machst dich kaputt, wenn du immer nur Mitleid mit den anderen hast. Denk an dich und nicht an die anderen."*

„Er hatte Recht", dachte Anna. Er wäre ja selbst fast draufgegangen. Er war wie sie, ein offener, lebenslustiger Mensch, einfühlsam und ein guter Zuhörer, aber zu aufopfernd, stets um andere besorgt. Er blieb dabei unweigerlich auf der Strecke, bis sein Herz beinahe aufgehört hätte zu schlagen, fiel es ihr wieder ein. Sie sah ihn haarscharf vor sich: sein Gesicht, die blauen, leuchtenden Augen, die blonden, lockigen Haare und seinen hochgewachsenen Körper. Er war immer fröhlich und steckte alle mit seinem Lachen an. Er liebte die Menschen und sie liebten ihn.

Anna dachte lange an ihn: *„Jonathan, hat er sein Leben gemeistert? Hat er mehr Erfolg und Glück gehabt als ich? Wie geht es ihm heute?"* Anna verschwand immer mehr über den Wolken. Die Erinnerung kam über sie und Jonathans Worte vermischten sich in ihrem Herzen. Damals waren sie Leidensgenossen gewesen, irgendwo in Griechenland. Irgendwann trennten sich ihre Wege. Anna ging nach Wien zurück. Jonathan wurde in Griechenland sesshaft. Sie schrieben sich gegenseitig, telefonierten ab und zu miteinander, bis der Kontakt eines Tages endgültig abgebrochen war, doch Jonathans Worte waren geblieben. Anna würde sie sich zu Herzen nehmen.

„Mein Bruder, ich habe dich und deine Worte nicht vergessen. Pass auf dich auf, so wie auch ich auf mich achten und meinen Weg gehen werde. Take care about yourself..." Annas Gedanken waren ausgesprochen. Sie hatte ihr Versprechen abgelegt. Sie versuchte, wieder zu schlafen, doch immer wieder hörte sie Jonathans Stimme und seine Worte hallten durch die dunkle Nacht. Sie holte ihr Tagebuch noch einmal hervor, um ihre Gedanken loszuwerden.

„Im Leben gibt es keine Zufälle, es gibt göttliche Begegnungen, es gibt weit mehr, als wir Menschen sehen können. Jeder Mensch, der uns im Leben begegnet, will uns etwas sagen und mit auf den Weg geben. Es gibt fruchtbare Begegnungen, aber wir werden auch immer wieder enttäuscht, doch auch dabei lernen wir, egal, ob im Umgang mit unseren Lieben und Freunden oder unseren Rivalen und Feinden. Es gibt Menschen mit einer uns ähnlichen Seelenstruktur und solche, die anders sind als wir. Und selbst, wenn wir uns allein fühlen, ist da einer, der immer bei uns ist: Gott. Er hört uns uneingeschränkt zu, er kennt und versteht unsere Sorgen. Ach, da ist ja auch noch mein Schutzengel: Ich habe schon lange nicht mehr mit dir geredet.

Wie geht es dir, meine Beschützerin, die Tag und Nacht über mich wacht?"

Anna wurde langsam wieder müde. Ihr Herz war nun ein wenig befreiter. Sie schoss die Augen und schwebte über die Dunkelheit hinweg zu einem strahlend hellen Licht. Als sie am nächsten Morgen erwachte, fühlte sie sich nicht mehr verlassen und allein. Sie spürte einen unsichtbaren Draht, so als würde sie jemand begleiten. Doch wer war dieser Jemand? Gott? Ihr Schutzengel? Ein unsichtbarer Freund? Wo sie auch hinging, sie spürte immer jemanden, der in ihrer Nähe war, eine unsichtbare Kraft, die sie trug und Anna war sich plötzlich sicher: Sie wusste, wer hier neben ihr war.

Irgendwann trat dieses Gefühl in den Hintergrund und Anna war wieder mitten im Alltagsgeschehen. Sie kochte das Mittagessen, deckte den Tisch und freute sich, als Sarah und Elias von der Schule nach Hause kamen. Elias stürmte wie immer in die Küche und Sarah quasselte, kaum hatte sie die Eingangstür geöffnet, drauf los. Anna wusste gar nicht, wem sie zuerst zuhören sollte. Als alle am Tisch saßen, kehrte langsam Ruhe ein. Elias schlang seine Spaghetti hastig hinunter, während die Tomatensauce über seinen Mund lief. Sarah verkleckerte ihre neuen rosa Hosen und machte eine Riesenszene. Elias wurde wütend und sagte zu Sarah, sie solle sich nicht so affig benehmen. Sarah versetzte ihm einen leichten Tritt unter dem Tisch und bevor das Ganze noch mehr ausartete, beschloss Anna, ein Machtwort zu sprechen.

Diesmal war sie froh, als die beiden wieder aus dem Haus waren und sie in Ruhe die Küche aufräumen konnte. Später legte sie sich auf die Coach im Wohnzimmer und machte ein Nickerchen. Die letzte Nacht war kurz gewesen. Am Nachmittag kontrollierte sie die Hausaufgaben der Kinder, während Elias und Sarah draußen auf dem Spielplatz herumtollten und mit den Nachbarkindern Verstecken spielten. Abends war Anna ziemlich müde und ging bald ins Bett. Mitten in der Nacht lag sie erneut wach. Sie stand auf, trank ein Glas Wasser und schaute aus dem Fenster. Auf dem Himmelszelt leuchteten unzählige Sterne. Anna versuchte sie zu zählen, doch irgendwann gab sie es auf. Einer der Sterne funkelte und glitzerte am Horizont.

Es sah ganz danach aus, als wolle ihr der Stern etwas sagen. Sie fühlte wieder diese Wärme und Nähe, die ihr bereits am Morgen aufgefallen war, nachdem sie aus ihren Träumen erwacht war. Sie konnte dieses Gefühl nicht wirklich beschreiben, doch sie war sich wieder sicher, dass jemand in der Nähe war, ein unsichtbarer Begleiter. Irgendwie war ihr ganz mulmig zumute. Sie versuchte, diesem Gefühl keine Bedeutung mehr zu schenken. Sie wusste zwar, es gab mehr, als wir Menschen sehen konnten und trotzdem ängstigte sie dieses Empfinden.

Seit ihrem Schicksalsschlag waren Annas Antennen feinfühliger geworden. Sie spürte plötzlich wieder Dinge, die sie früher nur als Kind fühlen konnte. Sie war ein verträumtes Kind gewesen, mit einer blühenden Phantasie. Sie hatte einen besonderen Spürsinn. Sie konnte Dinge erahnen und Gedanken aussprechen, die andere dachten. Sie erzählte den Erwachsenen manchmal Weisheiten, die sie selbst gar nicht wissen konnte. Sie hatte einen sechsten Sinn. Sie sah Sachen, die andere nicht sehen konnten.

Doch mit der Zeit hatte Anna diese Feinfühligkeit verdrängt. Sie wollte so sein wie die anderen. Sie stellte sich blind. Sie ignorierte ihre Gefühle. Sie begann, nach dem Verstand zu leben. Es funktionierte. Doch glücklich wurde sie dabei nicht. Als sie sich zum ersten Mal verliebte, ließ sie ihren Gefühlen wieder freien Lauf. Fortan versank sie in ihren *„Romeo und Julia Geschichten"*, sie ließ den Alltag hinter sich und fand einen neuen Zugang zu ihrer Seele. Doch der Alltag war gnadenlos. Er holte sie schnell in die Realität zurück. Anna lernte wieder, ihre Gefühle zu unterdrücken.

Anna und die Wirklichkeit

Anna, jung, fröhlich und im blühenden Leben: Plötzlich mitten aus dem Leben gerissen und aus der Wirklichkeit herauskatapultiert. Anfangs waren alle schockiert. Anna war vor allem mit sich selbst beschäftigt. Besuche konnte sie in der Anfangszeit kaum ertragen. Die wenigen Telefonate, die sie machte, waren für sie anstrengend genug. Im Spital reagierten die meisten vorwiegend verständnisvoll. Erst zu Hause wurde Anna mit der Realität konfrontiert. In erster Linie freute sie sich über die vielen Karten, über Geschenke und Blumen. Viele Genesungswünsche und Hilfsangebote flatterten ein.

Zum ersten Mal ging Anna nach draußen und begegnete den Menschen wieder, die sie lange nicht mehr gesehen hatte. Es gab solche, die Besorgnis zeigten und Anna Mut zusprachen. Andere wiederum reagierten ironisch, machten dumme Bemerkungen oder auf Katastrophenszenario. Viele musste Anna trösten, obwohl sie selbst Trost nötig gehabt hätte. Das kostete Kraft und laugte sie aus. Am liebsten hätte sie manchmal gesagt, nachdem man fragte, wie es ihr ging:

„Willst du die Wahrheit hören?" Stattdessen packte Anna die Wirklichkeit in Watte ein, zu ihrem eigenen Schutz, denn hatte sie erzählt, wie beschissen es ihr wirklich ging, wurde sie entweder mit Vorwürfen konfrontiert oder aber: Anna musste Trost leisten.

Da kamen Aussagen wie: *„Kopf hoch, du musst jetzt stark sein"*, ausgerechnet von Leuten, die selbst in ihrem Leben nur wenig Stärke bewiesen hatten. Es kamen auch zynische und mitunter gemeine Bemerkungen. Anna musste verdammt viel einstecken und sich eine dicke Elefantenhaut zulegen. *„Du bist ja mit dem blauen Auge davongekommen"*, hörte Anna von einer Bekannten, die gesund und munter und in ihrem Leben noch nie von größeren Schicksalsschlägen oder Krankheiten heimgesucht worden war. *„Zum Glück bist du nicht im Rollstuhl gelandet. Du hast Glück im Unglück gehabt"*, bekam Anna zu hören.

Sie wussten es ja alle und Anna meinte ironisch zu sich selbst: *„Sie haben ja alle bereits mit siebenunddreißig Jahren einen Schlaganfall gehabt."*

„Im Leben geht es nicht nur immer bergauf", warf man ihr an den Kopf. Als wäre sie die letzten sechsunddreißig Jahre auf einer rosa Wolke geschwebt.

„Danke für die Nachfrage..."

Anna musste ihre Ohren des Öfteren auf Durchzug schalten. Andere meinten: *„Mir könnte das auch passieren. Ich wäre weitaus gefährdeter als du."* So ehrlich waren nur wenige. *„Positiv denken"*, hörte sie immer wieder.

Es gab nur wenige, die erst einmal kommentarlos zuhörten. Dann fühlte sich Anna wirklich ernst genommen. Andere lachten aus Verlegenheit, was sie aber irgendwie verstehen konnte. Es gab Menschen, die waren erstaunt über ihr Befinden, über ihren Mut und ihre Kraft. Allein durch ihren Glauben und ihre offenen Ohren unterstützten sie diese Menschen sehr. So musste sie sich nicht ständig erklären und durfte auch mal Schwäche zeigen.

Es gab Leute, die erzählten Anna von den Schlaganfällen ihrer Großmütter und Großväter, Onkels und Tanten. Natürlich waren sie alle schon wesentlich älter, was nicht hieß, dass solch ein Ereignis mit siebzig oder achtzig Jahren besser zu verkraften war, doch immerhin hatten diese Menschen ihr Leben gelebt und waren größtenteils gesund durchs Leben gegangen und nicht in jungen Jahren mitten aus dem Leben gerissen worden. Wie mussten sich erst Eltern fühlen, die ein Kind verloren? Hörten sie auch solche Dinge?

„Kein Schlaganfall ist wie der andere", versuchte Anna zu erklären. Sie erlebte Fachpersonen, die in Spitälern arbeiteten und nicht die geringste Ahnung hatten, was ein Schlaganfall mit sich bringen konnte. Wie erst sollte der Laie dann verstehen?

„Hast du dich mit deiner linken Seite beschäftigt und dich damit auseinandergesetzt, was Lähmung sinnbildlich bedeutet?", hörte Anna. *„Ja, das habe ich"*, antwortete sie. Sie wusste, die linke Seite war die Gefühlsseite. Sie hatte viele Dinge darüber in einigen schlauen Büchern gelesen. Leider halfen ihr all diese Erklärungen auch nicht weiter. Die linke Seite war aber auch Annas dominante Seite gewesen. Sie war als Linkshänderin zur Welt gekommen, doch kurz vor der Einschulung musste sie rechts schreiben lernen. Sie las darüber, welche Folgen solch eine Umschulung haben konnte. Das ließ sie geradezu frieren. Was war hier alles schief gelaufen? Warum hatte man Anna in vielerlei Hinsicht einfach so umgepolt und warum ließ sie all das mit sich geschehen?

Sie war ein Mensch, der sich in seinem ganzen Leben sehr mit selbst auseinandergesetzt hatte, vermutlich mehr, als viele andere dies je taten. Sie hatte Unmengen schlauer Bücher verschlungen, doch viele dieser Theorien und Ratschläge, die sie dort gelesen hatte, brachten sie allesamt nicht weiter, weder vor ihrem Schlaganfall und nachher erst recht nicht. Es gab einige Menschen, die Dinge schrieben und sagten, von denen sie selbst keine Ahnung hatten, weil sie sie ganz einfach noch nie erlebt hatten. Theorie ist nicht gleich Praxis.

Da nützte einem kein Studium der Psychologie oder Pädagogik, wenn man selbst noch nie durch die Tiefen des Lebens gegangen war beziehungsweise gar nicht wusste, was es bedeutete, Mutter zu sein, weil man selbst keine Kinder hatte. Das gilt auch für den Arzt, die Krankenschwester und den Therapeuten: Dinge von außen zu betrachten, ist nicht dasselbe, wie wenn man sie selbst erlebt. Erfahrungsberichte von Betroffenen halfen Anna oft mehr als theoretische medizinische Grundlagen, die sie in den schulmedizinischen Büchern, die sich in ihrem Bücherregal stapelten, gelesen hatte. Einfache Sätze aus dem Volk, kleine Lebensweisheiten, Großmutters Rezepte, ein gesunder Menschenverstand, die Liebe und Wärme ihrer Mitmenschen und ein offenes Ohr zur rechten Zeit brachten Anna oft mehr als jedes schlaue Buch.

Einige Bücher, die sie aber immer wieder und gerne las, waren solche, die der Wahrheit auf den Grund gingen, geschrieben von Menschen, die wussten, worüber sie sprachen. Einfache Leute aus dem Volk und gebildete Menschen, doch keine Theoretiker, sondern Tiefseetaucher. Menschen, die die Kälte, das Leid, die Krankheit und den Tod am eigenen Leib erfahren hatten oder hautnah am Geschehen dabei waren. Menschen, die hingefallen waren und sich mit Müh und Not wieder aufrichten konnten. Menschen, die die Hoffnung trotz Rückschlägen nicht aufgegeben hatten.

Anna traf auch ein paar Menschen, die einfühlsam reagierten, obwohl sie selbst nicht betroffen waren. Vielleicht hatten sie in ihrer Umgebung Leid miterlebt, vielleicht aber wurden sie ganz einfach mit der Gabe geboren, sich einfühlen zu können.

Annas Gebrauchsanweisung für all jene, die mit Leid und Krankheit konfrontiert werden, würde lauten: *„Ratschläge mögen zwar gut gemeint sein, doch sie helfen oft nicht weiter. Manchmal machen sie sogar alles noch schlimmer, weil man sich unverstanden und nicht ernst genommen fühlt. Es ist anstrengend, sich ständig erklären, rechtfertigen und beweisen zu müssen. Damit verpufft man all seine Kräfte, die man eigentlich für den Genesungsprozess benötigt.“*

Hätte Anna so manch schlauen Satz von einem Rollstuhlfahrer oder unheilbar Kranken gehört, sie hätte ihn sang- und klanglos hingenommen, doch die Schicksalsgeprüften reagierten nicht so. Sie spürten nicht die Hilflosigkeit des Laien, sie wussten, wovon die Rede war und mussten daher keine zynischen Bemerkungen fallen lassen oder große Ratschläge auftischen. Es reichte auch ein wortloses Nicken. Manchmal war Schweigen besser als Reden. Es gab auch Menschen, die konnten ihre Hilflosigkeit zugeben. Das fand Anna besonders stark.

Jemand meinte: *„Mir ist es auch schon schlecht gegangen."* Innerlich musste Anna manchmal den Kopf schütteln. Sie wusste, sie war an viele körperliche und seelische Grenzen gegangen, sie war nicht nur vor dem Abgrund gestanden, sie hatte die tiefsten Schichten des Unterbewussten berührt. Sie wusste jedoch, dass auch sie in anderen Dingen ein Laie war. Es gibt Menschen, die noch Schlimmeres erlebt haben. Krisen und Lebensgeschichten sind so individuell wie die Menschen selbst. Man musste sich in Acht nehmen. Manche hatten Mühe damit, ihr Gegenüber ernst zu nehmen, weil sie überfordert waren. Andere waren so hilflos, dass sie sich selbst als Helden darstellten, weil sie unfähig waren, ihrem Gegenüber den nötigen Respekt zu schenken oder einfach nur zuzuhören.

Anna wusste aber auch, wie schwierig es war, sich einzufühlen. Hatte sie ihre Patienten immer verstanden? Wusste sie, wovon sie sprachen? Nein, eigentlich nicht immer. Sie musste zugeben, selbst nur ein „Laie" mit theoretischen und praktischen Kenntnissen in beratender und helfender Funktion gewesen zu sein. Wir alle sind Menschen und keine Götter. Anna war sich auch ihrer eigenen Hilflosigkeit bewusst.

Es gab Telefonate, die Anna aufwühlten, wütend machten und ihr die letzte Kraft raubten. Andere Gespräche waren befruchtend, sie gaben ihr Energie und sie fühlte sich anschließend besser und stärker als vorher. Gespräche mit guten Freunden, die Anna wirklich kannten und verstanden, halfen ihr besonders. Krankenschwestern und Therapeuten waren oft sehr mitfühlend und konnten begreifen, was Anna fühlte, ohne, dass sie lange Erklärungen abgeben musste.

Es gab Menschen, die sie auch ohne Worte verstanden, doch manchmal musste Anna betrübt feststellen, dass ihr wichtige Menschen nicht weiterhelfen konnten. Es war schockierend, wenn Fremde mehr begriffen als jene, von denen Anna ein tieferes Verständnis erwartet hätte. Sie musste viel Mut beweisen und sich allen möglichen Leuten stellen. Manchmal musste sie Telefonate kurzfristig abbrechen, eine Ausrede bringen oder einfach ihres Weges gehen.

Anna lernte, wann sie kurz angebunden reagieren musste und wann sie sich auf ein längeres Gespräch einlassen konnte. Wenn sie nach draußen ging, musste sie sich anfangs vorsichtig bewegen. Jeder Schritt musste überlegt sein, sie spürte noch eine große Unsicherheit und war in den ersten Wochen und Monaten auf sehr wackligen Beinen unterwegs.

Einige sagten: *„Du siehst aber gut aus."* Man sah Anna kaum etwas an. Dabei hatte man sich das Schlimmste vorgestellt. Manchmal hatte sie das Gefühl, man nehme ihr ihre Diagnose gar nicht ab. *„Ist ja alles wieder gut"*, bekam sie von ein paar Leuten zu hören. Sie musste lernen, ihre Ohren auf Durchzug zu schalten, um nicht *„wahnsinnig"* zu werden.

Vorsichtig bewegte sich Anna durch die Straßen. Sie balancierte über Unebenheiten und lernte, Distanzen neu einzuschätzen, Hindernisse zu umgehen und schwierige Situationen zu meistern. Oft geriet sie dabei ins Schwanken und stolperte über ihre eigenen Beine. Es war schwierig, wenn sie jemanden auf einem schmalen Weg oder auf dem Gehsteig kreuzte. Sie musste sich konzentrieren, um nicht aus dem Gleichgewicht zu geraten. Sie hatte Angst zu stürzen, weil ihr die Kraft in den Beinen fehlte. Das Treppensteigen war die größte Herausforderung. Welch ein Glück, hat ihr die Physiotherapeutin beigebracht, wie man richtig fällt und sich auffängt, bevor man auf dem Boden landet.

In der Dunkelheit musste Anna viel Mut beweisen. Sie war langsam und fühlte sich unsicher, wenn sie allein durch die Straßen ging. Wenn Hunde oder Pferde entgegenkamen, war sie besonders vorsichtig: Sie wollte die Tiere durch ihre Unsicherheit und ihren ungeschickten Gang nicht erschrecken oder irgendeine Reaktion provozieren. Anna bewegte sich langsam wieder in den Alltag zurück. Sie übte Situationen im Verkehr, begab sich unter die Leute, auf Märkte, in Einkaufszentren. Sie fasste wieder neuen Mut. Der rege Betrieb überforderte ihre Sinne, doch sie schlug sich durch die Menge und lernte dabei, wieder zielsicher und selbstbewusst durchs Leben zu schreiten.

Es war wahrlich ein steiniger Weg. Annas linke Körperseite fühlte sich komplett anders als ihre rechte Seite an. Es war wie Tag und Nacht. Sie hatte Sensibilitätsstörungen und ihre Oberflächenempfindung war irritiert. Die linke Hand fühlte anders als vorher: Alles war rauer, dicker, dünner, heißer, kälter. Nichts war gleich wie auf der rechten Seite, die nach wie vor normal empfinden, tasten, spüren und fühlen konnte. Die Nerven surrten und spielten verrückt. Es war, als würden Millionen winziger Nervenzellen gleichzeitig in der linken Körperseite arbeiten. Es schmerzte, brannte und kribbelte. Es fühlte sich an, als würden Tausende von Ameisen hin und her laufen, jeden Morgen, mittags, abends und nachts. Wenn Anna im Bett lag, konnte sie kaum einschlafen, weil sie dieses Kribbeln, Ameisenlaufen und die unerträglichen Nervenschmerzen fast zum Wahnsinn trieben.

Die Neurologin hatte ihr zwar geraten, Medikamente gegen die Schmerzen zu nehmen, doch Anna wusste gleichzeitig, wie schwierig die sogenannten Thalamusschmerzen mit Medikamenten zu beeinflussen waren. Die Schmerztherapie war bei vielen Patienten sehr hartnäckig und öfters mit nur mäßigem Erfolg verbunden. Dazu kam das Suchtpotential. Anna wollte nicht abhängig werden. Sie hatte auch keine Lust, tagtäglich wie ferngesteuert herumzulaufen. Es blieb ihr keine Wahl. Also versuchte sie, die Schmerzen zu ertragen und sich daran zu gewöhnen.

Man sah Anna nichts an. Nirgends war etwas geschwollen, sie konnte laufen, sogar ein wenig rennen, wenn auch nicht mehr so harmonisch wie vorher. Für die anderen war sie noch immer dieselbe. Glücklicherweise saß sie nicht im Rollstuhl, sie trug auch keinen Gips, was ihr manchmal jedoch lieber gewesen wäre. Wenn die Leute einen Gips sehen, schreien sie Zeter und Mordio. Anna wusste, wie es war, einen Gips zu tragen, doch sie wusste gleichzeitig, dass sich ein Gips absolut angenehm anfühlte im Vergleich zu dem, was sie nun durchmachte, ohne, dass man irgendetwas sehen konnte.

Es war ein unsichtbarer Gips, ein Panzer, der so eng und fest war, dass es Anna manchmal fast den Atem verschlug, eine Bandage, die das Blut zuschnürte, ein Eisengestell, das sich in die Haut bohrte, eine Ritterrüstung, ein Korsett, ein viel zu enges Kleid, sodass sie sich kaum recken und strecken konnte. Am liebsten hätte sie sich manchmal die Haut vom Leib gerissen, weil sie dieses Gefühl fast zum Wahnsinn trieb.

„*Thalamussyndrom*", so steht es in den Lehrbüchern, doch wer es nicht selbst erlebt hat, kann sich kaum etwas darunter vorstellen. Kein echter Gips, keine Krücken, kein Rollstuhl, aber ein unsichtbares Geflecht von Drähten, Bandagen und Strängen, die Anna zwar motorisch gesehen nicht wesentlich einschränkten, aber psychisch an die Grenzen brachten, geistig zum Wahnsinn trieben und sie körperlich an ihr Schmerzlimit führten. Doch sie wollte nicht jammern und genau das war ihr zum Verhängnis geworden.

Die wenigsten hatten sie gesehen, als sie noch gelähmt war, als ihr die Gabel zur Hand aus fiel, als sie wieder lernen musste, zu laufen und über Treppen zu steigen. Sie hatten Anna nicht erlebt, als sie mit vielen Schläuchen und Kabeln auf der Intensivstation gelegen war, im Rollstuhl herumkutschiert wurde, mit dem Rollator gehen lernte, wie sie einfache Handlungen und simple Handgriffe wieder mühsam neu erlernen musste, als sie abhängig und hilflos wie ein Baby gewesen war und sich die Welt wie ein Kleinkind zurückerobern musste.

Dabei war einzig und allein ihre Familie und sie wussten noch heute, wovon Anna sprach. Sarah sagte neulich zu ihr: *„Weißt du noch Mama, als du noch keine Faust mit deiner linken Hand machen und dein linkes Bein nur wenig anwinkeln konntest?"* Sarah hatte es nicht vergessen. Damals war sie acht, ein Kind, doch Kinder waren manchmal schlauer als manch ein Erwachsener. Sie schauten nicht nur weg, sondern sie sahen hin. Sie waren nicht so feige wie die Erwachsenen. Kinder waren mutig genug, sich mit der Wahrheit auseinanderzusetzen. Sie kannten keine Berührungsängste.

Einerseits hatte sie Glück, dessen war sich Anna bewusst und trotzdem erlebte sie mehr als die meisten Menschen in ihrer Umgebung. Den Leuten geht es oft viel zu gut. Viele sind gesund, haben genug Geld und wissen gar nicht, was es bedeutet, wenn das Leben auf dem Kopf steht. Wir leben in einer Wohlstandsgesellschaft. Es ist fast so etwas wie eine Bürgerpflicht, dass es einem gut geht.

Natürlich gibt es auch hier die Schicksalsgeprüften, doch die trifft man kaum in der Öffentlichkeit. Sie werden von der Gesellschaft an den Rand gedrängt. Sie kämpfen allein mit ihrem Schicksal, während die anderen hinter verschlossenen Vorhängen zuschauen und neugierig ihre Fühler ausstrecken, um am nächsten Tag ein paar Gerüchte mehr zu verbreiten.

Manchmal war Anna fassungslos. Die Gleichgültigkeit und Unverfrorenheit gewisser Leute konnte sie nicht nachvollziehen. Natürlich ging es ihr vergleichsweise wesentlich besser als in den ersten Monaten. Ihre Kreislaufstörungen waren zwar unangenehm, vergingen aber wieder, die Störungen der Oberflächen- und Tiefensensibilität sowie die körperlichen und seelischen Schmerzen trug Anna jeden Tag mit sich herum. Sie kämpfte sich jeden Tag erneut durchs Leben. Wenn es von außen auch einfach aussehen mochte, innerlich war es ein harter Kampf, dem sich Anna jeden Tag von neuem stellen musste.

Einfache Dinge, die für andere selbstverständlich waren, wurden für sie zur großen Herausforderung. Das simple Drehen eines Schlüssels wurde zu einem schwierigen Unterfangen. Das Raffeln oder Zerkleinern einer Rübe wurde zur Drahtseilübung. Annas Feinmotorik war gestört. Sie war zittrig, fahrig und ungeschickt zugleich, was im Umgang mit Messern, Scheren und anderen Gerätschaften zum reinsten Abenteuer wurde.

Unkoordiniert und langsam tastete sich Anna an ihre Alltagsaufgaben heran, mal gab's einen Schnitt im Finger und die Blutung war auf Grund der Blutverdünner, die sie einnehmen musste, kaum zu stoppen, ein andermal fiel ihr eine schwere Pfanne auf den Fuß und beim dritten Mal verbrannte sie die Finger auf der Herdplatte, weil sie völlig ungeschickt und kraftlos war. Doch *Übung macht den Meister*, sagte sie sich und gab nicht auf. Diese erste Zeit war sehr gewöhnungsbedürftig. Manchmal fehlten ihr die Worte und sie zog sich in ihr Schneckenhaus zurück, dann wieder suchte sie den Kontakt zu ihren Mitmenschen, scherzte und lachte mit ihnen, weil ihr sonst die Decke auf den Kopf gefallen wäre. Manchmal vergaß sie sich selbst und dachte nicht mehr an ihre Beschwerden. Es gab Tage, da schien fast alles wie früher zu sein.

An anderen Tagen wurde Anna knallhart in die Realität zurückbefördert. Nichts war mehr wie früher. Das Leben war anders. Sie war ein anderer Mensch geworden. Zeitweise kapselte sie sich ab und lebte in ihrer eigenen Traumwelt, weil sie die Auseinandersetzung im Alltag und mit ihren Mitmenschen nicht mehr ertrug. Dann wieder hielt sie die Einsamkeit nicht mehr aus. Sie war immer ein geselliger Mensch gewesen, keine Einzelgängerin, also steckte sie alle Verletzungen weg und suchte den Kontakt zu jenen Leuten, die ihr gut taten.

Manchmal war der Himmel voll Wolken, doch dann kam wieder einer dieser Lichtblicke: Ein kleiner Fortschritt, ein warmes Lächeln, eine behutsame Hand und Anna spürte, wie ein Sonnenstrahl durch die dunklen Wolken drang. Es wurde immer heller und langsam verschwanden die Wolken und die Sonne kehrte zurück. Licht im Dunkel, die Nacht wird zum Tag, der trübe Nebel löst sich auf und die Sonne scheint im Herzen weiter.

Annas Blick erhellte sich und sie sah klarer, bewusster und schärfer denn je. Ihre roboterhaften Bewegungen entwickelten sich langsam, aber kontinuierlich, in immer feinere, dem Rhythmus angepasste, sanftere und zielgerichtete Bewegungsabläufe. Noch vor kurzer Zeit war Anna mit einer Lähmung im Rollstuhl gesessen. Nun konnte sie wieder laufen. Sie hatte viel gelernt in den vergangenen Monaten, nicht nur das Laufen, sondern auch wieder zu lachen und selbständig zu sein. Sie machte viele Fortschritte, doch der Alltag war für die gesamte Familie eine große Herausforderung. Alle packten anfangs kräftig mit an, doch schon bald sollte Anna allein mit ihrem Alltag, ihren Sorgen und Problemen fertig werden. Es brauchte starke Nerven und sie musste egoistischer werden und sich in vielen Dingen zurücknehmen.

Schon bald funktionierte Anna fast wie früher. Dabei war sie erst seit wenigen Wochen wieder zu Hause. Doch es blieb ihr gar keine Wahl. Ihre Umgebung war überfordert. Anna war Patientin und musste wieder Krankenschwester spielen. Sie betete zu Gott, dass er ihr die Kraft gab, diese schwierige Zeit zu überstehen. Sie wollte lachen, leben und glücklich sein. Sie wollte hoffen, glauben, positiv denken und kämpfen. Und dennoch war sie auf Mitgefühl, Unterstützung, Wärme und Hilfe von außen angewiesen.

Noch vor wenigen Wochen fühlte sich Annas linke Körperhälfte an, als wäre sie ein dicker Eisklotz, unbeweglich, hart und kalt. Die Wärme in ihrem Herzen brachte das Eis langsam zum Schmelzen. Darunter kamen unterdrückte Gefühle und Schmerzen hervor, eingepackt in dicker Watte, sodass Anna sie anfangs nicht spürte. Die Watte entfernte sich, Schicht um Schicht. Wut, Schmerz, Trauer, Freude, Liebe und intensive Gefühle brachen aus ihr heraus. Sie spürte das Feuer in sich, sie tanzte zu griechischer Musik und fand in ihren Bewegungen wieder dieses Körpergefühl, das sie mit der Lähmung verloren hatte. Sie spürte mehr und mehr, wie das Leben in ihr zurückkehrte. Sie fühlte wieder ihre innere Mitte, ihre Seele weinte, schrie und freute sich zugleich.

„Draußen regnet es, so wie in meinem Herzen", übersetzte Anna die griechischen Liedertexte. „Die Nacht ist hell, ich kann nicht schlafen", sangen sie. Die griechischen Lieder berührten ihre Seele, der Körper wurde leichter, die Tränen begannen zu fließen und ein Lächeln huschte über ihr Gesicht. Die Energien waren in Bewegung, Körper, Geist und Seele kamen in Einklang. Annas Seele war wieder ein wenig glücklicher. Der Körper wurde durchflutet von Wärme und Licht. Der Kopf war frei von Gedanken, der Geist fühlte sich schwerelos und gelöst. Sie blickte nach vorne. Draußen schien die Sonne. **Alles wird gut.**

Das alte Leben betrauern

Anna telefonierte mit einer guten Freundin. Sie sagte zu ihr: *„Weinen ist normal, du musst dein altes Leben betrauern. Es ist, wie wenn jemand stirbt. Du bist schon so weit, nach nur wenigen Monaten, du kannst stolz auf dich sein. Du darfst dich glücklich schätzen, denn du kannst deine Gefühle zeigen, bist dir so vielem bewusst und kannst diesen Prozess fließen lassen. Es ist normal, dass da Trauer, Wut und Hass hochkommen. Es ist legitim, zu weinen und traurig darüber zu sein, dass nichts mehr ist wie früher."*

Es ist wie ein Sterbeprozess. Man muss loslassen können. Die Tränen müssen fließen. Je früher dieser Prozess stattfindet, desto eher kann man sich von seinem alten Leben verabschieden, die Erinnerungen und alten Bilder loslassen, ohne sie zu vergessen. Nur so kann man neu beginnen. Es ist wie eine Wiedergeburt. Man beginnt noch einmal von vorne.

„Man muss das alte Leben gehen lassen, um neu beginnen zu können", sagte ihr später einmal jemand.

Die Worte dieser Freundin würde Anna nie vergessen. Es war, als wären sie aus ihrem eigenen Mund gekommen und doch klangen sie anders. Sie beleuchteten ihr Leben wie in einem Spiegel. Noch nie hatte ihr jemand so ehrlich geantwortet. Es tat gut. Sie fühlte sich verstanden und aufgehoben. Es tat weh, zu sterben, doch nur so konnte Anna wieder leben.

Was hatte sich verändert?

Vor ihrem Schlaganfall hatte Anna Sport getrieben. Sie spielte Fußball, konnte Rad fahren und ging wandern. Sie führte einen nahezu perfekten Haushalt, konnte schwere Kisten schleppen, Möbel zusammenbauen, zwei Kinder großziehen, reisen und sich frei bewegen, Garten und Haus versorgen, sich sozial engagieren, Weiterbildungen machen, sich an der Sonne erfreuen und im Regen spazieren gehen. Die Welt stand ihr offen. Sie fühlte sich jung und hatte viele Träume und Visionen. Es war, als hätte ihr eigenes Leben erst begonnen.

Nachher war Annas linke Seite von Kopf bis Fuß gelähmt, wie abgerissen, getrennt von ihrer rechten Körperhälfte. Sie war bewegungsunfähig. Eine bleierne Schwere breitete sich in ihrem Körper aus. Es fühlte sich an, als wäre die linke Seite zwanzig Kilogramm schwerer als die rechte. Was schleppte Anna hier alles in ihrem zarten Körper mit? Es zog sie regelrecht nach unten. Zynisch zu sagen, sie sei mit dem blauen Auge davon gekommen.

Anfangs realisierte Anna ihre Lähmung nicht, doch irgendwie fühlte sie, dass da etwas nicht stimmte. Es war, als wäre sie eingesperrt, gefangen in einer Ritterrüstung. Dann fühlte sich das Ganze wie ein Eisblock an, zu wenig durchblutet, kalt, leer und irgendwann so schmerzhaft, dass es kaum auszuhalten war. Ihr Körper war unter Hochspannung. Die Schaltstellen im Gehirn spielten verrückt.

Anna musste eine Entspannungstechnik erlernen, um ihre Muskeln und überreizten Nerven in einen Schlummerzustand zu versetzen, denn sie wollte ohne Medikamente auskommen und nicht abhängig werden. Sie musste lernen, sich selbst in einen Trancezustand zu versetzen, um abzuschalten, negative Gedankengänge loszulassen und neue Energie für den Alltag zu tanken. Mit gezielten Übungen lernte sie, die Spannungen in ihrem Körper abzubauen.

Annas Auge sah in den ersten Tagen unscharf, doch das legte sich bald. Trotzdem musste jeder Schritt, den sie machte, gezielt stattfinden, weil ihr Gesichtsfeld auf der linken Seite anfangs eingeschränkt war. Vieles musste sie nun kompensieren und ihren Kopf häufiger drehen, um alles im Überblick zu behalten. Das erforderte viel Kraft und war gewöhnungsbedürftig. Ihre Augen mussten lernen, sich nach links, nach rechts, nach oben und nach unten zu bewegen.

Anfangs hatte sie dadurch häufig Kopfschmerzen und Verspannungen im Rücken. Sie hatte Angst, sie würde anfangen zu schielen oder, dass die anderen etwas bemerkten und sich lustig über sie machten, doch niemand bemerkte etwas, aber dieses kleine Defizit behinderte sie tagtäglich und beeinflusste ihren Alltag. Bei Krankheit und Übermüdung musste sie besonders vorsichtig sein. Die Unsicherheit in ihren Beinen zwang sie dazu, sich doppelt zu konzentrieren.

Früher war Treppenlaufen eine Leichtigkeit gewesen, Anna rannte die Treppen hinunter und kannte keine Ängste, doch nun wurde das Ganze zum Balanceakt: Sie musste gezielt einen Schritt um den anderen machen. Sie lernte, starke Schmerzen zu ertragen, psychische Grenzen zu überschreiten und nervliche Belastbarkeitsproben auszuhalten. Sie musste sich mutig durch ihr neues Leben schlagen. Zeitweise war sie körperlich so geschwächt, dass sie fast ohnmächtig wurde und sich kaum von der Küche bis zum Bett schleppen konnte.

Anna musste zur Tiefseetaucherin und Seelenforscherin werden und die dunkelsten Abgründe ihrer Seele berühren. Sie musste lernen, psychische Grenzsituationen zu ertragen, ohne dabei dem Wahnsinn zu verfallen. Sie motivierte sich, immer wieder aufzustehen, den Kopf nicht in den Sand zu stecken und sich aus dem eigenen Schlamm zu befreien. Sie lernte, ihre Defizite zu kompensieren, mit ihren Schwächen umzugehen und kreativ ihr neues Leben mitzugestalten.

Anna musste körperliche Qualen aushalten und Rückschläge ertragen, Enttäuschungen und Verletzungen einstecken. Sie zwängte sich durch ihr beschwerliches neues Leben, mit dem Mut eines Kindes und dem Verstand eines Erwachsenen. Manchmal war ihre linke Seite kraftlos und leer, wie eingeschlafen. Sie schleppte sich durchs Leben. Kopfschmerzen und Rückenprobleme begleiteten sie täglich.

Annas Psyche war nicht wesentlich verändert. Irgendwie fühlte sie sich sogar stärker, sie spürte eine innere Kraftquelle und ihr Optimismus kehrte bald wieder zurück. In den ersten Wochen ist sie jedoch äußerst empfindlich gewesen. Das sei normal, hat man ihr im Spital erklärt. Sie geriet auch schneller in Wut, konnte sich aber gleichzeitig besser wehren und sagte direkt, wenn sie etwas störte. Sie wartete nicht mehr, bis sie explodierte. Sie konnte endlich ihre Meinung sagen, ohne ein schlechtes Gewissen zu haben.

Anna war nun in der Lage, besser zu differenzieren und sie ließ sich nicht mehr so schnell unter Druck setzen. Nach wie vor hatte sie tausend Ideen im Kopf und war vielseitig interessiert. Ihr Geist schien frischer denn je zu sein. Vielleicht war ihre Speicherkapazität im Kopf ja nun wieder grösser und ihr Personalcomputer funktionierte besser, weil Unnötiges im Kopf gelöscht und Platz für Neues gemacht worden war.

Annas Filter funktionierte einwandfrei und ihre Sinne arbeiteten exakter denn je. Alles wurde der Prüfung unterzogen. Hatten ihre grauen Zellen etwas als ungenügend eingestuft, wurde es schon gar nicht in ihren Speicher aufgenommen, sondern von vorne herein abgeblockt. Da war kein Platz mehr für Viren und Trojaner und wenn sich erst im Nachhinein herausstellte, dass es sich um einen Eindringling gehandelt hatte, wurde dieser geradewegs vor die Tür gestellt und garantiert nicht noch einmal hereingelassen.

Anna konnte wieder Kopfrechnen, schreiben, lesen und es gefiel ihr, intellektuell tätig zu sein. Ihr Geist suchte nach Nahrung, ihr Körper rief nach Betätigung und ihre Seele sehnte sich nach dem Austausch von Gefühlen, Gedanken und Worten. Es war einerseits wie ein Sterbeprozess und gleichzeitig fühlte es sich wie eine Neugeburt an. Anna lernte, ihren Körper besser einzuschätzen. Er war es, der sie bremste, wenn sie wieder einmal übertrieb. Dann zog sie sich zurück, ruhte sich aus und schützte sich selbst und ihren Körper. Sie ließ sich nicht mehr mit allen Menschen ein und suchte sich ihre Freunde genauer aus. Sie konnte sich jetzt besser von den falschen Leuten abgrenzen. Solche, die ihr nicht gut taten, ließ sie links liegen. Sie wusste nun, dass sie schwach sein durfte, denn sie war ja auch oft genug stark.

Insofern hatte sich einiges geändert, auch im positiven Sinne. Nur wenige Dinge waren unverändert geblieben. Anna war reifer, erwachsener, aber auch irgendwie jünger geworden. Sie fühlte sich frischer, motivierter und interessierter. Ihr Geist war beweglicher, die Seele wieder ein bisschen verträumter und der Körper hatte einen Wandlungsprozess durchgemacht. Der Teil, der abgestorben war, war wieder zum Leben erwacht. Neue Verbindungen wurden gebildet und aktuelle Erfahrungen wurden im Gehirn gespeichert. Der Thalamus, jener Bereich, wo der Schlaganfall stattgefunden hatte, die sogenannte graue Masse im Mittelhirn oder die Kammer, wie man das Wort „Thalamus" aus dem Griechischen übersetzt, hat sich geleert. Die alten Erfahrungen und Gefühle wurden teilweise gelöscht und nun war Platz für Neues.

Anna hatte Glück gehabt und doch hatte sie dieser Einschnitt geprägt. Ein Schlag und schon steckte man in einer neuen Haut, mitten in einem anderen Leben. Sie wollte ihre Mitte wieder finden, die linke Seite immer mehr in ihr neues Leben integrieren, spüren, hören, fühlen und sehen, sich mit den Händen vorwärts tasten und auf ihren Füssen neue Wege beschreiten. Sie wollte mit den Augen Neues entdecken, in ihre Seele und die Welt da draußen hineinhorchen, dem Ruf der Natur folgen, ihr neues Leben schmecken und mit Körper, Geist und Seele das Abenteuer und die Wunder der Welt noch einmal mit allen Sinnen spüren. Anna wollte leben!

Das Kind in ihr

Irgendetwas schmerzte in Annas Seele und machte sie unendlich traurig. Sie wusste nicht, was es war. Es war ein tiefer Schmerz, der sie seufzen ließ. Sie suchte nach Liebe, Geborgenheit und Wärme, gleichzeitig fühlte sie sich im Stich gelassen und einsam. Uralte Gefühle und Verletzungen kamen ans Tageslicht. Sie schmerzten. Warum hatte sie niemand gehört? Warum hatte sie niemand verstanden? Warum hatte niemand ihre Tränen gesehen? Es war wie ein Messerstich in Annas linker Seite. Da war diese Angst und dort waren die Tränen. Die Ohnmacht. Die Gewalt. Anna flehte:

Gott, bitte lass mich nicht allein! Gib mir Hoffnung, Zuversicht und Freude. Hilf mir, positiv zu denken. Lass meine Tränen fließen und meine Wunden heilen. Ich möchte wieder lachen und fröhlich sein. Gib mir Mut, Vertrauen und Optimismus. Lass die Sonne in mir scheinen. Es hat schon genug geregnet. Mein Herz hat zu oft geblutet. Lass mich neuen Lebensmut finden. Hilf mir, wieder auf eigenen Beinen zu stehen. Ich will glücklich sein, vergessen, durch die Lüfte tanzen und den Augenblick genießen. Ich möchte dazu gehören, Mensch sein, Teil dieser Erde. Ich will Frieden schließen, mit mir selbst, mit meinen Mitmenschen, mit der ganzen Welt. Ich möchte für meine Familie da sein und für mich selbst sorgen. Ich will Wurzeln fassen und Heimat finden. Ich will nicht mehr hin und her gerissen, heimatlos und verloren sein, mich nicht mehr aufteilen müssen und in Stücke zerbrechen. Ich möchte meinen Körper wieder voll und ganz spüren, mit Seele und Geist in Einklang sein und mich in meiner Haut wohlfühlen.

Dieser Einschnitt hat mein Leben verändert. Ich bin wieder zum hilflosen Kind geworden. Ich musste mich ausliefern, vertrauen, mich fallen und tragen lassen. Ich sehne mich nach Geborgenheit, Sicherheit, Wärme, Rückhalt und Liebe. Wie ein Küken, das aus dem Nest gefallen ist, fühle ich mich manchmal. Ich bin noch unsicher und wacklig auf den Beinen. Ich spüre dieses Auf und Ab, mal bin ich glücklich und im Moment versunken, ein andermal traurig und klein...

Die Wut von der Seele schreiben

Anna bebte innerlich vor Wut. Ihre Trauer war in Wut übergegangen. Ihre linke Seite war angespannt und in ihrem Hals steckte ein dicker Kloß. Warum wohl? Sie hatte genug vom ewigen Hin und Her, von Leuten, die nur auf ihren eigenen Vorteil bedacht waren, von Menschen, die Scheuklappen trugen, die egoistisch waren und nicht zuhören konnten. Sie hatte genug von den Verständnislosen, die nur ihre eigenen Probleme sahen und von jenen, die auf Kosten anderer lebten und ihren Rucksack bei ihren Mitmenschen abluden. Sie hatte die Nase gestrichen voll von Kritikern, Besserwissern, Unbelehrbaren und Steinzeitmenschen. Sie wollte sich nicht mehr unterdrücken, einschränken und unter Zwang setzen lassen. Sie würde sich kein schlechtes Gewissen mehr einpflanzen lassen. Anna hatte es satt, sich Schuldgefühle aufdrängen zu lassen. Sie wollte ein freier Mensch sein und in Frieden leben. Sie hatte keine Lust mehr, sich aufzuopfern, zu leiden und sich in einen goldenen Käfig einsperren zu lassen.

Wut macht stark, aber nur, wenn man sie nicht in sich hineinfrisst. Unterdrückt man seine Wut, kann sie tödlich sein, indem sie Körper, Geist und Seele zerstört. Daher schrieb sich Anna ihre Wut von der Seele, sie sagte, was sie dachte und setzte ihre Aggressionen konstruktiv um. Lange genug hatte sie geschwiegen und gute Miene zum bösen Spiel gemacht. Manchmal wollte man ihre Wut gar nicht hören, selbst, wenn sie explodiert war. Nun kam alles hoch in ihr, der ganze Ärger, der viele Wunden in ihrer Seele zurückgelassen hatte.

Anna war wütend, war ihr dieser Schicksalsschlag widerfahren. Manchmal war sie auch wütend auf Gott. Wie konnte er ihr das alles antun? Sie war ständig dabei, neue Steine aus dem Weg zu räumen. Anna war müde. Sie hatte genug vom ewigen Kämpfen. Sie hatte das Leid endgültig satt. Sie wollte endlich glücklich sein. Sie faltete die Hände zum Gebet, machte ein Kreuzzeichen und blickte zum Himmel. Sie begann zu beten:

Gott, was wolltest du mir mit diesem Schicksalsschlag sagen? Ich kapiere es noch immer nicht. Ich hadere mit meinem Schicksal. Ich habe so viel Gutes getan und werde dafür auch noch bestraft. Es war heiß an jenem Tag im Juli, als es passierte. Ich war so glücklich an diesem Tag. Ich fühlte mich so wohl in meiner Haut, wie schon lange nicht mehr. Ich cremte meinen Körper von oben bis unten ein. Keinen Zentimeter ließ ich aus. Das kühle Bad in der Hitze tat gut. Ich scherzte und lachte mit meinen Kindern. Ich tauchte durch das kühle, klare Wasser und schwamm zurück zum Beckenrand. Frisch und froh stieg ich über die Leiter aus dem Pool. Ich schüttelte meine nassen Haare, die Sonne brannte auf mein Gesicht. Ich stellte mich unter die kalte Dusche und genoss das angenehme Prickeln auf der Haut. Die letzten Bilder aus meinem alten Leben.

Hatte Anna ihre Gefühle, ihr Herz dort liegen gelassen, am Schauplatz ihrer Jugend? War sie in ihren Jugendjahren stecken geblieben? Sie konnte zwar wieder laufen, doch ihr Körper war wie in zwei Hälften getrennt. Es fühlte sich an, als hätte man den linken Arm an ihren Körper gebunden und das linke Bein in einen Gips gesteckt. Ihr Knie fühlte sich an, als wäre es dick und fest einbandagiert, ihr Körper schmerzte. Sie hatte das Gefühl, sie wäre eingezwängt in einem Eisengestell, ihr Rücken glich einem harten Panzer, ihr linkes Bein war steif und wenn sie lief, so fühlte es sich an, als hätte sie ein Holzbein, das sie mühsam durch ihr neues Leben trug.

Dieses Fremdkörpergefühl trieb sie schier zum Wahnsinn. Wie sollte sie damit leben? Wenn sich nach zwei Jahren keine Verbesserungen einstellten, musste sie ein Leben lang mit diesen Schmerzen leben. Das hatten ihr die Ärzte und Therapeuten prophezeit. Sie würde nie mehr der Mensch sein, der sie einmal war. Trotzdem ging das Leben weiter. Sie musste lernen, diese Schmerzen zu ertragen, so wie sie schon viel in ihrem Leben ertragen und aushalten musste.

Wie konnte sie diese beiden Seiten wieder vereinen, links und rechts, Gefühl und Verstand?

Verzweifelt kniete Anna zu Boden, faltete noch einmal die Hände und trat in ein Zwiegespräch mit Gott. Stumm legte sie ihre Gedanken in Gottes Hände und horchte in sich hinein. Sie versuchte, eine Antwort in ihrem Herzen zu finden und Gottes Stimme zu hören.

In mir sind Sanftheit und Mut, Abenteuer und Geborgenheit. Wie finde ich zu mir zurück? Wie kann ich mich verwurzeln und Heimat in mir finden? Herr, bitte gib mir eine Antwort, um zu verstehen, tröste und halte mich, hilf mir, diese tragische Geschichte zu verarbeiten und meinen Schmerz loszulassen. Zeig mir meinen Weg und lass mich nicht allein. Dies ist die größte und schwierigste Prüfung meines Lebens. Alle Krisen vorher sind ein Pappenstil dagegen. Nun gilt es ernst. Jetzt wird mein Kampfgeist getestet. Wie ein Kriegsversehrter schleppe ich mich durchs Leben und muss weiterkämpfen. Man darf sich im Leben nicht alles gefallen lassen. Es macht keinen Sinn, freiwillig in den Krieg zu ziehen und verwundet zurückzukehren. Keiner bedankt sich, wenn du dein Leben für andere riskierst und dich für deine Nächsten aufopferst. Die Welt da draußen ist kein Kinderspiel. Wer sich nicht wehrt, geht unter. Wer freiwillig die Last der Welt auf den Schultern trägt, bricht irgendwann zusammen.

Nächstenliebe, Toleranz und Engagement sind wichtig, doch der gesunde Egoismus darf nicht fehlen, sonst macht man sich selbst dabei kaputt. Es gibt immer wieder Menschen, die mit ihrem Leben und ihren Schwächen nicht klarkommen und ihren Schatten auf andere werfen. Diesen Leuten werde ich künftig aus dem Weg gehen. Ich werde jenen, die mich verletzen, weiterhin die Wahrheit ins Gesicht sagen, aber nur, wenn es sich für mich lohnt. Andernfalls werde ich diese Menschen ignorieren und einen großen Bogen um sie herum machen. Man darf sich nicht demütigen und aussaugen, bloßstellen oder ausnutzen lassen. Man soll sich nicht ständig durch Mitleid suchende Gesichter umstimmen lassen, deren Verhalten nur einem Eigenzweck dient. Man muss hart bleiben, will man selbst überleben.

In unserer frei denkenden Demokratie darf jeder seine Meinung äußern, wir sind in einem föderalistischen Staat. Ich wehre mich, wenn man mir zu nahe tritt oder wenn mich jemand beleidigt. Das ist mein gutes Recht. Ich muss nicht hart mit mir selbst sein, sondern mit jenen, die meine Gutmütigkeit eiskalt ausnützen. Ich will wieder gesund werden und mein Leben genießen. Jetzt ist mein Tag gekommen, ich beginne bewusst zu leben, mit einem gesunden Egoismus. Die einzige Wahrheit ist, sich selbst zu respektieren und zu lieben, in Einklang mit der Natur zu sein, sich Gutes zu tun, sodass Körper, Seele und Geist in Harmonie sind. Kein Buch kann hier Antworten geben, keine Therapie ist vollumfänglich von Nutzen, wenn wir nicht auf unsere innere Stimme hören. Wir wissen selbst, was uns gut tut. In uns steckt ein Riesenpotential. Wir müssen nur in uns hineinhorchen, die Ressourcen und die innere Kraftquelle in uns entdecken, sie freilassen und in unseren Alltag integrieren.

Was zählt, sind einzig und allein ein gesunder Menschenverstand, Eigenliebe, gute Freunde und unsere Nächsten, die uns auf unserem Weg begleiten, inspirieren, lieben und schätzen, unsere Kinder, unsere Träume und alles, was uns wichtig ist. Mit dem Wissen und der Ehrfurcht, dass wir Menschen unser Schicksal weder vollständig lenken noch direkt beeinflussen können, weil es noch eine höhere Macht gibt, müssen wir lernen, damit umzugehen, dass wir nur ein winziger Teil des Universums sind und man weder Glück noch Gesundheit kaufen kann. Trotz tausender Weisheiten wissen wir nichts und müssen vieles ungeklärt dastehen lassen, in der Hoffnung, dieses riesige Puzzle eines Tages vollenden zu können, vielleicht in diesem Leben, vielleicht in einem anderen. Weise sind wir auch im Alter nicht. Wir lernen nie aus und müssen offen bleiben für die Geheimnisse des Lebens. Jeder von uns ist ein Individuum, jeder ist anders, es gibt weder gute Ratschläge noch falsche Weisheiten, kein Richtig und kein Falsch, denn jeder muss seinen eigenen Weg gehen. Das ist die Kunst des Lebens.

Bevor wir andere verstehen können, müssen wir uns selbst verstehen. Bevor wir anderen unsere Ratschläge erteilen, müssen wir selbst alles richtig machen. Doch niemand ist perfekt, zum Glück! Wir leben in einer Welt von Gefühlen, aller Technisierung zum Trotz. Niemand weiß alles, keiner kann die Zukunft lesen, niemand kann exakte Prognosen stellen und keiner kann uns unsere Gefühle nehmen. Allerdings dürfen wir sie nicht vergraben, denn unsere Gefühle sind ein Geschenk Gottes, auch unsere negativen Emotionen gehören dazu. Wir müssen lernen, unsere guten wie auch schlechten Gefühle positiv umzusetzen und daraus ein wunderschönes Kunstwerk zu bauen, das uns und anderen zugute kommt.

Annas Zwiegespräch mit Gott machte ihr vieles bewusster. Sie konnte nicht sagen, welches ihre eigenen Worte gewesen waren und wann die Stimme Gottes in ihrem Herzen antwortete, doch Anna war sich noch nie so sicher gewesen, Gottes Anwesenheit so nah und tief gespürt zu haben. Sie empfand eine tiefe Erleichterung und spürte eine Kraft in sich, die sie in den nächsten Tagen und Wochen begleitete.

Freunde

Anna ging es wieder besser. Sie war in den letzten Tagen viel draußen gewesen und hatte sich mit ihren Mitmenschen unterhalten. Heute fühlte sie sich besonders gut. Sie hatte mit einer Freundin telefoniert. Es war wieder einmal eines dieser Telefonate gewesen, nach dem sie sich anschließend voll neuer Kraft und Freude fühlte – im Gegensatz zu anderen Gesprächen, die frustrierend endeten und sie mit leerem Herzen zurückließen. Einer Krankenschwester musste man nicht viel erklären, einer guten Freundin auch nicht.

Tagsüber war Anna außerordentlich fit. Sie vermochte einiges im Haushalt zu erledigen. Anschließend machte sie Gymnastik und absolvierte ihr Training auf dem Home-Trainer. Am Nachmittag lernte sie ihre neue Ergotherapeutin kennen, die sie zu Hause betreuen und begleiten sollte und ihr dabei half, das Alltagsleben wieder in den Griff zu bekommen. Frau Neumann war sehr nett. Sie formulierten gemeinsame Ziele und Frau Neumann machte sich ein Bild von Annas aktueller Situation.

Kein Tag war wie der andere, doch sie hoffte, die Lage würde sich irgendwann stabilisieren. Es brauchte viel Mut, Zuversicht, Ausdauer und Durchhaltevermögen sowie eine große Portion Optimismus. Heute spürte Anna diese Kraft wieder und sie war sehr dankbar dafür. Die Musik und der Tanz halfen ihr über die schweren Stunden hinweg. Elias und Sarah heiterten sie auf und holten sie aus den dunklen Momenten heraus. Das gab ihr Kraft und bestärkte sie im Glauben an die Zukunft.

Dennoch brauchte es unheimlich viel Geduld, die sich Anna zur Heilung geben wollte und musste. Eigentlich erlebte sie es als Wunder, dass sie so positiv denken konnte. Andererseits war sie sich bewusst, wie wichtig es war, Freunde zu haben, in guten wie in schlechten Zeiten. Anna hatte solche Freunde, zum Glück. Zwar ging jeder seine eigenen Wege und es war nicht ganz einfach, Freundschaften aufrechtzuerhalten und zu pflegen, wenn man ein anderes Leben führte, Familie hatte und in einem anderen Land lebte, doch wahre Freundschaft hörte nicht einfach auf, selbst wenn hunderte, ja tausende von Kilometern, dazwischen lagen und selbst wenn für eine Weile Funkstille herrschte, eine wahre Freundschaft überstand jedes Gewitter.

Freunde fürs Leben, sagt man doch...

Durch dick und dünn gehen, alle Stolpersteine überwinden, das können Freunde, in jeder Lebenssituation. Diese Zeilen sind ein Dankeschön an Annas Freunde: Menschen, die sie in schwierigen Zeiten begleitet, ihr zugehört und positives Feedback gegeben haben, Menschen, denen sie nicht egal ist, die sie so schätzen und gerne haben, wie sie ist, mit all ihren Stärken und Schwächen, ihren Ecken und Kanten, ihrer Liebenswürdigkeit und Gutherzigkeit sowie ihren Launen und Macken. Anna holte ein weißes Blatt Papier, nahm ihre Feder zur Hand und begann zu schreiben:

An meine lieben Freunde!

Ich danke euch allen von ganzem Herzen. Ihr habt mich begleitet, mir zugehört, mich getröstet und mit mir zusammen gelacht. Ihr ward da, wenn ich euch brauchte, ohne Wenn und Aber. Ihr habt mich angenommen, wie ich bin und mir meine Fehler verziehen. Ihr habt mich nicht verurteilt.

Ihr glaubtet an mich, als ich am Boden zerstört war. Ihr habt mir Zuversicht gegeben, dass ich stark genug bin, es zu schaffen. Ihr habt mich aufgemuntert, mit mir zusammen gefeiert, gescherzt, gelacht und getanzt. Ihr habt mich nicht im Stich gelassen, als es mir schlecht ging, sondern meine Sorgen und Nöte ernst genommen. Ihr habt mir Mut zugesprochen und Kraft gegeben. Ich musste keine Maske anziehen, um euch zu gefallen. Ihr habt mich so geliebt, wie ich bin.

Ich durfte meine Tränen zeigen, meine Wut, Enttäuschung und Verzweiflung aussprechen. Ihr habt mir zugehört, ohne mir unzählige Ratschläge zu erteilen und mich verstanden, ohne, dass ich lange erklären musste. Ihr habt mit mir zusammen geschwiegen, gestaunt, geweint und euer Glück mit mir geteilt. Ihr seid für mich da gewesen in meinen dunklen Stunden und ihr habt mich begleitet, wenn ich glücklich und mutig durchs Leben gegangen bin. Freude und Leid haben wir miteinander geteilt. Gemeinsam sind wir durch die dunkle Nacht gegangen und haben die warmen Sonnenstrahlen des Tages genossen. Selbst wenn ihr weit weg ward, spürte ich eure positiven Gedanken und einen unsichtbaren Draht, der uns verband. Danke, dass wir uns begegnet sind. Danke, dass es euch gibt!

Eure Anna

Noch nie zuvor war sich Anna so bewusst gewesen, was es bedeutete, wahre Freunde zu haben. Dabei dachte sie nicht an eine ganze Schar von Menschen, denn Freundschaft bestand für sie nicht aus Oberflächlichkeit. Für sie waren Freunde auserwählte Personen aus einem kleinen Kreis.

Früher hatte Anna ein riesiges Umfeld, ein großes Beziehungsnetz und kannte eine Unmenge von Leuten. Ständig war sie irgendwo auf der Piste, gondelte um die Welt und hetzte von einem zum nächsten Treffen. Sie zerstreute sich da und dort und kam doch niemals an. Heute denkt sie anders. Zu ihren wahren Freunden zählen nur wenige. Freunde sind eben etwas Besonderes. Man findet sie nicht in der Masse. Gut getan haben Anna die vielen positiven Gespräche mit Freunden, das Zusammensitzen in einem kleinen Café, die spontanen Besuche und Spaziergänge, die Telefongespräche, Mails, SMS, Karten und Briefe, die sie mit ihren Freunden und nahe stehenden Menschen verbunden haben. Der Trost und das offene Ohr eines Freundes helfen mehr als jede Tablette. Eine Umarmung wirkt heilsam. Was nützen Operationen, Medikamente und technische Errungenschaften, wenn die Mitmenschlichkeit fehlt?

Freunde sind im einundzwanzigsten Jahrhundert ein unschätzbar hohes Gut. Menschen, die zuhören, begleiten, pflegen und anpacken, sind heute wichtiger denn je. Diese Nächstenliebe darf nicht verloren gehen. Das sind wir uns, unseren Mitmenschen und Kindern schuldig.

Nicht Leistung, Luxus und Ansehen bestimmen das Glück der Welt, sondern das „Mensch sein, Mensch werden und Mensch bleiben." Eigentlich braucht man nicht viel, um glücklich zu sein, doch der Mensch strebt immer nach mehr, nach Luxus, Abwechslung, Vergnügen und größtmöglicher Steigerung. Er ist auf der Suche nach Abenteuer und Glück und bleibt dabei ein ewig Heimatloser.

Würde Anna in ihrem zweiten Leben fündig werden und den Schatz in sich entdecken? Konnte sie sich weiterhin an den kleinen Dingen freuen, so wie in den Anfängen ihrer Genesung? Würde sie das Glück vor der eigenen Haustür finden? Schaffte sie es, im Strudel des Alltags, nach diesen Prinzipien, die sie sich in diesen Wochen gemacht hatte, zu leben? Anna wollte nichts erzwingen, sondern sich erst einmal mit dem Strom mittreiben lassen, auf der energetischen Welle weitergleiten und ihren Gefühlen Beachtung schenken. Sie wollte sich Zeit lassen und nichts überstürzen.

Es gab auch Tage, da erwachte Anna am Morgen und dachte: *„Kann nicht alles wie vorher sein?"* Gleichzeitig wusste sie, dass es keine heile Welt gab und trotzdem holten sie immer wieder Momente ein, in denen sie ihr Schicksal nicht wahrhaben wollte. Am liebsten hätte sie die Uhr zurückgedreht und wäre in ihr altes Leben zurückgekehrt, das so sicher und vergleichsweise einfach schien. Doch wäre sie dabei glücklicher? Sie wusste es nicht. An anderen Tagen dachte Anna:

„Ich habe Glück gehabt. Ich bin nicht im Rollstuhl gelandet und habe meine Mobilität schnell wieder erreicht. Zwar bin ich immer noch langsam und schnell erschöpft, weniger belastbar und habe verschiedene Beeinträchtigungen, doch ich kann laufen, gehen, tanzen, lesen und schreiben, bin mehr oder weniger selbständig, habe die Chance, wieder bei meiner Familie zu sein und ein zweites Leben geschenkt bekommen. Ich muss zufrieden sein."

Anna wusste jedoch auch, dass da nicht nur Glück dahinter steckte, sondern harte Arbeit und ein eiserner Wille, den Gott ihr zum Glück in die Wiege gelegt hatte. Sie war zur Kämpferin geboren, doch sie wollte nicht verbissen sein. Darum ließ sie auch die negativen Gefühle zu. Was sollte es bringen, ihre Tränen noch einmal zu unterdrücken? Ein Mensch, der niemals die Fassung verlor, war noch lange kein Held. Es war wohl in Mode gekommen, seine Gefühle zu verstecken, doch das Leben ließ sich nicht belügen.

Warum wohl gab es immer mehr Menschen, die ausgebrannt und leer waren, wieso stiegen die psychischen Erkrankungen, weshalb gab es in den zivilisierten Ländern immer mehr Suizide und warum stieg der Konsum von Medikamenten, Psychopharmaka, Alkohol und Drogen in den letzten Jahrzehnten so sehr an?

Es gibt heutzutage für jedes Problem eine einfache und schnelle Lösung. Wir können nicht schlafen, also nehmen wir Schlaftabletten. Wir haben Angst und erhalten Pillen, die unsere Ängste wegzaubern. Wir fallen in ein Loch, zwar begründet, da aber der Leistungsdruck groß ist und die Zeit fehlt, unserer Seele Ruhe und Liebe zu schenken, müssen wir Psychopharmaka schlucken, um den Alltag zu meistern.

Wir werden von der Gesellschaft in eine Schublade gepresst und müssen nicht nur genügen, sondern weit über unsere Belastungsgrenzen hinausgehen. Wir bekommen einen Herzinfarkt in jungen Jahren, weil unser Körper dem großen Druck im Arbeitsleben und unserem prall gefüllten Freizeitprogramm nicht mehr standhält.

Wir vereinsamen, weil keiner mehr Zeit hat, mit uns zu reden. Man ist unterwegs, hetzt von einem Ort zum anderen, immer auf der Suche nach dem neuen Kick. Wir werden depressiv, denn wir dürfen nicht weinen, weil die anderen sonst denken könnten, wir hätten unser Leben nicht mehr im Griff.

Besonders hart trifft es Menschen mit chronischen körperlichen oder seelischen Erkrankungen, Behinderte, Ausländer, Asylanten und Menschen, die kein soziales Umfeld haben sowie Kinder, die in Armut aufwachsen und Leute, die von der Sozialhilfe leben müssen.

Für sie alle ist das Leben ein täglicher Überlebenskampf. Die Menschen am Rande, die Erfolglosen und Schwachen müssen sich aber genauso mit der Schnelligkeit des Lebens mittreiben lassen, so wie auch die großen Bosse und Manager dieser Welt dem sich unaufhörlich drehenden Rad der Zeit nicht entrinnen können.

Wir putschen uns mit Energiepillen auf, dass wir funktionieren und betäuben uns mit Schlaftabletten, dass wir den nächsten Tag überstehen. Wir dröhnen uns mit lauter Musik, Alkohol und Drogen zu, um den Schmerz der Welt zu ertragen. Eine Tablette fürs Kopfweh, eine Pille fürs Seelenwohl und am Schluss der Gutenachtschlummertrunk. Morgen funktionieren wir wieder wie ferngesteuerte Maschinen und lächeln, was das Zeug hält.

Wir fahren einen dicken Mercedes, kaufen uns Kleider und Schuhe in den nobelsten und teuersten Boutiquen, wir waren in Paris, in Moskau, New York und Abu Dhabi, wir haben die halbe Welt bereist und sind in den besten Hotels abgestiegen. Wir gönnen uns jeden Luxus und schwimmen im Geld, tragen die teuersten Uhren und schicksten Ohrringe. Unsere Falten hat die Schönheitschirurgie weggezaubert, unsere krumme Nase präsentiert sich nach der letzten Operation wie aus dem Bilderbuch, unser Garten und Haus lassen den Nachbarn vor blankem Neid erstarren.

Doch die neue Harley Davidson steht ungebraucht in der Garage, weil wir vor lauter Arbeit und Stress keine Zeit haben, uns ein Vergnügen zu gönnen. Wenn wir Leid sehen, dann höchstens im Fernsehen, möglichst weit weg, um ja nicht damit konfrontiert zu werden. Darüber lässt sich reden, über die Armut und Hungersnot dieser Welt, über die Katastrophen dieser Erde und über das Chaos zehn Häuser weiter.

Unsere eigene Baustelle übermalen wir mit rosaroten Blümchen und zartblauen Tupfern. Wir lächeln, während sich hinter unserer Fassade die Tränen verstecken. Wir geben vor, erfolgreich, stark und klug zu sein, während wir innerlich beinahe zusammenbrechen und uns wie kleine Würmchen fühlen. Man gibt vor, glücklich und zufrieden zu sein und am nächsten Tag liest man in der Zeitung, dass sich wieder einer mehr aus Verzweiflung die Kugel gegeben hat.

Wir schimpfen über die Fehler der anderen, während wir uns als Heilige präsentieren. Wir zeigen mit dem Finger auf den Nachbarn, weil es einfacher ist, andere zu beschuldigen und schlechtzumachen, als den Fehler bei sich selbst zu suchen.

Wir verdammen andere Religionen und urteilen über andere Länder und Rassen und haben das Gefühl, wir seien die Einzigen auf dieser Welt. Wir führen ein Inselleben, ziehen Scheuklappen an, holen täglich eine neue Larve aus dem Keller und spielen unseren Mitmenschen ein perfektes Schauspiel vor.

Wir haben etwas erreicht im Leben, die anderen sind selber schuld, wenn sie sich so dumm anstellen. Wir haben einen Namen, die anderen sind bloß eine Nummer. Wir können uns alles kaufen, während andere bettelnd auf der Straße sitzen. Wir haben Villa, Hof und Garten, während andere auf der kalten Metallbank unter freiem Himmel schlafen. Wir leben im Überfluss, während sich andere aus der Mülltonne ernähren. Wir haben etwas erreicht, die anderen sind wohl auf der faulen Haut gelegen. Unsereins weiß, wo es langgeht, da könnte sich mancher ein Stück Weisheit abschneiden...

Anna verstand wieder einmal gar nichts. Diese Ungerechtigkeit im Leben bereitete ihr Kummer. Wie konnte sie einen Beitrag leisten, für eine bessere Welt, für mehr Menschlichkeit, um einen Sinn in diesem ganzen Unsinn zu finden? Anna hatte gekämpft für die Menschlichkeit, für die Liebe und Gerechtigkeit auf dieser Welt, doch ihr Kampf hatte ihre Batterien geleert. Wie aber konnte sie ihr Leben neu gestalten, mit einer Portion gesundem Egoismus, aber gleichzeitig dabei die Menschlichkeit und Nächstenliebe nicht verlieren?

Anna dachte nach. Sie hatte gekämpft. Sie war gefallen und hatte ihren Kampf verloren, mitten im Höhepunkt des Lebens. Ihr Einsatz für die Gerechtigkeit und das Gute im Leben hatte sich nicht gelohnt. Was lohnte sich dann? Anna musste sich neu zurückkämpfen, sich vieles zurückerobern, einmal mehr Kraft, Geduld und Durchhaltewillen zeigen, ihre Freunde aufklären und ihren Platz als Freundin, Mutter, Mensch und Frau in der Gesellschaft zurückgewinnen.

Bin ich als Mensch noch genauso liebenswert und attraktiv für die anderen wie vorher, wie begegnet man mir nach diesem Ereignis? Diese Frage stellte sich Anna des Öfteren, bevor sie in den Alltag zurückkehrte. In der Akutphase waren alle schockiert, schickten Blumen und Kärtchen und boten ihre Hilfe an. Die spätere Realität sah anders aus: Anna musste ihren Kopf selbst hochhalten und sich eigenhändig aus der Schlinge ziehen, sich wehren, kämpfen und sie durfte den Mut nicht verlieren. Anna musste größtenteils allein durch dieses Schlamassel gehen.

Freunde sind eine Stütze, rennen, springen und durchhalten muss man allein. Die Menschen, die dich begleiten, können dich anfeuern, doch den anstrengenden Marathon musst du allein machen. Du musst zum Einzelkämpfer werden und durchhalten, auch, wenn niemand an der Strecke steht und dich motiviert. Du musst ausharren, wenn du am Ende deiner Kräfte bist, dich selbständig anspornen, motivieren und zielsicher vorwärts bewegen.

Anna wusste, wovon sie sprach. Am Anfang standen noch viele am Rand der Strecke und haben sie angefeuert und ihr Mut zugesprochen. Je länger sie rannte und lief, desto weniger Menschen waren da, die mit ihr mit fieberten. Es gab zwar zeitweise viele Zuschauer, die neugierig ihre Fühler ausstreckten, doch nur wenige halfen ihr, das schwere Kreuz zu tragen.

Sie erblickte am ersten Ziel ihrer langen Reise nur noch selten ein bekanntes Gesicht, das mit ihr den anstrengenden Marathon ausgeharrt hatte. So traurig es klingen mag: Am Schluss hat Anna ihre Freunde beinahe an einer Hand abgezählt. Sie hat hautnah erfahren, wer ihre wahren Freunde sind und gerade deshalb schätzt sie jene Menschen umso mehr, weil sie gemeinsam mit ihr bis am Schluss diesen holprigen Weg gegangen sind.

Oft hatte Anna einsame Wege beschritten, doch immer dann, wenn sie glaubte, es ginge nicht mehr, war da jemand, der sie auf ihrem Weg begleitete oder unverhofft, wie aus dem Nichts, auftauchte. Wenn ihre Freunde, Kinder oder Lieben nicht in der Nähe waren, liefen ihr auch andere menschliche Engel über den Weg, die als Retter in der Not fungierten. Oft waren es auch unsichtbare Begleiter, die sie durch die Dunkelheit führten und ein kleines Licht in ihrem Herzen anzündeten.

Neubeginn

Vielleicht wusste Anna jetzt ein bisschen mehr. Sie sollte nicht im Alten verharren, sondern Schritt halten mit der Gegenwart, sich öffnen für Neues, Unvorhersehbares in Kauf nehmen und ihre Seele von allen Verletzungen befreien, um sich zu öffnen für das Gute in ihrem neuen Leben. Sie musste sich entscheiden, ohne dabei alles zu vergessen, die alte Welt würde immer Teil von ihr sein und diese Erinnerungen wollte sie mitnehmen in die neue Welt, die nun ihr Zuhause war.

Anna hatte bis zu ihrem Schicksalsschlag viel Positives erlebt und all das Gute, das ihr widerfahren war, würde sie in ihr zweites Leben integrieren, die schlechten Erinnerungen wollte sie nicht mehr mit sich herumschleppen. Anna war durch diesen Schmerz hindurch gegangen, hatte viele Ängste und Sorgen überwunden und nun konzentrierte sie sich auf die Gegenwart und Zukunft, die noch vor ihr lag. Sie begann, ihre Lebensfreude neu zu entdecken, sie lernte ihren Körper ein zweites Mal kennen und sie spürte, wie sich Körper und Seele neu vereinten, wie sich die Lebenslinien ihres ersten und zweiten Lebens verbanden und daraus eine Ganzheit entstand.

Ein Teil in Anna war abgestorben, ein neuer erwacht. Einige ihrer Nerven und Hirnzellen wurden neu geboren, fanden zusammen, vereinigten sich und wurden eins. Anna musste sich darin üben, Geduld mit sich selbst zu haben. Sie wusste, es würde ein langer Prozess sein, doch sie wollte eine neue Identität finden, ein neues Körperbewusstsein entwickeln und irgendwann würde sie den Sinn dieser mühseligen Arbeit erkennen. Vielleicht vergingen Jahre. Vielleicht würde sie diesen Neubeginn eines Tages zu schätzen wissen und ihn sogar als Bereicherung empfinden. Bis dahin lag noch ein weiter Weg vor ihr, dessen Spuren sie erst finden musste.

Gott, gib mir bitte Kraft, Vertrauen, Mut und Durchhaltewillen, Liebe und Wärme. Vergangenheit ist Vergangenheit, wichtig ist das Jetzt. Was zählt, ist nur noch die Gegenwart. Ich darf traurig sein, weil vieles nicht mehr wie früher ist, doch wichtig ist, dass ich jetzt loslassen und wieder an das Gute glauben kann. Ich will mich an den kleinen Dingen freuen und mich nicht in Kleinigkeiten verzetteln. Wichtig ist, was ich noch kann. Nicht alles ist verloren gegangen. Da sind nicht nur Defizite, sondern auch Ressourcen. Da sind neue Fähigkeiten aufgetaucht, alte Talente wieder ausgegraben und praktische Dinge noch einmal gelernt worden. Entscheidend ist, dass man seine zweite Chance packt. Dinge, die passiert sind, lassen sich nicht ungeschehen machen. Wichtig ist, dass man daraus lernt.

Nichts ist richtig, nichts ist falsch. Alles ist im Fluss. Nur, wenn wir mitgehen und uns mit dem Fluss der Dinge mittreiben lassen, befinden wir uns in der Gegenwart, andernfalls stagnieren wir. Wir müssen nicht fliehen, sondern weitergehen, im entscheidenden Moment aufstehen, uns immer wieder von neuem aufrichten und dürfen unser Ziel niemals aus den Augen verlieren. Vielleicht zeigen uns solche Schicksalsschläge auf, dass wir einen anderen Weg einschlagen müssen. Vielleicht sind wir von der Strecke abgekommen und müssen uns mehr auf das Wesentliche, für uns Wichtige, konzentrieren. Trauer muss sein, doch sie darf uns nicht auffressen. Die Vergangenheit ist Teil von uns, doch sie soll uns nicht verschlingen. Wir sind im Wachstum begriffen, müssen uns weiterentwickeln, fortschreiten, zwischendurch innehalten und uns ausruhen, um dann wieder von vorne beginnen zu können. Jeder Anfang gibt uns die Möglichkeit, neue Erfahrungen zu sammeln und auf Entdeckungsjagd zu gehen. Wenn wir innehalten, dürfen wir uns an den kleinen Fortschritten erfreuen. Sie sollen uns ermutigen, unser Ziel nicht aus den Augen zu lassen. Die Erde wurde nicht in einem Tag erschaffen. In kleinen Schritten entdecken wir die große Welt...

Anna klappte ihr Tagebuch zu. Es war schon spät. Sie lief ins Badezimmer und blickte in den Spiegel. Das Gesicht, das ihr entgegenblickte, hatte ein paar Falten mehr, die grauen Haare liessen sich nicht verdecken, doch ihr Herz fühlte sich jung und befreit.

Die kleinen Freuden des Lebens

Nach solch einem Ereignis, wie einem Schlaganfall, macht man nicht immer Luftsprünge, viel eher sind es die kleinen Erfolgserlebnisse, die motivieren. Man muss lernen, sie zu schätzen. Die Krankenschwester aus Basel sagte zu Anna: *„Schreiben Sie die kleinen Erfolgserlebnisse in ihrem Tagebuch auf."* Das wollte sie nun tun:

„Beschaulich ging ich heute durch unser Dorf, das für einmal nicht mit Pilgerströmen, Autos und Reisebussen überfüllt war. Unzählige Menschen auf Fahrrädern fuhren an mir vorbei. Sie schlängelten sich durch die Straßen, umgeben von zahlreichen Zuschauern, die am Straßenrand standen und die Rennfahrer jubelnd und klatschend anspornten, durchzuhalten. Für mich war diese Situation nicht ganz einfach, denn in großen Menschenmengen fühlte ich mich nach wie vor unsicher, doch ich meisterte verkehrsreiche Straßen, quetschte mich durch Radfahrer, Fußgänger und Autos hindurch, behielt den Überblick an sämtlichen Kreuzungen, lief gemütlich über die Pflastersteine durch schmale Gassen weiter, machte Halt bei der Bank, tippte zum ersten Mal nach Langem den Zahlencode wieder ein und siehe da: Es klappte. Ich hatte die Zahlenkombination nicht vergessen und hielt die ersten hundert Franken in meinem zweiten Leben in den Händen.

Ich habe mich wie eine Jugendliche gefreut, die das Gefühl hat: Jetzt bin ich auf dem Weg, erwachsen zu werden. Nun bin ich kein Kind mehr, kein Pubertätsflegel und kein Teenie! Ich habe meinen ersten Parcours gemeistert und die Welt der Erwachsenen wieder betreten. Vor ein paar Monaten war ich noch gelähmt, konnte keinen Becher gerade halten, war nicht in der Lage, meine Knöpfe eigenständig zuzumachen und konnte mich kaum selbständig im Bett drehen. Wahnsinn!

Das erste Mal im Rollstuhl, die ersten Schritte, die erste Dusche. Sich selbständig die Socken anzuziehen, seine Haare frisieren, die Schuhe binden, selbständig essen und trinken, die Fingernägel schneiden, sich waschen, die Zähne putzen, eine Gabel halten, ein Stück Brot abschneiden... Vor wenigen Monaten konnte ich das alles mit meiner linken Seite nicht machen. So vieles habe ich nun schon wieder gelernt. Die Zeit heilt irgendwann alle Wunden. Es braucht verdammt viel Mut, doch ich bin glücklich, wieder hier sitzen zu dürfen, glücklich, zu leben und nicht behindert zu sein und dankbar, eine zweite Chance bekommen zu haben. Ich kann tanzen, lachen, weinen, meine Gefühle zeigen, ich habe gelernt, zu fallen und wieder aufzustehen und finde mich mehr und mehr in meinem Alltag zurecht. Die kleinen Schritte sind wesentlich, nicht die großen. Schließlich und endlich bin ich erst ein paar Monate alt, eigentlich noch fast ein Baby, ein Elefantenbaby, das, kaum ist es auf die Welt gekommen, umherlaufen muss.

Eigentlich ist das Leben ein Wunder. Die ersten Wochen waren sehr anspruchsvoll: Von der Geräuschkulisse bis zu den vielen Reizen, die auf mich einprasselten, mussten sich meine Hirnwindungen erst wieder an die vielen neuen Eindrücke gewöhnen. Meine Psyche befand sich in einem Wellental der Gefühle und mein Körper, der nun anfälliger auf alle Arten von Viren und Bakterien war, war mitunter sehr geschwächt. Immer wieder musste ich mich von neuem aufrappeln, auch, wenn ich körperlich und seelisch am Ende war. Insofern geht es mir jetzt schon viel besser. Ich bin nicht mehr so schnell am Rumpf, mein Geist ist weniger schnell überlastet, ich bin zuversichtlicher geworden und habe wieder gelernt, positiv zu denken und Niederlagen hinter mir zu lassen. Ich glaube an mich, auch wenn mir Zweifler, Besserwisser und Pessimisten manchmal das Leben schwermachen.

Das Schwierige an der ganzen Sache ist, dass ich zwar nach außen hin sehr fit aussehe, doch dieser erste Eindruck täuscht. Es gibt Leute, die mir dadurch kaum Zeit lassen, mich zu erholen. Man will Prognosen hören und ich soll ihnen sagen, wie mein zukünftiges Leben aussieht, dabei stehe ich ja erst in meinen Anfängen. Dieses Drängen von außen bringt mich trotz meiner positiven Einstellung zeitweise unter Druck. Es gibt Fachpersonen, die irgendwelche Fremdwörter hören und schon wissen sie, wie es mir geht, überschütten mich mit Ratschlägen und ihrem Wissen, das nicht einmal einem Bruchteil meines Wissens entspricht, denn ich habe mich nicht nur eingehend theoretisch informiert, sondern stecke seit vielen Monaten selbst mittendrin in diesem Prozess, doch es gibt Leute, die meinen, besser zu wissen, wie es mir geht und drücken mir ihren Stempel auf. Am liebsten sind mir die ehrlichen und einfachen Leute. Ihnen muss man oft nicht viel erklären, sie kennen die vielen tausend Fremdwörter und medizinischen Fachausdrücke nicht, doch sie besitzen eines: nämlich einen gesunden Menschenverstand und meist auch noch ein gutes Einfühlungsvermögen. Sie bereichern mich durch ihre positiven Worte, hören mir zu und trösten mich. Nicht ich muss sie trösten und breite Erklärungen abgeben. Diese Menschen sind einfach für mich da und geben mir Kraft. So können meine Energien fließen, ohne, dass ich mich unnötig aufregen muss. Andere Gespräche enden jedoch damit, dass ich meine ganze Kraft und Energie vergeudet habe und anstatt nach vorne zu laufen, wieder einen Schritt nach hinten gemacht habe. Es gibt nur wenige ehrliche Zuhörer und Menschen, die dich in solchen Situationen ernst nehmen. Diese Auseinandersetzung mit der Umwelt ist meine größte Herausforderung. Du musst stark sein, damit du die anderen trösten kannst. Du musst tausend Fragen beantworten und auf jede Frage eine einfache Antwort wissen. Du musst dir von einzelnen Doktoren Prognosen anhören und dir weismachen lassen, wie es dir wirklich geht.

Man hat ja so vieles erforscht, doch Statistiken sprechen oft nur leere Worte. Sie sind unbrauchbar für den Einzelfall, denn der Mensch ist ein Individuum. Das schulmedizinische Wissen ist nicht immer mit dem Empfinden des Patienten kompatibel. Forscher meinen zu wissen, doch letztendlich wissen wir alle nichts. Wenn es um den Menschen geht, gibt es immer noch große Fragezeichen, die Welt unseres Körpers und unserer Seele weist nach wie vor unergründete, wissenschaftlich nicht erfasste Dimensionen auf, unser Geist ist weit davon entfernt, perfekt zu werden. Wir sind keine Götter, die bestimmen können, wie lange ein Mensch noch zu leben hat. Wir sind keine Wahrsager, die exakt die Zukunft lesen können.

Vieles bleibt nach wie vor rätselhaft, ist nicht voraussehbar und so stehen wir ratlos vor vielen unbeantworteten Rätseln und Fragen in Bezug auf unser menschliches Dasein. Wir, die vielleicht an eine höhere Macht glauben, müssen lernen, loszulassen und uns treiben zu lassen in der Ungewissheit, was kommen mag. Ich vertraue auf Gottes schützende Hände und hoffe, dass er mir seine Güte zuteil werden lässt. Anscheinend hält er mich für stark genug, dieses Schicksal zu meistern. Ich hoffe, er gibt mir auch weiterhin Kraft, mich vor allen negativen, Energie raubenden Einflüssen von außen zu schützen. Ich hoffe, Gott gibt mir das Vermögen, positiv zu denken und all meine Sorgen, Ängste und Zweifel zu überwinden."

Annas Brief an den lieben Gott

Herr, hilf den Zweiflern, positiver zu denken, gib den Besserwissern die Eingebung, dass nicht sie allein die Wahrheit kennen, dass auch sie nur Menschen sind, die sich irren können. Gib jenen, die sich einmischen, die Erkenntnis, dass sie zuerst ihr eigenes Leben regeln müssen, bevor sie den anderen ihre Ratschläge erteilen. Hilf den Gutgläubigen, dass sie sich nicht immer alles gefallen lassen und dadurch zum Opfer werden. Gib den Gutmütigen das Selbstbewusstsein, stopp zu sagen, sich nicht unterkriegen zu lassen und mutig ihre Meinung zu vertreten. Lass mehr Gerechtigkeit auf dieser Welt walten, sodass es sich nach wie vor lohnt, Gutes zu tun.

Erinnere uns daran, Freude an den kleinen Dingen des Lebens zu zeigen. Lass unsere Augen leuchten wie Kinderaugen. Lass unsere Seele Purzelbäume schlagen und unsere Lippen lächeln. Bring unsere Herzen zum Lachen. Gib uns Standfestigkeit und Halt. Hilf uns, einen Sinn im Leben zu finden. Zeig uns unseren Weg. Gib uns Klarheit, um Dinge besser zu verstehen. Lass und dankbar und zufrieden sein, dass wir Teil dieses Universums sein dürfen. Gib uns Kraft zum Leben. Hilf uns, unsere Schmerzen und Seelenqualen zu überwinden. Zeig uns, dass es dich gibt, dass du uns nicht vergessen hast. Nimm teil an unserem Leben, Anteil an unseren Leiden und freue dich, wenn es uns gut geht. Belohne uns, wenn wir Gutes tun und gib uns die Würde und Selbsterkenntnis, uns nicht selbst zu bestrafen.

Sei Vater für uns und Mensch, zeig deine Güte und lass unsere Herzen leuchten. Wärme uns, wenn wir frieren. Bleib bei uns, wenn es dunkel wird und führ uns zurück zum Licht. Verurteile uns nicht und verzeih uns unsere Sünden und Fehler. Lass uns zusammenhalten. Setze dich ein für den Frieden auf dieser Welt. Gib uns Stärke und Kraft. Schenk uns Augen, Ohren und Hände, um die Wunder des Lebens zu entdecken und einen positiven Beitrag für eine gerechtere Welt voller Hoffnung, Liebe, Respekt und Toleranz zu leisten.

Gott im Himmel, hörst du mich?

Tanz als Therapie

Annas Seele lacht und weint zugleich. Sie tanzt, vergisst für einen Augenblick, doch die Trauer holt sie wieder ein. Sie betrauert ihr junges, altes Leben. Ihre Seele schreit nach Harmonie und Schönheit, nach Liebe und Leben. Sie weint, doch ihre Tränen trocknen schnell. Kann sie einfach vergessen und neu anfangen? Wird Gott ihr dabei helfen? Die griechischen Lieder wecken ihre Seele, lösen ihre Tränen und lassen sie vergessen.

Anna umarmt ihr Leben. Wird es wie früher sein? Nein, ihr zweites Leben wird anders, mit neuen, vielleicht ähnlichen Gefühlen, in einer anderen Zeit und Welt. Ein bisschen allein fühlt sie sich immer noch, fast wie ein Kind, doch die griechischen Rhythmen wärmen und begleiten sie. Annas griechische Seele tanzt, hier in der Schweiz.

Vielleicht, ja sogar sicher, hat Anna ihr Feuer unterdrückt. Hin und her gerissen zwischen Österreich und der Schweiz, hat sie ihre *„griechische Seele"*, ihr Ich, vergessen. Mit der griechischen Mentalität fühlte sich Anna schon immer auf eine besondere Art und Weise verbunden. Damals, als sie in jungen Jahren zum ersten Mal das Meer sah, diese Tiefe und Weite, die Farben Griechenlands, wusste sie: *„Das ist es!"* Dieser Moment berührte sie sehr, sprach tiefe Schichten ihrer Seele an und gab ihr ein unbestimmtes Gefühl von Vertrautheit, Heimat und Nähe, so als hätte sie dort schon einmal gelebt. Diese Wärme und Lebensfreude, dieses Feuer und die Melancholie deckten sich mit vielen Teilen ihrer Seele.

Seit dieser Begegnung lebte sie diesen Teil noch viel bewusster, bis sie ihn im Laufe der letzten fünfzehn Jahre immer mehr vergaß, verdrängte und begrub. Sie hat diese Seite komplett vernachlässigt, ihr Feuer gelöscht und ihre Gefühle untergraben. Sie hat ihre Fraulichkeit zurückgedrängt und ihre Melancholie in Trauer umgewandelt, die sie in die tiefsten Schichten ihrer Seele einbetoniert hat.

Drei Seelen in der Brust – in einem einzigen Körper!

Jeder Mensch hat verschiedene Seelenanteile: Anna vereinigt sie in Form ihrer österreichischen Wurzeln, ihrer griechischen Seele und der schweizerischen Wesensart, die sie sich im Laufe der Jahre angeeignet hat. In ihrem Körper sind der Süden und Norden mit der Mitte vereint. Sie ist immer ein Mensch gewesen, der versucht hat, den goldenen Mittelweg zu gehen. Das ist ihr nicht immer gelungen. Manchmal kam Annas Feuer dazwischen, ein andermal stand ihr der Perfektionismus im Weg. Dennoch muss sie all ihre Seiten leben und integrieren. Anna ist ein temperamentvoller, feuriger Mensch, aber auch ruhig, herzlich und offen. Ein anderer Teil in ihr ist introvertiert, ordnungsliebend, harmoniesüchtig und sicherheitsbedürftig.

Anna hat ein reiches Innenleben mit intensiven Gefühlen, doch in ihr ist auch eine starke Verstandesseite, die nach Vernunft und Ordnung strebt. Die Vergangenheit wird in ihr immer weiterleben, doch auch gegenwärtig ist sie noch der Mensch, der sie schon früher gewesen ist, auch, wenn sie sich weiterentwickelt hat und gereift ist: Sie hat sich nicht komplett neue Kleider angezogen und das wird sie auch in Zukunft nicht tun.

In ihrem zweiten Leben wünscht sich Anna Wärme, Zärtlichkeit und Liebe, Geselligkeit und glückliche Stunden, aber auch Ruhe und Ausgeglichenheit. Sie wünscht sich, dass ihr Feuer weiterhin brennt, dass ihre Seele vor Freude Purzelbäume schlägt und, dass sie all ihre Gefühle leben darf. Die griechischen Texte sagen die Wahrheit, sie sprechen aus ihrem tiefstem Herzen und der Seele. Anna tanzt Sirtaki, mit überkreuzten Beinen, sie schwingt ihre Hüften im Takt und klatscht in die Hände.

„Die Sonne wärmt meine frierende Seele, der lauwarme Herbstwind streichelt mein Gesicht. Die Sonnenstrahlen küssen meine Wangen und in meinen Augen spüre ich die Tiefen des Meeres. Mutter, sei nicht traurig, Mutter, weine nicht...“

Die salzigen Tränen berühren Annas Mund und trocknen ihre Kehle aus. Anna nimmt einen Schluck Quellwasser, das sie neu belebt und erfrischt. Sie sieht den Kindern zu, wie sie unbeschwert spielen, sich im Spiel vergessen und ihre Anwesenheit gar nicht wahrnehmen, weil sie so vertieft sind. Anna wünscht sich, noch einmal diese Unbekümmertheit zu haben, diese Spontanität und Lebensfreude, diese Energie und Unwissenheit, dieses Feuer und diesen Elan. Der Herbstwind tanzt ihr um die Ohren. Er läd sie ein zu einem Ballett.

Ela, chorepsoume – Komm, wir tanzen...

Frei sein

Das Lied „*I want to break free*" der Gruppe *Queen* hämmerte lautstark aus dem Radio. Dieser Song hatte sie bereits in ihren Teenager- und Jugendjahren begleitet. Sie waren damals in einer Aufbruchsstimmung. Die ersten Rendezvous und die allerersten Motorradfahrten gaben ihnen Freiheit, brachten ihnen die Liebe und beflügelten ihre Abenteuerlust. Immer wieder, wenn Anna dieses Lied im Radio hörte, kamen die alten Zeiten hoch und das Gefühl von Freiheit erfasste sie ganz und gar. Aus voller Kehle sang sie mit und sprengte für einen Augenblick alle Grenzen. Monate vor ihrem Schlaganfall hörte sie diesen Song immer wieder. Am liebsten hätte sie sich in manchen Momenten dieses Freiheitsgefühl zurück erobert, besonders in Zeiten, in denen ihr alles zu viel geworden war. Vieles war ihr über den Kopf gewachsen.

Die Menschen in ihrem Umfeld fraßen sie manchmal mit ihren unzähligen Bedürfnissen fast auf, die immer grösser werdende Isolation als Hausfrau und Mutter ließ beinahe die Decke auf ihren Kopf fallen, obwohl sie ihr soziales Netz in den letzten Jahren immer mehr erweitert hatte, doch Anna hatte Mühe mit dieser Eintönigkeit und wurde immer unzufriedener in ihren gemütlichen, aber einsamen vier Wänden, die sie vom Rest der prickelnden Welt abschotteten. Sie war schon lange auf der Suche nach neuen beruflichen Perspektiven gewesen, die sie im folgenden Jahr umsetzen wollte, doch ihr Schicksalsschlag kam dazwischen. Wieder nichts gewesen!

Anna hatte sich so viel Mühe gegeben, neue Visionen im Kopf entwickelt, Pläne für die Zukunft gemacht und nun das! Sie war wütend. Sie hatte erneut Lust, auszubrechen und sich aus diesen Fesseln zu befreien. Wieder musste sie Steine aus dem Weg räumen. Es kam ihr vor wie eine Sisyphusarbeit. Immer wieder war sie aufgestanden, in all den Jahren und ließ sich trotz der Hindernisse nicht den Mut nehmen. Auch jetzt war sie wieder das Stehaufmännchen, das sich trotz Schwierigkeiten nicht in die Knie zwingen ließ. Vor allem durch ihre Kinder hatte Anna die Sonne im Herzen bis jetzt nicht verloren.

Elias und Sarah, die ihre Mutter oft zum Lachen brachten, gaben ihr viel Kraft, trotz der anstrengenden Jahre, die hinter ihr lagen. Aufbruchstimmung hieß für Anna in der Gegenwart, dass sie nach vorne blicken wollte. Sie würde einen neuen Weg beschreiten und zurück in die Freiheit gehen. Das erste Mal im neuen Leben frei sein, frei von Beschwerden, Ängsten und Sorgen, frei tun und lassen zu können, was man möchte. Frei entscheiden zu können. Frei zu sein von Zwängen und Erwartungen, sich frei bewegen zu können und damit alle Freiheiten zu haben. Befreit von inneren Fesseln und äußeren Ketten.

Anna schreitet zielgerichtet und mit geradem Haupt in ihre wieder gewonnene Freiheit zurück. Sie breitet die Arme aus und läuft der Sonne entgegen. Sie fühlt sich frei, denn sie hat sich ein Stück Freiheit zurückerkämpft und ihre Ketten gebrochen. Der Wind bläst sie zurück ins Leben. Ihre Füße tragen sie und führen sie in die heiß ersehnte Freiheit zurück.

Drei Seelen in der Brust

Vierzehn Tage später...

Anna hatte neue Erkenntnisse dazu gewonnen, nein, eigentlich wusste sie es ja schon vorher, doch sie hatte vieles verdrängt. Als sie in die Schweiz kam, war sie hin und her gerissen zwischen drei Welten: Sie arbeitete in der Schweiz, ihre Liebe war in Griechenland und in Österreich waren ihre Wurzeln. Auch heute noch hatte sie diese drei Seelen in der Brust. Annas älteste Seele war wohl die griechische, vielleicht hatte sie dort ja einmal in einem früheren Leben gelebt. Ihre jüngste Seele war die schweizerische. Irgendwie musste sie Einklang zwischen diesen drei Welten finden, diese so unterschiedlichen Seelenanteile unter einen Hut bringen: das Feuer und die Melancholie, die Gemütlichkeit und Geselligkeit, das Harmoniebedürfnis und die Ordnungsliebe.

Anna verband ihr Fühlen vor allem mit Griechenland. Wie sie dieses Land und seine Bewohner kennengelernt hatte, gab es dort sehr feinfühlige, sentimentale und feurige Menschen. Das griechische Temperament ist eine Mischung aus Melancholie und purer Lebensfreude. Nicht nur Liebe und Sinnlichkeit spielen eine wesentliche Rolle, auch das Leben von Traditionen, ein großer Familiensinn, Gastfreundschaft und Weltoffenheit sind besondere Merkmale der Griechen.

Die Kultur ist überall spürbar und die Musik begleitet die Menschen durch das ganze Jahr. Die Griechen sind vielseitig interessiert, intellektuell veranlagt und offen für das Neue. Das Meer widerspiegelt diese Weltoffenheit und seine Tiefe spricht für die Melancholie in den Herzen der Menschen. Gefühle gehen tief und dringen weit ins Unterbewusstsein vor. Die Sonne ist Ausdruck für Wärme, Licht, Feuer und das griechische Temperament. Anna verband viel mit diesem Volk und Land. Ihre feurige, melancholische, sinnliche und weltoffene Seite durfte nicht zu kurz kommen. Am Besten konnte sie diese Seite im Tanz ausleben, aber auch, wenn sie Musik hörte, schrieb, diskutierte, liebte und im Umgang mit guten Freunden und Menschen, die ihr ähnlich waren.

Annas österreichische Seite, das sind ihre Wurzeln, da ist ihr Körper zu Hause, dort ist sie geboren und aufgewachsen. Diese Seite findet Anna im Tanz, aber auch beim Fußball spielen, Wandern und geselligen Beisammensein, in der Natur, allein, aber auch mit Freunden, in Gesellschaft, im Umgang mit Kindern und in ihrer Familie. Die Österreicher sind sehr gesellige Menschen: spontan, offen, fröhlich und ausgelassen, gastfreundlich, herzlich und familienfreundlich. Ihre Landsleute hat Anna in ihrer Kindheit als gefühlvoll und aufopfernd erlebt. Die Menschen dort sind arbeitsam und besitzen eine große innere Stärke. Die beiden Weltkriege haben das Land geprägt. Der Österreicher hat gelernt zu kämpfen, aber auch sich anzupassen. Die vielen europäischen Einflüsse sind in jedem Bundesland spürbar. Ungarn, Tschechien, die Slowakei, Italien, Slowenien und Kroatien, Deutschland, die Schweiz, verschiedene mitteleuropäische, aber auch slawische und römische Einflüsse prägen Land und Leute.

Anna liebt das gemütliche Beisammensein, die typisch österreichische Gemütlichkeit und Ruhe. So wie sie ihre beiden Kinder erzieht, hat viel mit ihren Wurzeln zu tun. Stets hat sie diese Kinderliebe und Familienfreundlichkeit in ihre kleine Familie einfließen lassen. Sie hat die Traditionen, mit denen sie in Österreich aufgewachsen ist, an ihre Kinder weitergegeben.

Annas schweizerischer Seelenanteil hat viel mit Verstand, Vernunft, Sicherheitsdenken, Genauigkeit, Zielgerichtetheit, Verantwortungsbewusstsein und Ehrlichkeit gemein. Die Schweizer selbst sind natürlich ein bunt gemischtes Volk: Vom Deutschschweizer bis zum Tessiner, dem Welschen und Rätoromanen findet man auch andere multikulturelle Einflüsse aus der ganzen Welt. Der Schweizer lässt sich nicht in ein Schema pressen: Vom Südländer bis zum gemütlichen Eisbären trifft man hier alles. Das Urige wird kombiniert mit dem Modernen, Tradition und Konservatismus bilden ein Pendant zu Weltoffenheit und neureichem Trendsettertum.

Die Welt und das Ausland verbinden die Schweiz mit Schokolade, Käse, Banken und Uhren, aber auch mit Sauberkeit, perfekter Organisation und einer gewissen Eigenbrötelei. Der Schweizer gilt als korrekt, zuverlässig, pflichtbewusst und fleißig, wobei auch hier, wie in jedem anderen Land auch, alle Arten von Menschen leben. So ist es naheliegend, dass bei so viel Sauberkeit auch ordentlich Schmutzwäsche gewaschen wird. In den letzten zehn Jahren ist die Schere zwischen Arm und Reich immer grösser geworden. Das Land hat viel von seinen Ursprüngen verloren. Das Klischee der Schweiz besteht aus einem Bilderbuchdenken. Gewisse Einflüsse sind auch heute noch deutlich spürbar.

Für Anna hat ihre persönliche schweizerische Seite viel mit beruflichen Ambitionen zu tun. Ihr Pflichtbewusstsein, die Ordnungsliebe und ihr Verantwortungsgefühl widerspiegeln diese Seite, die sie sowohl in ihrem Beruf als Krankenschwester auslebte, aber auch zu Hause als Familienfrau einsetzen konnte. Es bedingte jedoch, dass sie Anerkennung für ihr Tun fand. Das war in ihrem Beruf als Krankenschwester absolut der Fall gewesen, als Familienfrau verlor sie diese Wertschätzung, obwohl sie den schönen Beruf der Familienfrau oft anstrengender empfand als die Arbeit einer Krankenschwester in den turbulentesten Zeiten. Im Spital arbeitete Anna im Team, sie hatte einen angemessenen Lohn und schätzte die gute Zusammenarbeit mit ihren Kollegen. Sie liebte die offene und tolerante Atmosphäre in den sonst eher steril anmutenden Räumlichkeiten eines Spitals.

Auch innerhalb des Fußballclubs hat Anna den Austausch als sehr bereichernd empfunden. Auch dort hat sie mehr Lob und Anerkennung erhalten als in all den Jahren als Familienfrau. Dies zeigt wohl, wie undankbar die schöne Aufgabe zu Hause mit den Kindern teilweise ist. Gesellschaftlich findet der Beruf der Familienfrau nur wenig Beachtung. Niemand sagt dir danke und belohnt dich, selbst, wenn du den perfektesten Haushalt führst und die bestens erzogenen Kinder hast. Wenn jedoch einmal etwas nicht stimmt, hagelt es schnell Kritik. Gerne wird man belächelt und es gibt einige Leute, die meinen, man könnte zu Hause die Beine hoch lagern und mit anderen Müttern Kaffee trinken, gemütliche Spaziergänge machen und die Schaufenster diverser Geschäfte betrachten, im Sommer im Schwimmbad herumhängen und den Winter auf der Skipiste verbringen.

Das war auch der Grund, warum Anna stets Zusatzarbeit leistete, auf freiwilliger und unentgeltlicher Basis und sich ständig weiterbildete, um sich zumindest bedingt als vollwertiges Mitglied dieser Gesellschaft zu fühlen. Tatsache ist: Wenn man seinen Beruf aufgibt, befindet man sich auf dem Abstellgleis. Es spielt keine Rolle, ob die Kinder bei den Großeltern oder einer Tagesmutter sind, die Arbeit bleibt nicht aus, doch die Frau, die Verzicht zugunsten anderer leistet und ihre berufliche Karriere vernachlässigt, um sich voll und ganz der Familie, Haus, Hund und Garten zu widmen, bleibt auf der Strecke. Davon redet die ältere Generation nicht, man sieht nur die egoistischen, karriereorientierten Mütter und Frauen, die ihre Kinder vernachlässigen oder sich aus purem Eigeninteresse gegen den Nachwuchs entscheiden.

Anna war nicht egoistisch gewesen, im Gegenteil, sie hatte einen nicht unwesentlichen Teil ihrer seelischen Bedürfnisse vernachlässigt und sich zu sehr aufgeopfert, sodass für sie persönlich und ihre Gesundheit so einiges zu kurz gekommen war. Sie hatte vieles unterdrückt, zu Gunsten der anderen und sich damit gesellschaftliche, aber auch private Zwänge auferlegen lassen. Sie wurde von ihrer Umwelt in Fesseln gelegt und hatte sich auch selbst ein Korsett angezogen. Sie hat sich anketten und einengen lassen, kurzum: Sie hat ihre eigenen Bedürfnisse komplett vernachlässigt. So ist das Feuer in ihr versiegt und die Leidenschaft eingedämmt worden. Doch das Schlimmste daran: Anna hat ihre Tränen und den Kummer unterdrückt. Sie ist zu tapfer gewesen und hat sich zu viel aufgeladen. Sie hat ihre Wut beiseite geschoben und sich so noch mehr angepasst.

Ihre österreichische Seite hatte Anna gelebt. Sie war häufig in ihrer Heimat, pflegte enge Kontakte zu Verwandten, Freunden und Bekannten, doch sie hatte diese Seite auch überbeansprucht. Anna war zu offen, zu herzlich und zu aufopferungsbereit gewesen. Ihre Gastfreundschaft und Menschenliebe wurden ausgenutzt. Sie wollte es allen recht machen und sah es fast als ihre Pflicht, Gutes zu tun. Die Gemütlichkeit kam dabei zu kurz, durch diesen grenzenlosen Einsatz für ihre Mitmenschen. Anna hatte stets offene Türen, für fast jedermann. Statt damit zufrieden zu sein, sind die Erwartungen von außen gestiegen. Irgendwann konnte sie Anna nicht mehr erfüllen. Der Spagat zwischen ihrer alten und neuen Heimat hat sie in tausend Stücke zerrissen.

Anna lebte in zwei Alltagen. Sie teilte ihr Herz, bis sie eines Tages aus heiterem Himmel vom Schlag getroffen wurde, auseinander gerissen in zwei Hälften, links und rechts. Zurück blieb ein heilloses Chaos in ihrem Körper und ihrer Seele. Wohl gab es auch Positives bei der ganzen Sache: Anna hatte Kontakte zu vielen Menschen, sie lebte Traditionen weiter, öffnete sich für neue Mentalitäten, vergaß trotz allem ihre Wurzeln nicht, pflegte einen intensiven Kontakt zur Natur, konnte ihre Leidenschaft, das Reisen, ausleben und blieb fit und jung im Herzen.

Leider wurde Annas anspruchsvolle Arbeit zu wenig belohnt und die Lorbeeren ernteten meist die anderen. Sie wurde um die eigenen Früchte bestohlen. Geerntet haben die Mitläufer, klammheimlich und vieles als selbstverständlich betrachtet. Anna hat das Zepter erhalten und gleichzeitig die Arbeit der Untertanen gemacht. Sie hat Verantwortung übernommen, während sich andere davon gemacht haben, um dann die Früchte einzuheimsen und sich als große Helden aufzuspielen.

Gleichzeitig konnte Anna nicht nein sagen. Sie musste schwierige Situationen meistern und manchmal auch die Fehler der anderen ausbaden sowie für Dinge gerade stehen, die nichts mit ihr zu tun hatten, bloß, weil sie Verantwortung in verschiedenen Bereichen übernommen hatte. Vielleicht hat sie ja ein Helfersyndrom, doch sozial engagierte Menschen gibt es immer seltener und so werden jene eingeteilt, die noch übrig geblieben sind. Auf der anderen Seite gibt es nicht wenige, die nur profitieren wollen, jedoch nicht auf den Mund gefallen sind, wenn es darum geht, Kritik loszuwerden. Bittet man sie einmal um Hilfe, verschwinden sie schnell und hüllen sich in unendliches Schweigen. „Manna", schreien sie, doch, wenn man ihnen sagt, dass sie auch mit anpacken müssen, schleichen sie sich schnellstmöglich davon. Auf Nimmerwiedersehen.

Anna hat in den letzten Jahren zu viel um die Ohren gehabt, obwohl sie in den Augen gewisser Leute „nur" zu Hause gewesen und keiner anerkannten beruflichen Tätigkeit nachgegangen ist. Letztendlich hat ihr das Schicksal noch einige Male einen Strich durch die Rechnung gemacht und ihr so nebenbei einiges auferlegt, doch was nützt es, sich darüber aufzuregen. Anna muss wieder nach vorne blicken und erneut ihre Kampfmontur anziehen. Sie ist schon mehrmals ins kalte Wasser geworfen worden. Bis jetzt ist sie nicht ertrunken, im Gegenteil, sie hat sich immer irgendwie über Wasser gehalten, wenn zum Teil auch nur knapp.

Ihre schweizerische Seite hatte Anna großzügig ausgelebt. Ihr Perfektionismus ruinierte sie fast, ihr Verstand hielt sie des Öfteren zurück und ihre Vernunft schränkte sie ein. Sie war zu ehrlich, zu gewissenhaft, zu verantwortungsbewusst und viel zu vernünftig gewesen. In vielerlei Hinsicht hatte sie sich ein Korsett angelegt. Sie befand sich wohl des Öfteren in einer einengenden Ritterrüstung. Edel sein wollte sie dabei aber nicht. Es war vielmehr ein Eigenschutz, der sie vor äußeren Angriffen bewahren sollte.

Ihre griechische Seite hat Anna unterdrückt: Freude, Tanz, Melancholie und Tränen, Lebenslust und Gemütlichkeit, Ruhe und nachdenkliche Stunden sind dabei zu kurz gekommen. Annas inneres Feuer wurde zur kalten Asche und ihre Gefühle wurden zu Eis. Sie ist innerlich erstarrt und hat sich äußerlich bis am Schluss über Wasser gehalten. Sie hat Mut, Durchhaltekraft und Stärke gezeigt – bis zu ihrem Schlaganfall. Anna war zu stark gewesen. Sie wollte es allen zeigen und dabei kam sie selbst zu kurz. Sie hatte sich so sehr verausgabt, dass ihr Herz beinahe aufgehört hätte, zu schlagen.

Nun muss Anna wieder alle Seiten leben und die drei Seelen in ihrer Brust vereinen. Sie muss Einklang finden zwischen Seele, Körper und Geist. Konkret bedeutet das: Sie wird sich Freiräume schaffen, mehr tanzen und lachen und weniger auf sich laden. Sie muss lernen, zu delegieren und auch mal Härte mit den anderen zu zeigen. Ihre Aufgabe ist es nun, gefühlvoller und sensibler mit sich selbst umzugehen, sich mehr zu gönnen, um ihren Bedürfnissen gerecht zu werden.

Die Natur, der Sport, das Schreiben und Tanzen werden weiterhin ihre Quelle der Kraft bleiben. Sie wird ihre Kreativität ausleben und sich gemütliche Stunden der Ruhe gönnen, in denen sie ihre Seele baumeln lassen kann. Sie wird wieder verrückte Dinge machen und noch einmal Kind sein dürfen, sie wird wieder Spaß haben und das Leben genießen. Sie wird ihr positives Denken nicht verlieren. Die Sonne wird bald wieder in ihrem Herzen scheinen und ihr inneres Feuer wird die Leidenschaft wieder wecken.

Anna nahm sich vor, das Leben nicht mehr allzu ernst zu nehmen und sich besser abzugrenzen. Sie wusste nun: *„Ich darf meine eigene Persönlichkeit nicht vernachlässigen."* In keiner Beziehung wollte sie sich mehr einengen lassen und frei entscheiden, was gut für sie war, aber auch nein sagen, wenn sie etwas nicht wollte. Sie würde zu ihrer Meinung stehen. Sie wollte nun endlich ihren Interessen nachgehen und sich nicht mehr fremdbestimmen lassen. Diese Freiheit würde sie sich nicht mehr nehmen lassen. Sie wollte sich nicht anpassen, nur um anderen zu gefallen oder nicht aufzufallen. Sie würde sich wehren und keine Opfer mehr bringen. Anna schrieb all ihre Ziele und Vorhaben in ihr Tagebuch:

Ich werde gute Kontakte zu meinen Freunden und Mitmenschen pflegen, darf aber auch erwarten, dass etwas zurückkommt. Die Brücke ist wichtig, Kompromisse sind nötig, aber der Mensch darf dabei nicht draufgehen. Meine Seele und meinen Körper werde ich nicht verraten und mich in Zukunft besser schonen. Ich werde mich geistig öffnen, aber nicht durchdringen lassen. Zu meinem Naturell, meinen Schwächen und Stärken, werde ich stehen und mir nicht den Stempel der Umwelt aufdrücken lassen. Noch einmal werde ich mir meine Leidenschaft und Lebensfreude nicht nehmen lassen.

Doch ich will auch fair, aufrichtig und ehrlich bleiben. Ich werde mich nicht zum knallharten Egoisten entwickeln, sondern das Gute im Herzen bewahren. Ich werde weiterhin Freundin, Mutter und Mensch sein. Doch ich werde abwägen, nicht nur geben, sondern auch nehmen. Ich werde mein Leben aktiv gestalten und nicht nur von den schönen Dingen träumen. Ich werde meine Träume leben und meiner Seele Nahrung geben, meinen Körper als solchen schätzen und lieben und mich trotz aller Defizite und Schmerzen wohl fühlen in meiner Haut. Ich werde meinen Geist öffnen und mich von der Schönheit des Lebens inspirieren lassen."

Geburtstag

Es war ein schöner, sonniger Oktobertag und Elias zwölfter Geburtstag. Der goldene Oktober zeigte sich von seiner besten Seite. Gemeinsam hatten sie einen Schokoladenkuchen gebacken und mit bunten Smarties verziert. Darauf brannten nun zwölf Kerzen, als alle gemeinsam ein Ständchen für Elias sangen. Sarah sang voller Inbrunst mit und schaute spitzbübisch in die Runde. Elias blickte gebannt auf den Kuchen und bereitete sich innerlich darauf vor, alle Kerzen auf einmal auszupusten und sich dabei etwas zu wünschen.

Anna musste lächeln. Wie sehr Sarah ihren großen Bruder bewunderte. Sie eiferte ihm nach und war nicht nur Elias Spielkameradin, sondern bereits eine ernst zu nehmende Konkurrenz. Doch das spielte heute keine Rolle. Schließlich stand Elias im Mittelpunkt des Geschehens und alle freuten sich bereits auf den zweiten Teil des Zeremoniells: das Geschenke auspacken.

Anna hatte sich besonders Mühe beim Geschenke einkaufen gegeben, obwohl sie es diesmal außerordentlich anstrengend fand, durch die Läden zu streifen. Ein Fußball, ein Pullover, ein T-Shirt, kurze Turnhosen, nagelneue Fußballschuhe und ein Buch, selbstverständlich zum Thema Fußball, lagen fein säuberlich verpackt auf dem Tisch. Elias sagte zu seiner Mutter: *„Mein schönstes Geschenk ist, dass du Mama wieder da bist!"*

Anna war zu Tränen gerührt. Sie hatte eine gute Beziehung zu ihren Kindern. Der Aufwand hatte sich gelohnt. Nichts ist umsonst. Irgendwann wird man für seinen Einsatz belohnt. Sie hatten einen guten Draht zueinander, auch, wenn sie nicht immer gleicher Meinung waren. Diese Tatsache gab Anna viel Kraft. Ihre Familie gab ihr den Rückhalt, den sie dringend brauchte. Sie waren in dieser Zeit noch enger zusammengewachsen. Anna spürte diese Rückendeckung, die ihr Schutz gab, wenn andere sie verletzten. Mittlerweile konnte sie sich zwar ganz gut selbst wehren, doch sie war froh, hatte sie Menschen um sich, die sie unterstützten. Anna spürte die Welt um sich herum, dieses Beben in ihr und die großen, breiten Flügel, die sie ins Leben zurücktrugen. Plötzlich realisierte sie: *Es hat alles seinen Sinn, auch, wenn wir Menschen ihn nicht immer erkennen.*

Anna glaubt wieder an das Gute, an eine Gerechtigkeit im Leben und daran, dass jede negative Seite auch eine positive Seite hat. So wie früher, da hat sie gewusst: *Nach jedem Gewitter scheint wieder die Sonne.* Sie hat nun erfahren, dass es im Leben nicht nur bergab geht: Es gibt Kurven, Umwege und Kreuzungen, wo man sich entscheiden muss. Es geht geradeaus und bergauf, langsam und stetig, aber sicher und zielgerichtet. Dieser Weg ist kein einfacher, er ist wahrhaftig steinig, doch er führt Anna zu sich selbst zurück.

Sie hat einen unbändigen Überlebenswillen und ist davon überzeugt, dass der Weg, den sie jetzt eingeschlagen hat und in vollem Bewusstsein auf ihren persönlichen Schienen, Wegen und Umwegen geht, der richtige ist, was auch immer kommt und wie auch immer sie sich entscheidet. Ihr altes Leben ist Vergangenheit. Sie ist nicht traurig, sondern dankbar, dass sich ihre Lebenslinien neu verbinden.

Eine Fortsetzung des alten Lebens wird es in dieser Form nicht geben. Dafür hat sich zu viel verändert. Die Szenen im Drehbuch von Annas Leben wurden noch einmal neu aufgerollt, die Figuren sind dieselben geblieben, doch die Story hat einen Wendepunkt erreicht. Alle Beteiligten sind nun gefordert. Ob Hauptakteur, Nebenrolle oder Statist, die Regeln bleiben dieselben: Je authentischer der Einzelne ist, desto besser und erfolgreicher wird das Stück.

Annas Aufgabe wird es nun sein, den roten Faden wieder zu finden. Wie die Geschichte ausgehen wird, weiß noch niemand. Kommt es zu einem Happy end? Findet das Ganze einen tragischen Ausgang? Wird die Verteilung der Rollen noch einmal neu aufgemischt? Vielleicht ist es sogar nötig, aus einem Drama eine Komödie zu machen. So schwierig es ist, eine Geschichte noch einmal umzuschreiben und das Genre zu ändern, so unverhofft ist vielleicht auch der Ausgang dabei. Das Leben ist immer für Überraschungen gut...

Trauer – Loslassen

Liebes Tagebuch!

Tausend Gedanken gehen mir durch den Kopf, die ich nun loswerden möchte. Ich erinnere mich an meine Großeltern, die die harten Kriegsjahre erlebten. Bereits in jungen Jahren mussten sie vieles loslassen. Diesen Prozess des Loslassens muss ich erst lernen. Die Vergangenheit loslassen, die Trauer, die Wut und die Schmerzen.

Ich blicke in den Spiegel der Wahrheit und ich weiß: Meine Aufgabe ist es nun, Abschied zu nehmen von meinem alten Leben. Wir müssen alle täglich aufs Neue loslassen. Wir trennen uns von lieb gewordenen Menschen, nicht nur, weil der Tod uns scheidet, nein, wir trennen uns auch in Freundschaften und Beziehungen, lassen nette Arbeitskollegen zurück, wenn wir unseren Job wechseln, wir verabschieden uns von Schulfreunden, Militärkameraden oder von Nachbarn, wenn wir unseren Wohnort wechseln. Wir lassen Altes los, um neue Erfahrungen machen zu können.

Zuerst verlassen wir den Bauch unserer Mutter. Es war warm, bequem und wir fühlten uns geborgen darin. Unsere Geburt ist der erste Schritt in die Welt. Wir kommen hierher, um außerhalb dieser geschützten Höhle Erfahrungen zu sammeln, in Begleitung, aber auch allein. Wir lassen die Hand der Mutter los und machen unsere ersten Schritte. Wir klettern auf Bäume und betrachten die Welt von oben. Wir fallen auf den Kopf und ziehen uns eine Beule zu. Wir stehen auf, vergessen die Schmerzen, steigen aufs Fahrrad und treten kräftig die Pedalen durch. Kein geschürftes Knie, keine blauen Flecken und kein Gips halten uns davon ab, die Welt zu entdecken.

Auch unsere Seele muss Erfahrungen sammeln: Der erste Schrei, die ersten Tränen, wenn uns Mama ins Kinderbettchen zurücklegt, das erste Gebrüll, wenn wir im Kindergarten allein sind, die Tränen am ersten Schultag, der erste Liebeskummer. Wir sind ständig dabei, loszulassen. Wir müssen uns von alten Gewohnheiten trennen, Dinge, die uns liebgeworden sind, loslassen und entsorgen, wenn wir unsere Wohnung nicht zur Rumpelkammer vergammeln lassen wollen.

Wir müssen uns von unserer Kindheit verabschieden, wenn wir erwachsen werden und unsere Kinder davonziehen lassen, wenn sie ihre eigenen Wege gehen. Wir müssen uns von unseren Verwandten und Eltern trennen und sie loslassen, wenn sie alt werden und sterben. Wir müssen unsere Heimat zurücklassen, wenn wir in ein anderes Land auswandern.

Es ist ein ständiger Kreislauf zwischen Loslassen und Neubeginn, zwischen Wachstum und Sterben, Geben und Nehmen, Säen und Ernten. Die Natur veranschaulicht uns dies deutlich durch die vier Jahreszeiten: Frühling – alles wächst und blüht, unsere Seele wacht auf, unser Körper wird angekurbelt, die Hormone spielen verrückt. Unser Geist sucht eine neue Herausforderung, unsere Augen werden wacher, unsere Herzen öffnen sich. Wir gehen nach draußen, nehmen Kontakt zu unserer Umwelt und unseren Mitmenschen auf. Es ist Zeit für einen Neubeginn.

Sommer: Sonne, Leben, Wärme, Abenteuer. Neue Erfahrungen sammeln, Freunde treffen, auf Wolke Sieben schweben, Feste feiern und bis spät in die Nacht hinein draußen sitzen. Ferienstimmung, ins Flugzeug steigen, neue Länder bereisen, andere Mentalitäten kennenlernen. Im Meer baden, das Strandleben genießen, eine Bootsfahrt auf dem See machen, sich im Kanu auf dem Fluss treiben lassen. Genießen, abschalten, staunen, in Hochstimmung geraten. Jede Minute auskosten, am Abend ausgehen, lange Tage und kurze Nächte. Jubel, Trubel, Heiterkeit.

Der Herbst holt uns auf den Boden zurück. Die letzten Sonnenstrahlen wärmen unsere Gemüter. Wir nehmen Abschied vom Sommer, lassen unsere Ferienliebe zurück, kleben die Fotos unserer letzten Strandferien ins Album ein und zehren von unseren Erinnerungen. Die ersten Blätter färben sich: gelb, rot und braun. Ein kalter Wind bläst in unser Gesicht. Wir ziehen einen Pullover und abends eine warme Jacke an. Die Blätter fallen lautlos von den Bäumen. Kahl stehen sie nun da, trostlos und leer.

Winter: Der erste Schnee deckt die grünen Wiesen zu. Die Natur ruht, Altes stirbt ab, die Tiere verkriechen sich in ihren Höhlen und machen einen langen Winterschlaf. Der Mensch zieht sich in die warme Stube zurück, heizt den Ofen ein, wärmt sich vor dem Kaminfeuer und rückt näher mit seinen Lieben zusammen. Das Jahr neigt sich wieder einmal dem Ende zu. Wir müssen Altes loslassen, Einkehr halten und uns auf einen Neubeginn besinnen. Wir heißen das neue Jahr willkommen. Fasching, Karneval, der Winter und die bösen Geister werden vertrieben, die Menschen sehnen sich nach dem Frühling, nach Wärme und Sonnenschein.

Jeder noch so kleine Abschied kann wehtun, aber uns gleichzeitig öffnen für Neues...

Der goldene Käfig

Dieses Gefühl, eingeengt und abhängig zu sein, erschlug Anna manchmal fast. Eigentlich kannte sie dieses Gefühl schon seit vielen Jahren. Einerseits war sie die Ausländerin, die Frau in der Fremde. Andererseits hatte sie ihren Beruf aufgegeben, um für das Wohl ihrer Familie zu sorgen.

Nach Annas Schlaganfall verstärkte sich das Gefühl zu ersticken wieder. Sie hatte ja Glück gehabt, sagten die einen. Sie habe ja eine Familie, meinten die anderen. Doch so einfach war das nicht. Anna war vorher ein selbständiger Mensch gewesen, eine Macherin, die Mutter, die sich um alles gekümmert hatte, eine Frau mit Energie und Lebensfreude, die Krankenschwester, die stets für die anderen gesorgt hatte, die Trainerin, die alles organisiert hatte, eine Powerfrau, die fast alles im Griff hatte, die Tochter, die sich liebevoll um ihre Eltern kümmerte, die Verwandte und Freundin, bei der immer alles harmonisch und reibungslos abgelaufen war (das dachten zumindest die einen), die glückliche Ehefrau, Mutter und Freundin, bei der alles rund lief (hinter die Kulissen wollte niemand schauen, auch, wenn Anna es zugelassen hätte), die Nachbarin, die gerne ihren Dienst anbot und die Kinder hütete und fast immer offene Türen hatte.

Dieses Bild hatten sich verschiedene Leute gemacht, ohne, dass Anna ihnen die rosa Brille aufgesetzt hätte. Sie ließ ihnen diese Illusion. Ihre Probleme interessierten diese Leute ohnehin nicht, sie waren zu sehr mit ihren eigenen beschäftigt. Die Realität war anders: Anna hatte es satt, das brave Mädchen zu spielen. Sie hatte genug davon, als Moralapostel, Anstandswauwau, als Vorzeigemutter, vorbildliche Ehefrau und devote Untertänige dazustehen. Sie hatte genug davon, die Opferrolle zu übernehmen.

Das war nicht Anna. Sie hatte genug von Geburtstagsfeiern, Hochzeiten und Beerdigungen. Sie hatte die Trauer und den Ärger satt. Sie konnte keine Friedhöfe und Kirchen mehr sehen. Anna hatte genug vom Haushalt und von einengenden Beziehungen. Sie hatte das Gefühl, eingesperrt zu sein und erdrückt zu werden. Sie entwickelte eine Angst vor Nähe, vor allzu tiefen Gefühlen, eine Angst vor dem Absoluten, sie hatte Panik, den Verstand zu verlieren, weil der Mensch Anna immer mehr verloren ging.

Sie hatte das Gefühl, im goldenen Käfig zu sitzen und fühlte sich wie ein Vogel mit lahmen Flügeln, der nicht fliegen konnte, ausgezerrt und eingesperrt. Dabei hatte sie alles – eine Familie, eine schöne Wohnung und fast alles Glück dieser Welt. Doch eines hatte sie verloren: Anna war nicht mehr sich selbst, in ihr existierte nur noch eine Hälfte. Sie hatte ihre Freiheit verloren und einen Teil ihrer Identität aufgegeben. Sie hatte sich untergeordnet und ihre Unabhängigkeit aufgegeben. Sie hatte sich ein Stück weit selbst zum Sklaven gemacht. Sie hatte ihre Gefühle unterdrückt und ihr Leben für die anderen gegeben. Sie hatte sich stets an die zweite und dritte Stelle gesetzt. Sie hatte Verantwortung für ihre Mitmenschen übernommen und sich so noch mehr aufgehalst.

Anna hatte auf das Vergnügen verzichtet und ihr Leben für die Selbstaufgabe geopfert. Sie hatte angepackt, weil es ihr gefiel, Verantwortung zu übernehmen, weil sie gerne tätig und hilfsbereit war. Sie hatte Lust, etwas in Bewegung zu setzen, am Puls des Lebens zu sein, mitzubestimmen und mit zu tragen, doch sie hatte es eindeutig zu weit getrieben. Sie hatte die Honigseiten zu wenig ausgekostet und sich die besten Kirschen aus dem eigenen Garten stehlen lassen. Anna hatte auch in schwierigen Situationen den Kopf hochgehalten, oft auch für andere. Sie hatte geschuftet, während andere auf der faulen Haut lagen, Pionierarbeit geleistet, damit andere ins gemachte Nest sitzen konnten. Sie hatte sich die eigenen Früchte vor der Nase wegschnappen lassen. Sie hatte ihre Rivalen und Feinde nicht ausgestochen, nein, sie hatte sie sogar noch unterstützt. Kein Wunder, dass da plötzlich Wut und Hass in ihr aufkamen. Sie war wütend auf sich selbst, aber auch auf gewisse Mitmenschen. Sie fühlte sich, als steckte sie in einer Falle fest. Vor einem Jahr hätte sich Anna am liebsten in ein Flugzeug gesetzt und wäre in alle Ewigkeit davongeflogen oder lieber noch an einen Palmenstrand, mitten in der Karibik. Stattdessen raubten ihr ein paar Leute den letzten Nerv. Sie hatte sich aussaugen und einengen lassen. Sie hatte so viel Gutes getan und nun wurde sie dafür auch noch bestraft.

„Das Leben ist ein einziger Betrug!", ging es Anna durch den Kopf. Die Wut kam hoch in ihr. Sie knallte die Tür hinter sich zu und rannte aus dem Haus. Es war Halloweenabend. Kinder mit gruseligen Kostümen gingen von Tür zu Tür, um ein paar Süßigkeiten zu erbetteln. Anna lief zum Bahnhof. Ein Auto kam quietschend um die Ecke. Anna erschrak. Sie sprang zur Seite. Der Fahrer beschleunigte sein Tempo und fuhr davon.

Leicht außer Atem löste sie beim Schalter ein Ticket nach Zürich. Im Zug fühlte sie sich etwas befreiter. Als Anna in der Stadt angekommen war, nahm sie all ihren Mut zusammen. Sie zwängte sich durch das Gewühl der Bahnhofstrasse und lief ziellos durch die Stadt. Das Adrenalin hielt sie wach und ihre Wut machte sich wieder bemerkbar. Sie bündelte all ihre Kräfte und rief in der nächsten Telefonzelle ihre Freundin Christina an. Sie bot ihr an, in die Stadt zu kommen. Sie trafen sich in einer Bar. Bei einem Glas Wein erzählten sie sich gegenseitig, was sie in den letzten Monaten erlebt hatten. Anna fühlte sich leichter und konnte sogar wieder lachen und Späße machen.

Irgendwann nach Mitternacht kam Anna wieder zu Hause an. Die Nacht war gespenstisch. Es war neblig und kein Mensch war mehr auf der Straße zu sehen. Anna kam sich wie eine wandelnde Leiche vor und gleichzeitig hatte sie Angst, irgendwelchen Gespenstern über den Weg zu laufen. Es war ja immer noch *Halloween*. Eiligen Schrittes lief sie nach Hause. Ihre Beine waren müde und konnten sie kaum noch tragen. Knapp schaffte sie es bis zur Haustür.

Das Adrenalin war wieder beträchtlich gesunken. Todmüde fiel Anna ins Bett. Die Gedanken drehten sich in ihrem Kopf. Es war ihre erste Zugfahrt gewesen. Sie hatte sich allein auf die Reise gemacht. Irgendwie war sie glücklich. Sie spürte dieses Freiheitsgefühl in der Brust. Sie war wieder ein Stück unabhängiger geworden. Sie hatte sich von den Fesseln befreit und die Türen des goldenen Käfigs aufgestoßen. Anna ist in die Freiheit zurückgeflogen.

Das Tor zum Bewusstsein

Die meisten Leute haben schon einmal etwas zum Thema „Schlaganfall" gehört. Jeder Schlaganfall ist anders, so individuell wie die Menschen sind. Je nach Region des Gehirns sind die Sprache, Motorik, das Gedächtnis, die Tiefen- oder Oberflächensensibilität, der Geruchsinn, der Tastsinn, die Sehtüchtigkeit, das Gehör oder anderes betroffen. Oft bestehen mehrere Defizite, die mehr oder weniger ausgeprägt sind.

Bei Anna war unter anderem die Motorik in Form einer Halbseitenlähmung betroffen. Zusätzlich hatte sie neben der Hemiplegie eine Hemianopsie, ihr linkes Gesichtsfeld war eingeschränkt. Man stellte auch Defizite in der räumlichen Orientierung, eine Ataxie, sogenannte Störungen in der Bewegungskoordination, einen Neglect, eine Einschränkung im Bereich der Wahrnehmung, Störungen der Sensibilität und weitere Probleme fest, die sich erst nach und nach zeigten.

Man eruierte den Ausfall im Bereich des *Thalamus*. Dort sind die Sinne zu Hause: riechen, hören, sehen, tasten, schmecken und fühlen. Der Thalamus wird als *Tor zum Bewusstsein* bezeichnet. Viele Befehle werden von hier aus an andere Hirnareale weitergeleitet. Warum hatte es bei Anna ausgerechnet dieses Gebiet getroffen? Sie versuchte das Ganze aus einem psychologischen Hintergrund zu eruieren:

Ich habe so einiges aus meinem Bewusstsein verdrängt: Probleme, die mich belasteten und lähmten. Meine Sinne wurden beeinträchtigt. Der Thalamus gilt auch als Sehhügel: Mein linkes Gesichtsfeld sieht nicht mehr alles. Mancher Anblick ist mir zu viel geworden. Mein Geruchssinn reagierte vor allem anfangs überempfindlich, besonders bei unangenehmen Gerüchen: Vieles stinkt mir. Ich habe nicht auf meine innere Stimme gehört, ich habe vieles außer Acht gelassen, mich blind durchs Leben getastet, einfach funktioniert, meine Sinne ausgeschaltet, ich bin taub geworden, gefühllos und leer. Sinnlos. Mir schmeckte das Leben nicht mehr. Der Genuss ist mir abhanden gekommen. Mein Gefühlsleben ist verkümmert. Wichtige Teile in mir sind abgestorben, ich habe meine Sinne überfordert und überreizt, zu viel gesehen, gehört und zu sehr mitgefühlt. Ich habe teilweise den Sinn im Leben verloren, mich sinnlos überfordert und aufgeopfert, ich war wahrlich nicht ganz bei Sinnen! Ich habe mich sinnlos verirrt und den Sinn der Sache selbst nicht mehr gesehen. Ich habe diesen Unsinn über mich ergehen lassen. Mir ist das Glück aus den Händen geglitten und ich habe den Wald vor lauter Bäumen nicht mehr gesehen.

„Schauen Sie zu, dass Sie glücklich werden", das waren die Abschiedsworte des Stationsarztes. Er wusste kaum etwas von Anna, doch er hatte diesen sechsten Sinn gehabt. Sie hatte selten einen Arzt erlebt, der soviel Wärme und Menschlichkeit ausstrahlte. In diesem anspruchsvollen Job verlieren viele ihren sensiblen Spürsinn. Man wird im Laufe der Jahre durch all das Leid abgehärtet. Es ist ein Eigenschutz. Man trägt einen Panzer um sich herum, so wie der Polizist seine Schussweste trägt. Anna staunte nicht schlecht über soviel Weisheit aus intellektuellem Munde, in der Welt der Medizin, wo es wie in der Wissenschaft Beweise und Fakten braucht, gesicherte Daten und keine Mutmaßungen. **„Glücklich werden..."**, dieser Satz ist Anna nicht mehr aus dem Kopf gegangen.

Was bedeutet Glück?

Wann bin ich glücklich? Glück kann man nicht kaufen, man kann es auch nicht erzwingen. Glück engt nicht ein, Glück befreit. Glück gibt Geborgenheit und innere Stärke. Glücklich ist, wer gesund ist. Glücklich ist, wer seine Träume wahr werden lässt. Glücklich ist, wer das Glück in sich selbst findet und Freude an den kleinen Dingen im Leben zeigen kann. Glücklich ist, wer den Moment genießen kann. Glücklich ist, wer verliebt ist. Glücklich ist, wer sich selbst liebt. Glücklich ist, wer ein Dach über dem Kopf hat, genug zu essen, zu trinken, ein paar Kleider und wer nicht frieren muss.

Glücklich ist, wer Mutter wird. Glücklich ist der stolze Vater. Glücklich ist, wer ein Baby in seinen Armen hält. Glücklich strahlen Kinderaugen. Glück ist der Segen Gottes. Glück ist das Glück im Unglück. Glücklich ist der Bescheidene. Glück ist, nach einer schönen Wanderung müde nach Hause zu kehren. Glück ist, die Weite des Ozeans zu sehen, sich frei wie ein Vogel zu fühlen und für einen Moment lang die Unendlichkeit des Universums zu spüren. Glücklich ist, wer den Berggipfel erreicht hat und auf die schöne Welt herabblicken kann.

Glücklich ist, wer eine Sternschnuppe sieht. Glück ist, Tränen in den Augen zu haben, vor Glück. Glücklich ist der stille Genießer. Glücklich ist nicht der Lottomillionär, glücklich ist der Zufriedene, der Hans im Glück. Glücklich ist der, der seine Augen für das Schöne öffnet. Glücklich ist, wer das Glück vor der eigenen Haustür findet. Glücklich ist, wer die Zeit für einen Augenblick anhalten kann. Glücklich ist, wer den Stress hinter sich lassen kann. Glücklich ist der Gewinner oder der Marathonläufer, der sein Ziel erreicht. Glück ist unbeschreiblich.

Glück ist Geborgenheit, Wärme und Zärtlichkeit. Glück ist, die Freiheit in sich zu spüren. Glück ist Heimat, das innere Zuhause. Glücklich ist, wer Zeit gewinnt. Glücklich ist, wer alt werden darf. Glück ist, wenn ältere Menschen auf ein bereicherndes Leben zurückblicken dürfen. Glücklich ist, wer Freude an seiner Arbeit hat und wer seine Begabung, sein Hobby, zum Beruf machen kann. Glücklich ist der, der Freunde, eine Familie und ein soziales Umfeld hat. Glück ist, frei zu sein, keinen Krieg zu haben, nicht hungern zu müssen und frei entscheiden zu können. Glücklich sind die Seligen.

*Scherben sollen Glück bringen, doch was ist, wenn man das Gefühl hat, **das Leben ist ein einziger Scherbenhaufen?** Was ist, wenn das ganze Kartenhaus zusammenbricht, das Leben ein einziges Desaster ist und nichts mehr so ist, wie es war? Was ist, wenn man in der Klemme sitzt, weder ausbrechen noch voranschreiten kann und feststeckt in diesem Dilemma? Was ist, wenn man alles probiert hat, zum tausendsten Mal aufgestanden ist, sich aus dem Dreck und Schlamm befreit hat und wieder von vorne beginnen muss? Was ist, wenn man gekämpft hat, bis zum Umfallen, solange, bis einen der Schlag getroffen hat?*

Was ist, wenn man auf der Strecke liegen geblieben und zum einsamen Kämpfer geworden ist, wenn alles in dir zerbrochen ist und du nur noch diese Sinnlosigkeit empfindest? Was ist, wenn sich der Aufwand nicht gelohnt hat, obwohl du alles gegeben hast? Was ist, wenn du verwundet liegen bleibst und keiner deine Hilferufe hört? Was ist, wenn du all deine Energien verschwendet hast – für nichts?! Was ist, wenn du wütend und traurig zugleich dastehst, weil du mit leeren Händen zurückgeblieben bist und dich betrogen fühlst, betrogen um dein eigenes Leben, betrogen um dein Glück?

Was ist, wenn alle Tränen geflossen sind, deine ganze Wut draußen ist und nur noch eine gähnende Leere zurückbleibt, wenn zermürbte und sprachlose Gesichter dein Innenleben bestimmen und sich nur noch Hoffnungslosigkeit breitmacht? Was ist, wenn du den Frust nicht mehr ertragen kannst und resignierst? Was ist, wenn du ratlos bist und nicht mehr weißt, wie es weitergehen soll, wenn du keine Worte mehr findest, weil du genug gesagt und getan hast? Was ist, wenn du es satt hast, Dinge anzusprechen? Was ist, wenn es sich nicht mehr lohnt, zu kämpfen?

Anna hatte diese Phase erlebt. Sie war durch hunderte dunkler Tunnel gegangen, hatte der Angst die Stirn geboten, sich ausgeliefert und sich ihren dunklen Gefühlen gestellt. Sie haben Anna nicht übermannt, denn sie hat all ihre Gefühle angenommen, darüber geredet, sie aufgeschrieben, sie konnte nicht vor ihren Gefühlen davonlaufen, doch sie haben sie nicht besiegt. Sie hat ihren Feinden ins Gesicht geschaut und gemerkt, sie sitzen in ihr selbst. Anna allein war der Steuermann. Sie konnte entscheiden, wer in ihrem Boot mitfuhr und wer nicht.

Sie musste zuerst ihr eigenes Schweigen ertragen, die tausend Gedanken zu Ruhe kommen und die leeren Worte einfach so dastehen lassen, um wieder zu sich zu finden. Sie musste lernen, diese Krisenstimmung in sich selbst zu ertragen. Sie stellte fest, dass in ihr ein Schlachtfeld zurückgeblieben war, wie nach einem Krieg. Sie musste lernen, den Fehler weder bei sich selbst noch bei anderen zu suchen, sondern den Tatsachen einfach ins Auge blicken, ohne darüber nachzudenken.

Anna musste akzeptieren, dass es nicht auf jede Frage eine Antwort gab. Es machte keinen Sinn, sich ständig den Kopf zu zerbrechen. Es blieb ihr nichts anderes übrig, als sich dem Wellental ihrer Gefühle hinzugeben. Sie musste die Lawine von negativen Gefühlen über sich rollen lassen, sie konnte sich ihnen nicht entziehen. Sie hat all die beängstigenden Gedanken zugelassen, sich der Panik gestellt und die Lawine über sich ziehen lassen. Sie hat die Explosion von unterdrückten Gefühlen aus sich fließen lassen und ihren negativen und traurigen Gefühlen Raum gegeben. Sie hat sich gefühlt wie ein Kriegsversehrter, körperlich zum Krüppel geworden und seelisch zerrissen.

Anna spürte wieder diese Enge, den Druck auf der Brust, das Eingeschnürt sein um den Hals herum, das Gefühl zu ersticken. Trotz ihrer Beschwerden wagte sie den Sprung ins kalte Wasser. Sie setzte sich auf ihr Fahrrad. Sie hatte sich warm angezogen. Draußen herrschte die eisige Novemberkälte. Eine Ärztin hatte Anna im Spital eingeschüchtert und ihr gesagt, dass sie wahrscheinlich nie mehr allein Radfahren könne. Es war Anna egal, was sie gesagt hatte. Sie hörte auf ihre innere Stimme.

Anfangs fühlte sie sich wie ein Kind, das zum ersten Mal auf einem Fahrrad saß. Sie hatte Gleichgewichtsprobleme und musste das Radfahren wieder neu erlernen. Doch Anna war mutig wie ein Kind, stieg auf ihren Drahtesel, fuhr über Unebenheiten, steinige Wege und Straßen. Sie machte einen richtigen Parcours und hatte ihren Lenker fest im Griff. Sie meisterte brenzlige Situationen und irgendwann ging alles wie von selbst. Sie war schon eine Stunde unterwegs, da kam ihr die Idee, eine Seeumrundung zu machen. Es war eiskalt und ihre linke Körperseite machte sich immer wieder unangenehm bemerkbar.

Ihre Kondition und ihr Durchhaltevermögen waren gefragt. Mehr als die Hälfte der Strecke hatte Anna bereits hinter sich. Die Müdigkeit überkam sie, ihre Füße konnte sie kaum noch spüren. Sie machte Halt bei einem Restaurant und besorgte sich etwas zu trinken. Innerlich musste sie lachen: Auf der Toilette des Gasthauses war das Poster einer nackten Frau aufgehängt. So war sich Anna gestern vorgekommen: Sie stand nackt da, vor ihren Gefühlen, ohne ein Lächeln im Gesicht. Heute hatte sie nur noch eines mit dieser Frau gemeinsam: Sie hatte wieder dieses Lächeln im Gesicht. Ihr Körper fror, doch innerlich brannte das Feuer in ihr. Unter all den dunklen Gedanken und Ängsten war es wieder hervorgekommen: dieses glückliche Lachen. Ihre Lebensfreude und Kraft, ihre Hoffnung und ihr Kampfwille waren wieder da.

Anna fühlte sich nicht mehr nackt und leer. Die Lawine hatte sie zwar überrollt, aber nicht zugedeckt. Sie war durch alle Seelenqualen hindurchgegangen und hatte wieder zu ihren positiven Gefühlen zurückgefunden. Sie waren tief begraben, unter einer Lawine von Schmerzen, Angst und Leid. Zweieinhalb Stunden dauerte die Fahrt um den See. Glücklich und befreit kam Anna zu Hause an. Eine heiße Dusche erlöste sie von ihren Verspannungen und wärmte ihre durchgefrorenen Glieder wieder auf.

***

Glück ist, nach einer Fahrradtour bei eisiger Novemberkälte das warme Wasser über seinen Rücken rieseln zu lassen...
Glück ist, heimzukehren...
Glück ist die innere Zufriedenheit...
Glück ist, auf seinem Weg ein Stück vorwärts gekommen zu sein...
Glück ist, den Mut und die Hoffnung nicht zu verlieren...
Glück ist, das Licht am Ende des Tunnels zu sehen...
Glück ist, wenn man nicht aufgibt und sein Ziel erreicht...
Glück ist, wenn man stolz auf sich sein kann...
Glücklich ist, wer zu seinen Gefühlen stehen kann...
Glücklich ist, wer ehrlich bleibt...
Glücklich ist, wer sein inneres Feuer spürt...
Glücklich ist der, dem die Kälte nichts anhaben kann...
Das Glück ist oft dort, wo man es am wenigsten erwartet...
Das Glück ist da, wo du es siehst...

***

Glücklich, zufrieden und müde setzte sich Anna an den Tisch. Sie hatte einen Bärenhunger. Alle, denen sie diese Geschichte erzählte, trauten ihren Ohren nicht. Sie glaubten an ein Märchen und hielten Anna für verrückt. Auch Verrückte können glücklich sein und diese Geschichte ist kein Märchen. Bis jetzt ist es zu keiner Wiederholung gekommen. Anna muss wohl verrückt gewesen sein oder geblendet von ihren positiven Gedanken und Kräften. Auf alle Fälle zählte dieser Tag zu Annas glücklichsten Novembertagen, trotz Nebel und Kälte.

Nachtleben

Babyphase, rasante Entwicklung vom Kind zur Frau, turbulente Zeiten: Anna hat in ihrem zweiten Leben schon einiges erlebt. Den ersten Ausgang hat sie bereits hinter sich, allerdings in Begleitung ihrer Kollegin. Diesmal wagt sich Anna allein ins Getümmel. In einer altbekannten Kneipe im Dorf nimmt sie zur Stärkung erst mal einen kleinen Imbiss. Weiter geht's Richtung *Nightlife,* in die erste Bar. Aus den Boxen erklingen Millennium-Hits. Der Barkeeper hat alle Hände voll zu tun und mixt einen Drink um den anderen. Ganz wohl fühlt sich Anna auf ihrem Barhocker nicht. Irgendwie kommt ihr die Sache ziemlich wacklig vor. In die nächste Kneipe geht sie, weil sie ihren Ohren folgt. Lautstark dringt *„Life is life"* der Gruppe *Opus* auf die Straße. Sie öffnet die Tür und betritt das Lokal. Da sitzen junge und ältere Semester auf den Stühlen, unterhalten sich, tanzen, lachen und singen mit den Liedern mit, die aus den Boxen dröhnen. Einige trinken Tequilla mit Zitrone und einer Prise Salz. Anna wird es bloß beim Zuschauen übel. Früher hat sie auch mitgemacht bei diesen Runden, doch das ist lange her. Das Stehen an der Bar bereitet ihr Mühe. Fürs Erste findet sie, ist es für heute genug. Sie tritt hinaus in die dunkle Nacht. Die Musik begleitet sie bis zur nächsten Straßenecke. Auf den Gassen tummeln sich nur wenige Leute, die meisten haben es vorgezogen, an der Wärme zu bleiben.

Anna ist müde. Sie läuft nach Hause und legt sich ins Bett. Irgendwie fühlt sie sich zu alt, um noch einmal von vorne anzufangen. Sie hat ihre Jugendjahre gelebt und jeden Augenblick genossen. Nur weil ihre Ehe zum Scheitern verurteilt ist, heißt das noch lange nicht, dass sie sich wieder die Nächte um die Ohren schlagen muss. Sie hat keine Lust dazu. Dennoch weiß sie nicht, wie sie sonst mit der Situation klarkommen soll. Ihr Leben ist das totale Chaos. Ihre Gesundheit ist im Eimer, ihre Ehe kaputt, doch das ist schon vor Jahren so gewesen. Ihr Schicksalsschlag ändert nichts daran, er macht alles nur noch schlimmer. Ihr Leben steht Ende dreißig völlig auf dem Kopf. So hat sie sich das nicht vorgestellt. Sie hat keine großen Ansprüche an das Leben. Sie will nur ihre zweite Chance nutzen.

Die kommenden Tage galten wieder dem Sport und Tanz. Täglich machte Anna ausgiebige Spaziergänge in der Natur und trainierte ihre Kondition sowie Beweglichkeit. Fast täglich joggte sie am Fußballplatz vorbei. Sehnsüchtig blickte sie zurück: *Ach, waren das noch schöne Zeiten.* Sie blieb kurz stehen und sammelte ihre Kräfte. Diesmal hatte sie sich ein größeres Ziel gesteckt. Sie wollte nicht nur eine Runde joggen gehen. Beim Tennisplatz machte sie die ersten Fitness-Übungen. Sie joggte weiter Richtung Wald, wo es ziemlich nass und glitschig war.

Am Boden lagen unzählige Blätter, darunter versteckten sich Wurzeln und Äste. Manchmal war es schwierig, den Weg zu finden, weil alles voller Laub war. Anna machte ein paar Gleichgewichtsübungen. Später versuchte sie, sich an unterschiedlich hohen Stangen hochzuziehen und führte weitere Übungen nach Plan aus. Sie überquerte einen Bach, hielt sich an Wurzeln, Bäumen und Sträuchern fest und vergaß den Augenblick.

Anna kam immer tiefer in den Wald hinein, bis sie plötzlich die Orientierung verlor. Es war ein Irrweg, den sie hier machte. Sie wagte sich über den steilen Hang nach unten. Das Bergablaufen war äußerst anspruchsvoll. Ihr fehlte die Sicherheit auf der linken Seite. Außerdem war es arschglatt. Immer wieder rutschte sie aus und landete auf dem Hosenboden. Mittlerweile waren ihre Kleider mehr braun als schwarz, schmutzig von oben bis unten und nass. Nach einigen Stürzen rutschte sie auf den Blättern den Hang hinunter. Es ging ziemlich rasant bergab, doch so war es sicherer als vorher und sie zog sich nicht noch weitere blaue Flecken zu. Sie kletterte über einen Eisenzaun und befand sich nun auf einer großen Wiese. Sie hörte die Glocken einer kleinen Kirche läuten. Auf der Kirchturmuhr war es drei Stunden später. So lange war sie im Wald herumgeirrt.

Anna lief über ein steiniges Sträßchen weiter. Sie fühlte sich gut und war unheimlich stolz auf ihre Leistung. Wie ein kleines Kind hüpfte sie von einem Bein auf das andere und jubelte: *„Wow, ich bin ein Glückspilz, wow, ich bin ein Glückspilz..."* Weit und breit war kein Mensch zu sehen. Man hätte sie bestimmt für verrückt gehalten. Für einen Augenblick war sie der glücklichste Mensch auf Erden. Fünf weitere Monate lagen hinter ihr, tränenreiche, emotionale, traurige und schöne Momente, abenteuerliche und erlebnisreiche Zeiten, Tage der Hoffnungslosigkeit und des Mutes, schwere Zeiten und Stunden des Glücks. Konnte man in so kurzer Zeit so viel erleben? Drei Tagebücher konnte sie bereits füllen. Das Wellental der Gefühle begleitete sie weiter. Eine Krise löste die andere ab, doch sie fand immer wieder auf den Boden zurück, konnte Mut fassen und nach vorne schreiten.

Es gab Tage, da kehrte wieder Ruhe ein. Anna konnte sich entspannen, auftanken und ihre neuen Erfahrungen konnten sich setzen. Es ging weder bergauf, noch bergab, einfach geradeaus, schön gemächlich. An anderen Tagen ging alles drunter und drüber. Sie hatte keine Geduld, kämpfte mit sich und hatte Selbstzweifel. Sie wusste jedoch, dass auch diese Tage vorüber gingen. Sie folgte der Stimme ihres Herzens und lief der Sonne entgegen. Mutig bewegte sich Anna durch ihr neues Leben. *Der Mensch kann alles, wenn er will. Sag niemals nie.*

Schulbesuch

Die Normalität war schnell wieder eingekehrt. Das Leben zu Hause hatte Anna nun wieder im Griff, jetzt war ihre Präsenz außerhalb der vier Wände gefragt. Sie verbrachte ein paar Stunden in der Schule, um den Unterricht ihrer Kinder kennenzulernen. Es war immer interessant, als ehemalige Schülerin in einer Klasse zu sitzen und den Unterricht aus der Erwachsenenperspektive mitzuverfolgen. Natürlich hatte sich in den letzten zwanzig bis dreißig Jahren so einiges geändert, die Klassenzimmeratmosphäre war jedoch dieselbe geblieben.

Anschauungsunterricht im Fach *Mensch und Umwelt*: Der Lehrer der sechsten Klasse, die Elias nun besuchte, erzählte von den Habsburgern. Die Schüler hörten gespannt zu. Teilweise kannte sie die Geschichte, doch sie lernte einiges dazu. Sie war in Österreich zur Schule gegangen und hatte andere Habsburgergeschichten gehört, nun verfolgte sie das Ganze aus der Schweizer Perspektive. Es war hochinteressant. Anna staunte über den lebendigen Anschauungsunterricht, über die Art und Weise, wie der Lehrer die Schüler zum Mitdenken anregte und mit seinem Humor zum Lachen brachte.

So einen Lehrer hätte sie auch gerne gehabt. Im Anschluss an den Unterricht machte sich Anna Gedanken über ihre eigene Herkunft. So spannend die Zeit damals gewesen sein mochte: Sie war froh, heute und nicht im Spätmittelalter zu leben. Dennoch durfte man nicht vergessen, dass es auch heute noch Kriege gab, dass Unterdrückung, Brachialgewalt, Hungersnöte und Ungerechtigkeiten passierten.

Täglich wurde man mit Kleinkriegen konfrontiert, ob zwischen Freunden und Feinden, Männern und Frauen, Vätern und Söhnen, Müttern und Töchtern, unter Geschwistern oder zwischen Nachbarn. Einmal war das Ganze harmlos, ein andermal flogen die Fetzen, doch es gab auch stumme Kriege, ohne Worte. Etwas lag in der Luft, eine Mauer war dazwischen. Diese Mauer galt es, zu durchbrechen. Es reichte nicht, kampflos aufzugeben.

Es machte keinen Sinn, beleidigt zu reagieren und über dem offenen Braten zu schmoren. Nicht Brachialgewalt war gefragt, auch nicht Ungerechtigkeit. Es war sinnlos, sich gegenseitig die Schuld in die Schuhe zu schieben. Es wurde Zeit, Verantwortung zu übernehmen, Stellung zu beziehen und über Probleme zu reden, in königlicher Würde. Manchmal aber konnten nicht einmal die größten Berge die Kluft im Herzen verdrängen. Selbst tausende von Kilometern reichten nicht, um Gefühle zu ersticken.

Gefühle leben weiter, selbst, wenn sie im Herzen eingeschossen sind. Distanz löst das Problem und den brodelnden Vulkan nicht. Wenn Menschen aus ihrem Herzen eine steinerne Wüste machen, trocknen sie aus und erstarren innerlich. Das Eis muss zu schmelzen beginnen, damit Ruhe und Frieden einkehren können. Dafür ist jeder selbst verantwortlich.

Der Unterricht bei Sarah, die nun die dritte Klasse besuchte, war ebenso interessant. Besonders gefiel Anna die Musikstunde, in der alle Kinder voll Begeisterung mitsangen, tanzten und so richtig aus sich herausgingen. Anna konnte sich nicht erinnern, dass ihr Unterricht damals so lebendig und rockig gewesen war. Bestimmt hätte es auch ihren Köpfen gut getan, einmal abzuschalten und nicht bloß ruhig zu sitzen und den trockenen Schulstoff über sich ergehen zu lassen.

Wenn das Herz lacht, ist auch der Kopf wieder bereit, sich anzustrengen. Mit Humor lernt es sich leichter, die alte Garde der Lehrer könnte heute so einiges dazulernen. Früher war nicht immer alles besser. Dennoch durfte sich Anna glücklich schätzen, schon damals Lehrer gehabt zu haben, die ihnen ein breites und fundiertes Wissen vermittelten. Es gab auch schon früher Pädagogen, die es den Schülern ermöglichten, zu experimentieren und die es verstanden, die Lernenden durch gezielte Fragen aus der Reserve zu locken.

Lehrer zu sein, ist eine große Herausforderung. Ein bisschen kannte Anna dieses Gefühl. Auch als Fußballtrainerin hatte sie immer wieder erlebt, wie schwierig es war, sich zwischen die Fronten begeben zu müssen. Da waren Eltern und Kinder, die ihre Vorstellungen, Erwartungen und Träume hatten. Als Lehrer oder Trainer sollte man gerecht sein. Jedes Kind gehört gerne zu den Besten. Da ist viel Fingerspitzengefühl nötig. Manchmal sind es jedoch nicht die Kinder, die ein Problem darstellen, sondern es gibt auch übermotivierte, ehrgeizige Eltern, die ihr Kind überfordern, genauso, wie es gleichgültige Erziehungsberechtigte gibt, die ihre Kinder vernachlässigen, sodass sie trotz vieler Talente auf der Strecke bleiben. In der Schule zählen die Noten, auf dem Fußballplatz kann man auch einmal ein Auge zudrücken. Darum ist es wichtig, dass man neben der Schule und später im Berufsleben Hobbies pflegen kann, die nicht nur als Leistungsausweis gelten, sondern auch Spaß machen. Seit ihrem Schicksalsschlag hatte sich Anna viele Gedanken über das Leben gemacht.

Das Leben ist so kurz und wir legen einen so großen Wert auf Erfolg, Karriere und streben nach Anerkennung, geblendet vom Materialismus und anderen, eigentlich unwichtigen Dingen. Wir werden immer perfekter, intelligenter und schneller, aber sind wir deswegen auch glücklicher?

Anna hatte sich zum Ziel gesetzt, weniger hohe Ansprüche an sich selbst zu stellen und sie wollte auch nicht, dass ihre Kinder zu Leistungsmaschinen heranwuchsen. Viel wichtiger war es für sie, ihre Kinder glücklich zu sehen. Natürlich musste man sich bemühen, sein möglichst Bestes geben, aber Anna wusste mehr denn je, wie wichtig es war, den Augenblick zu genießen. Reichtum ist nicht, viel Geld zu haben, der innere Reichtum zählt. Die Bescheidenheit, Zufriedenheit, die Hoffnung und der Glaube an sich selbst sind weitaus wichtiger für das Überleben. Glück kann man nicht kaufen, Liebe auch nicht. Die Liebe, die man seinen Kindern mitgibt, nährt sie ein Leben lang. Die Wertschätzung, die man seinen Kindern entgegenbringt, macht sie selbstbewusst. Die Hoffnung, die wir in die Hände unserer Kinder legen, ist mitverantwortlich für eine bessere Welt. Anna wusste, sie hatte noch viel zu tun. Die Lebensschule ging weiter, auch außerhalb des Geschichtsunterrichts.

Die Wut im Bauch

Eine Wut im Bauch haben, blind vor Wut sein, Wut kreativ umsetzen, rasend vor Wut sein, die Wut hinunterschlucken und in sich hineinfressen, kochen vor Wut, die Wut ersticken, sich von Wut befreien, seine Wut hinausschreien, Wut macht stark, die Wut loslassen.

Da war noch immer so viel Wut in Anna. Doch es gab auch die versteckte Trauer, die sich als Wut tarnte. Anna war sich dessen bewusst, dass sie diesen Groll nicht hinunterschlucken durfte, sie musste ihn loswerden, um nicht Bauchschmerzen davon zu kriegen. Sie wollte auch nicht, dass sich ihre Wut in eine Depression umwandelte. Doch wie konnte sie konstruktiv mit solchen Emotionen umgehen? Einerseits war sie wütend auf sich selbst, da sie zu gutmütig und nachsichtig gewesen war und ihre Interessen zu wenig durchgesetzt hatte.

Andererseits ärgerte sie sich über die Kaltblütigkeit und den Egoismus gewisser Leute. Sie war wütend, solch ein hartes Schicksal vorgesetzt zu bekommen und traurig, weil sie auch viel Gutes zurücklassen musste. Anna fühlte sich ausgetrocknet und leer, sie war selbst zur steinernen Wüste geworden. Ihr Herz glich einem vertrockneten Bachbett, das seit Jahren auf den Regen wartete. Sie fühlte sich gedemütigt und in Stich gelassen von Gott. Ausgebrannt, ausgehöhlt und verbraucht, so als wären ihre Gefühle allmählich erstickt, um sie vor weiteren seelischen Verletzungen und Schmerzen zu schützen.

Es waren nicht ihre leidenschaftliche Seite und der Enthusiasmus, die ihr zum Verhängnis geworden waren, es war die Kälte, die sie langsam erfrieren ließ und ihr inneres Feuer erstickte. Anna hatte ihre Fröhlichkeit, Spontanität und Lebensfreude in den letzten Jahren wieder gefunden, doch sie wurden im Alltagstrott, durch die hohe Erwartungshaltung von außen und durch ihren eigenen Perfektionismus gehemmt. Es kam ihr vor, als wären ihre Offenheit, ihr freundliches Wesen, ihr Lachen und Weinen verloren gegangen. Sie fühlte sich, als stünde sie nah am Abgrund. Wo war Gottes Liebe und Güte? Wie konnte er all das nur geschehen lassen?

Diese Wut schnürte ihr beinahe die Kehle zu. Sie hatte im Leben, in ihren siebenunddreißig Jahren, so viel Leid erlebt, so viel einstecken müssen und alles mit großer Fassung getragen. Doch irgendwann hatte sie genug, genug von Krankheit, Leiden und Tod.

Diese Wut war ein Lebenszeichen, die Anna spüren ließ, dass sie immer noch kämpfte, dass ihre Lebensgeister den Kampf und die Lebensfreude nicht aufgegeben hatten. Nun war der Zeitpunkt gekommen, neu zu beginnen. Sie wollte sich ihre Leidenschaft und Freude am Leben nicht mehr nehmen lassen. Sie würde ihrem inneren Feuer Sorge tragen, sodass es nicht mehr erlosch, sondern gleichmäßig loderte, sodass sie nicht fror, aber auch nicht innerlich verbrannte. Anna wollte ihr Pflänzlein gießen und pflegen, sodass es blühte und seine innere Schönheit entfalten konnte. Sie würde es nicht welken und verdorren lassen. Sie wollte sich den letzten Funken Lebensfreude nicht nehmen lassen. Sie würde sich nicht mehr mit oberflächlichen Dingen zufrieden geben. Sie hatte auch keine Lust, sich in die offenen Wunden stechen zu lassen. Sie wollte sich öffnen, wenn ihr danach zumute war und ihr Herz verschließen, wenn sie Ruhe brauchte. Sie würde nicht oberflächlich nett sein, nur um anderen zu gefallen. Ihre Gutherzigkeit war ihr nicht abhanden gekommen, doch sie würde sie von nun an dosierter einsetzen.

Anna wollte in Zukunft überlegter handeln und wenn nötig, Ignoranz üben. Bei Bedarf würde sie einen Panzer um sich haben, doch sie wollte ihn freiwillig tragen und sich weder fesseln noch anketten lassen. Manchmal fühlte sie sich wie ein Bettler, bestraft von Gott und im Stich gelassen. Wollte Gott überhaupt, dass sie wieder gesund wurde oder war es ihm egal, ihr Schiff sinken zu lassen? Wann endlich würde diese Wut aufhören, fragte sie sich. Wann konnte sie wieder glücklich und fröhlich sein? Gab es wirklich eine Gerechtigkeit auf dieser Welt?

Wurden nicht die Falschen bestraft? War es Zufall, dass die einen den Weg des geringsten Widerstandes gehen konnten, während andere tausend Steine aus dem Weg räumen mussten? War es gerecht, dass es Menschen gab, die im Leben vieles leisteten und sich für ihre Mitmenschen einsetzten, während andere nur profitierten, kritisierten, delegierten, schikanierten oder ihre Beine hoch lagerten? War es wirklich im Sinne Gottes, dass die Schere zwischen Arm und Reich so unendlich groß war und, dass es Menschen gab, die hungerten, Krankheit und Leid ertragen mussten, während andere gesund und munter waren und sich alles leisten konnten? War es richtig, dass es Menschen gab, die ständig halfen, während andere nur die hohle Hand machten? Lohnte es sich wirklich, Gutes zu tun, sein Herz zu öffnen und sich Mühe zu geben? Bis zu ihrem Schlaganfall hatte Anna so viel gegeben, doch ihr Einsatz hatte sich offensichtlich nicht gelohnt.

„Selig, die geben", heißt es doch. Nach allem, was Anna erlebt hatte, schien ihr dieser Satz mehr zynisch als tiefgründig zu sein. War es nicht Stumpfsinn zu geben, bis nichts mehr übrig blieb? War es wirklich sinnvoll, sich ausbeuten zu lassen? Machte das seliger?

So weit würde es Anna nicht mehr kommen lassen, das schwor sie sich. Sie wollte selbstbewusst und eigenbestimmt durchs Leben gehen und ihre Rolle auf der Welt mit Stolz und Würde tragen. Sie würde sich nicht mehr aus der Mitte reißen lassen und sich selbst in den Schatten stellen, sondern mutig die Fäden für ihr Leben und Glück selbst in die Hände nehmen. Sie wollte nicht noch einmal nach der Pfeife der anderen tanzen und sich ihrer Seele berauben lassen. Sie würde nicht noch einmal den Märtyrer spielen. Sie wollte gut sein zu jenen, die es zu schätzen wussten. Sie würde ihre neu gewonnene Identität als Geschenk betrachten und sorgsam damit umgehen. Sie wollte nicht mehr verzichten, sodass andere zu ihrem Glück kamen. Sie würde bewusster leben und auch für sich selbst ein Stück des Kuchens abschneiden.

„Liebe deinen Nächsten wie dich selbst", dieser Satz schien Anna schon glaubwürdiger zu sein. Sie wollte sich lieben, mit all ihren Stärken und Schwächen, Freude am Leben haben, glücklich sein, tanzen und lachen, sich freuen über Gottes schöne Welt, über die Kinder, den Morgen, die Sterne und den Himmel, über die Sonne, den Abend und über jeden neuen Tag. Sie wollte ihre Mitmenschen lieben und für ihre Nächsten da sein.

Musste Anna wirklich zuerst solchen Qualen ausgesetzt sein, um sich ihr Glück zu verdienen? Sie fragte sich, was sie denn verbrochen hatte, ob Gott sie überhaupt liebte und warum er es zuließ, dass es Menschen gab, die andere zerstörten und ihre Kaltblütigkeit hinter einer freundlichen Maske versteckten, andere leiden ließen, Kriege führten und Macht über andere ausübten. Warum tolerierte Gott, dass es Menschen gab, die andere unterdrückten, während diese Sklaventreiber nicht einen Finger krümmten?

Warum ließ Gott es zu, dass Menschen so berechnend und gemein waren, ohne auch nur mit der Wimper zu zucken und wenn der Sturm der Verwüstung vorbei war, so zu tun, als wäre nichts geschehen? Diese Ohnmacht und Verzweiflung waren ihr nie bewusst gewesen. Solch ein Schicksalsschlag warf viele Fragen auf. Die Wut war aus ihr heraus gebrochen wie ein Feuer speiender Vulkan. Sie hatte all ihren Groll niedergeschrieben und ausgesprochen, nun fühlte sie sich ein wenig befreiter. Sie war einen Teil ihres Ballastes losgeworden, der sie beinahe in den Tod getrieben hatte. Nun endlich, musste sie weniger mit sich herumschleppen. Sie wusste, dass dieses Unterdrücken ihrer negativen, aber auch positiven Emotionen ihrer Seele und letztendlich auch ihrem Körper geschadet hatte.

Anna ist um viele Erfahrungen reicher geworden. Sie ist im Leben in so einige Fettnäpfchen getreten, doch sie hat daraus gelernt. Jeder macht Fehler, keiner ist perfekt. Sie verurteilte sich nicht mehr für ihre Sünden und auch nicht für ihre Gutmütigkeit sowie Naivität. Sie wusste nun, es gab nur eine Möglichkeit: Es besser zu machen, daraus zu lernen und seinen eigenen Weg zu gehen. Man kann das Rad der Zeit nicht zurückdrehen. Man macht negative Erfahrungen, aber auch positive. Jeder Mensch lebt mit einem gewissen Risiko.

Anna hat zwei wunderbare Kinder und in der Schweiz eine neue Heimat gefunden, sie hat Freunde und Menschen, die sie begleiten und das macht sie glücklich und zufrieden. Andere Menschen waren hinderlich, doch selbst von ihnen konnte sie lernen. Vielleicht hatte sie gerade durch die Auseinandersetzung mit ihren Feinden mehr und mehr zu sich selbst zurückgefunden.

Anna hat Hindernisse überwunden und Steinbrocken aus dem Weg geräumt. Nun ist die Straße wieder frei. Natürlich weiß niemand, was nachher kommt. Alles Planen nützt nichts. Kein Mensch kann uns die Garantie geben, dass sich unsere Träume und Wünsche erfüllen werden. Glück und Zufall gehören dazu. Eigeninitiative ist wichtig, doch manchmal kommt trotzdem alles anders. Anna will sich nicht zu sehr verbeißen, sie möchte offen für jeden neuen Tag sein. Manchmal ist man am Boden zerstört und enttäuscht und ein andermal positiv überrascht über das gute Ende. Sie will unvoreingenommen sein, frei und offen für die Wunder und Überraschungen des Lebens bleiben.

Irgendwo unter dieser Trauer und Wut liegen all die positiven Gedanken und Gefühle, die mit jeder dunklen und harten Schicht, die abgetragen wird, mehr und mehr zum Vorschein kommen. Vielleicht kann Anna eines Tages wieder so fröhlich wie früher sein, wenn es sie genug durchgeschüttelt hat. Schicht um Schicht, wie in einem Bergwerk, harte und weiche Brocken, dunkle und helle Gesteinsschichten, müssen sich lösen und abgetragen werden. Irgendwann wird der Schatz im Dunkeln leuchten. Der Kristall wird das Licht der Welt erblicken. Anna weiß: Sie muss nur Geduld haben.

Erster Schnee am Weihnachtsmarkt

Der erste Schnee in Annas neuem Leben. Weiße Bäume und Dächer, lachende Gesichter. Sarah baut einen kleinen Schneemann. Aus ein paar Steinen macht sie die Augen, die Nase und den Mund. Sie setzt dem weißen Mann eine Kappe auf und, weil es so kalt ist, wickelt sie einen Schal um seinen Hals. Annas unheimlich starker Sohn Elias rollt einen riesigen Eisbrocken hin und her, bis kein Schnee mehr übrig ist und der grüne Rasen sichtbar wird. Die kleineren Kinder, die sich um ihn herum versammelt haben, staunen: „Wow!"

Anna macht einen Spaziergang ins Dorf. Es geht bergab und auf der Straße ist es ziemlich eisig. Wie auf Eiern läuft sie den Hügel hinunter. Ihre linke Körperseite ist nicht so sicher. Da und dort zeigen sich Tücken. Schließlich hat sie es geschafft und ist heil unten angekommen. Das Dorf empfängt sie mit leuchtenden Weihnachtssternen und Glühweinduft, inmitten von geschmückten Holzhäuschen. Der Besuch am Weihnachtsmarkt war für Anna in all den Jahren stets ein Muss. Voll Freude schlenderte sie mit den Kindern durch das Dorf. Zwischendurch legten sie eine Pause ein und lauschten den indianischen Klängen einer Gruppe von Musikern, die den Markt mit ihren berauschenden und beruhigenden Rhythmen verzauberten. Irgendwann machte sich der Hunger bemerkbar und Elias, Sarah und Anna stärkten sich an einem der vielen Imbissstände. Bratwurst, Raclette, Risotto, Apfelküchlein mit Vanillesauce, süßen Punsch, alles, was das Herz begehrte, konnte man kaufen.

In diesem Jahr war alles anders. Anna war nicht nach Weihnachten zumute. Sie wagte sich zum ersten Mal seit Langem wieder in die Kirche. Sie öffnete die schweren Türen. Die meisten Kirchenbänke waren leer. Sie setzte sich auf einen freien Platz. Sie ließ sich regelrecht fallen. Die Schwere in ihrem Körper drang in die Tiefe des Bodens ein. Langsam füllte sich das Gotteshaus. Sie lauschte der Abendmesse und ließ sich die Predigt durch den Kopf gehen. Sie spürte die Anwesenheit von Gott ganz nah. Noch nie zuvor hatte sie das Gefühl gehabt, dass Schweigen so heilsam sein konnte.

Es brauchte nicht immer Gebete und Worte. Sie fühlte, wie sie innerlich ruhiger wurde. Als ein Großteil ihrer Schwere abgefallen war, spürte sie, wie sich ihr Körper mit Energie auffüllte. Jetzt war Platz für Neues. Sie ließ die Hostie auf der Zunge zergehen, ihr Kopf war frei von Gedanken und ihre Augen öffneten sich für ihre Umgebung. Sie zündete eine Kerze an, betete für ihre Familie und Freunde. Sie tauchte ihre Finger in Weihwasser, blickte zum Altar, sie machte ein Kreuzzeichen und ging **zurück ins Leben.**

Still ist die Nacht

Thomas, Anna, Elias und Sarah machten sich auf den Weg zur Kirche. Gemeinsam feierten sie dort die Geburt Jesu. Die Kinder der fünften und sechsten Klasse machten ein Krippenspiel. Elias war einer der drei Könige. Wortgewandt und mit lauter Stimme vertrat er seine Rolle königlich. Die Kinder verbreiteten Wärme und Licht. Sie erreichten die Herzen aller Anwesenden, die sich zu dieser gemeinsamen Weihnachtsfeier versammelt hatten. Zusammen sangen sie einige vertraute Weihnachtslieder.

Es knackte in Annas Seele. Bei *„Oh du Fröhliche"* konnte sie die Tränen nicht mehr zurückhalten. Hemmungslos rollten sie über ihre Wangen. Sie war wohl nicht die einzige, der es so erging, in dieser beschaulichen, kleinen und gemütlichen Kirche. Der große Tannenbaum, geschmückt mit Strohsternen und Äpfeln, lächelte sie an. Die Kerzen wärmten alle kalten Herzen. Die Eisblöcke begannen zu schmelzen. Mauern und Berge verschwanden für einen Augenblick.

Sarah winkte vom Balkon herab. Offensichtlich genoss sie den Ausblick von oben, zusammen mit ihrer Freundin. Elias blickte nach hinten und lächelte seine Mutter an. Bald schon war er wieder ins Gespräch mit seinem Freund vertieft. Zum Abschluss erhielten alle ein feines, selbstgebackenes Zopfbrot. Genussvoll biss Anna hinein. Es war, als hätten sich alle Seelen in dieser Stunde vereint, um Freude und Hoffnung nach draußen zu tragen. Annas Seele war glücklich und ihr Körper fühlte sich stark, gesättigt und voller Leben.

Eine Badewanne voll Tränen

Das heulende Elend hatte Anna eingeholt. Woher kam all diese Trauer? Ganz tief in ihrer Seele schienen sich Bäche zu bewegen. Taschentuch um Taschentuch füllte sich mit salzigen Tränen. Ihr Körper tat weh, besonders ihre linke Seite, die Seite der Gefühle. Der Fluss war in Bewegung. Die Tränen befreiten und erleichterten ihre nach Luft ringende Seele. Es waren Tränen der Vergangenheit. Sie waren undefinierbar. Sie konnte sie nicht richtig einordnen. Sie hatte ja schon mindestens zwei Badewannen mit Tränen gefüllt. *„Vielleicht muss es noch eine dritte Badewanne sein"*, meinte ihr Homöopath. Vielleicht, aber hatten so viele Tränen in einem einzigen Körper Platz? Was schleppte sie hier alles mit sich herum? Waren es auch die Tränen ihrer Ahnen und Urahnen?

Annas Herz beruhigte sich wieder. Langsam fühlte sie sich etwas leichter und legte sich schlafen. Schon nach wenigen Sekunden war sie wie narkotisiert. Sie schlief tief und fest bis am nächsten Morgen. Als sie erwachte, blinzelte ihr die Sonne entgegen. Sie öffnete das Fenster und blickte in den Garten. Die grüne Wiese breitete sich vor ihr aus. Der letzte Schnee war geschmolzen. Weiße Weihnachten rückten wieder in die Ferne. Sie schlüpfte in ihre Hausschuhe und lief in die Küche. Sie setzte Kaffee auf und stellte das Radio an. *„Don´t worry, be happy"*, ertönte es aus den Boxen. Die Sonnenstrahlen kämpften sich durch die Scheiben hindurch. Anna lächelte. Die Tränen hatten ihre Seele befreit, nun konnte sie wieder lachen.

Mir geht es gut

Empfindlichkeit ist nicht das Problem der Sensiblen, sondern jener, die ihre Empfindlichkeit unter einer harten Schale verstecken und dann in Form eines Schattens auf andere projizieren. Schon als Kind war Anna empfindlich auf alle Arten von Schwingungen gewesen. Oft hatte sie ein bestimmtes Gefühl, doch das wurde von ihrem Gegenüber jeweils verneint. Damals wusste sie noch nicht, dass diese Menschen logen und ihre Gefühle untermauerten, Ängste verdrängten sowie Sorgen und negative Emotionen hinter einer lächelnden Maske verbargen. Sie täuschten ihre Umwelt. Anna spürte, dass etwas nicht stimmte, doch sie war noch ein Kind. Heute, als Patientin, passierte ihr wieder dasselbe.

Übersensibel, das war sie längst nicht mehr. Anna musste in ihrem bisherigen Leben und seit ihrem Schicksalsschlag schon einiges Leid erdulden. Sie musste nicht nur Schmerzen ertragen und viele unangenehme Dinge über sich ergehen lassen, sie hatte Ängste überwunden, Durststrecken bewältigt, Seelenqualen ausgehalten und sich immer wieder der knallharten Realität gestellt. Sie musste jedoch lernen, dass viele Menschen einfach nur überfordert waren, wenn sie ihnen von ihren Problemen und Schmerzen erzählte. Sie war ehrlich und fühlte sich unverstanden. Als Krankenschwester wusste Anna einiges über Krankheit, Leid und Tod. Und dennoch: Weder der Arzt noch der Therapeut und auch nicht die Krankenschwester können Gedanken lesen, Gefühle spüren und körperliche Symptome auch nur annähernd nachfühlen. Da sind auch die fachlich Kompetenten nur Laien.

Es gibt Fachpersonen, die ihre Patienten mit Floskeln konfrontieren, während die Patienten auf plausible und klare Antworten warten. Es gibt Menschen, die nicht zugeben können, dass sie hilflos sind. Und es gibt Laien, die mehr Einfühlungsvermögen zu haben scheinen als die so genannt Wissenden. Gott sei Dank gibt es aber auch Ärzte, Krankenschwestern und Therapeuten, die neben ihrem Fachwissen die entsprechende Sozialkompetenz mitbringen. Es gibt sie noch, die emotional intelligenten und sensiblen Menschen. Gott sei Dank! Als sensitiver Mensch musste Anna lernen, sich von den Ängsten und Komplexen anderer Leute abzugrenzen. Sie musste sich nicht vor sich selbst schützen, sondern vor den äußeren Einflüssen. Wenn zum Beispiel jemand zu Anna sagte: *„Im Leben geht es nicht nur bergauf."*

Was sollte sie denken? Sie dachte dann, derjenige Mensch, der das zu ihr sagte, meinte vielleicht, bei Anna sei es immer nur bergauf gegangen. Vielleicht aber lag der Kern dieser Aussage ganz woanders und diese Person hatte vielleicht Angst vor dem Alter, Panik vor dem, was kommen würde, dass es vielleicht auch mit ihr einmal bergab gehen könnte. Menschen, die sich im letzten Lebensabschnitt befinden, sind sich dieser Ängste bewusst, doch es gibt auch einige, die vor ihren eigenen Gedanken fliehen, ihre Ängste verdrängen, sie abschieben und auf andere übertragen. Manchmal meinen ältere Leute auch, die Jungen können sich alles kaufen, sie selber haben es da viel schwerer gehabt. Doch Gesundheit und Glück kann man nicht kaufen. Gibt es nicht schwerkranke Kinder, die mehr vom Leben wissen als mancher Achtzigjährige?

Gibt es nicht junge Menschen, die reifer als ihre Ahnen sind, ganz einfach deshalb, weil diese jungen Leute durch die Mutproben und Herausforderungen des Lebens, durch all die Steine im Weg, nicht vergessen haben, menschlich, sensibel und ehrlich zu bleiben? Ehrlich genug, nicht nur ihre Stärken, sondern auch ihre Schwächen, ihre Tränen, Verzweiflung und Trauer zu zeigen. Vielleicht sind sie gerade deshalb optimistisch geblieben, denn sie wissen, dass es im Leben wieder schneller bergauf geht, wenn man zu seinen Gefühlen steht. Wer gelernt hat zu weinen, kann auch wieder lachen. Wer seine Tränen unterdrückt, ist irgendwann blockiert. Und wie soll es dann bergauf gehen?

Was fühlte Anna, wenn jemand zu ihr sagte: *„Du hast Glück gehabt."* „Schau die anderen an", wollten sie vielleicht sagen. „Die einen sind im Rollstuhl, die anderen haben eine geistige Behinderung und einige haben es nicht überlebt." Dachten solche Leute auch so, wenn es sie selber traf? Sagten sie dann auch: „Danke, es geht mir blendend, ich habe bloß einen Schlaganfall gehabt, nichts weiter als eine *kleine Erkältung."* Was sollte Anna diesen Leuten antworten? *„Ja, ich denke ja so positiv, es geht mir jeden Tag nicht nur besser, es geht mir sogar immer gut..."*

„Wir sind ja noch jung, wir lassen uns nicht unterkriegen", meinte eine Bekannte zu Anna. *„Ach ja?"*, dachte sie. *„Hat sie auch einen Schlaganfall gehabt?"* Nein, hat sie nicht. Als sie jedoch vor Jahren ihren Fuß verstaucht hat, war das schon ein Weltuntergang. Gewisse Leute sind überhaupt nicht empfindlich, aber alle anderen sind überempfindlich, überängstlich und simulieren, selbst, wenn sie die realsten und schlimmsten Beschwerden haben. Ein kleiner Hautausschlag wird zur Katastrophe und zum Schönheitsmakel, aber alles andere rundherum sind nur Banalitäten.

„Positiv denken", hörte Anna immer wieder. Ja, dachten denn jene, die das sagten, Anna wolle sich noch einmal selbst belügen? *„Es ist ja alles wieder in Ordnung"*, so beruhigten sich jene, die selbst nicht betroffen waren. Hatten sie Angst, es könnte sie selbst treffen? Befürchteten sie, mit solch einem Schicksalsschlag nicht klarzukommen, wollten es aber nicht zugeben und verdrängten diese Tatsache, indem sie ihren Schatten auf andere warfen? Oder dachten sie vielleicht, sie hätten immer alles im Griff, wären tough, superschlau und megastark? *„Schwach sind nur die anderen, mich trifft es sowieso nicht."* Waren das ihre Gedanken, mit denen sie sich zu schützen versuchten?

„ES KANN JEDEN TREFFEN", hatte Anna auf einem großen Plakat gelesen. Es wies auf die Symptome und Gefahren bei einem Hirnschlag hin. *„Frühzeitiges Erkennen und Handeln kann Leben retten"*, war die Botschaft davon.

„Kopf hoch", meinten die Gebrandmarkten. *„Nicht den Kopf in den Sand stecken"*, sagten andere. Die Ängstlichen lachten und machten zynische Sprüche. *„Sie sind auf dem Weg zur Besserung"*, hörte Anna. *„Woher wissen Sie das?"*, hätte sie am liebsten gefragt. Wenn es ihr wirklich gut ging und das war zum Glück öfters der Fall, gab es Leute, die es ihr anscheinend nicht gönnen wollten, dass es ihr wieder besser ging und sie bei jeder Gelegenheit zurechtwiesen: *„Übertreibe es nicht. Schone dich. Pass auf, dass es dich nicht noch einmal erwischt Spiel nicht den Helden."* *„Sie lächeln, aber eigentlich sind Sie depressiv"*, bekam sie zu hören. *„Sie werden dieses und jenes nicht mehr können"*, prophezeite man ihr. Hätte sie all diesen Stumpfsinn geglaubt, so hätte sie ihr eigenes Grab schaufeln können. Gott sei Dank glaubte sie an sich und war sensibel genug, auf ihre innere Stimme zu hören. So waren alle scheinheiligen Prognosen und Prophezeiungen plötzlich nur noch warme Luft.

Es gab auch Momente, in denen Anna genauso ehrlich antwortete und zugab, dass es ihr schlecht ging. Doch es gab Leute, die wollten das einfach nicht glauben. *„Du siehst ja so blendend aus"*, sagten sie. *„Wie kann es einem da schlecht gehen?"*, dachten sie vielleicht. *„Ehrlichkeit währt am Längsten"*, heißt es. Die Menschen haben aber oft Mühe mit der Wahrheit, vor allem, wenn es um die eigenen Gefühle geht. Doch Anna wusste gleichzeitig, wie schwierig es war, die richtigen Worte zu finden. Sie wusste, wie anspruchsvoll es auch für sie manchmal gewesen war, ihren Patienten und Mitmenschen gerecht zu werden. Dem anderen zuzuhören, ihn ernst zu nehmen, ihn zu fragen, wie es ihm wirklich geht, ihn ausreden zu lassen, jeden Menschen mit Respekt und Würde zu behandeln.

Anna wusste aus eigener Erfahrung, wie schwierig es manchmal war, seinem Nächsten mit den richtigen Worten zu begegnen. Und trotzdem war ihr mehr denn je bewusst, wie wichtig es war, auf seine eigene Stimme zu hören. Man konnte es nicht allen recht machen. Niemand konnte allem und jedem gerecht werden. Geduld und Nachsehen mit den anderen zu haben, erforderte auch, geduldig mit sich selbst zu sein. Anna wusste, wie schwierig es war, sich in den Dienst des Menschen zu stellen, zu begleiten, zu pflegen und zuzuhören. Als ehemalige Krankenschwester und spätere Patientin hat sie beide Seiten erlebt. Sie kann ihre Patienten heute noch viel besser verstehen. Doch sie weiß gleichzeitig, dass die Arbeit des Arztes, Therapeuten und der Krankenschwester mehr beinhaltet, als der Laie sich vorstellen kann. Nicht nur körperlich gesehen ist diese Arbeit am Krankenbett sehr anspruchsvoll, auch die seelische Herausforderung ist mitunter enorm.

Respekt heißt dieses kleine Zauberwort, das Anna sich wünscht: Achtung vor dem anderen zu haben, die Würde des Menschen nicht zu verletzen und ihn unabhängig von seiner Rasse, Religion und Zugehörigkeit zu schätzen und zu respektieren. Als Patientin hat Anna viel erlebt. Sie weiß, dass sie sich nicht beirren lassen darf, auf ihre innere Stimme hören muss, nachhaken, wenn es nötig ist, rebellieren und protestieren, wenn der Respekt verloren geht. Gleichzeitig ist ihr jedoch klar, dass sie nicht alles persönlich nehmen darf. Oft sind es auch die Schwächen der anderen, die den Kranken und Schwachen gegenüberstehen. Die Patienten und Leidenden konfrontieren ihre Mitmenschen mit ihren ureigensten Ängsten. Die so genannt *„Kranken"* wühlen bei den *„Gesunden"* so einiges auf, stellen ihr eigenes Leben infrage, konfrontieren sie mit der Wahrheit und setzen sie damit vor vollendete Tatsachen.

Es ist nicht immer einfach für den *„Laien"* und *„Gesunden"*, mit dieser Wahrheit umzugehen. Es ist leichter, wegzuschauen, sich umzudrehen oder belanglose und unwirksame Ratschläge zu geben, als einfach nur zuzuhören. Es ist leichter, irgendetwas zu sagen, als nur hilflos dazustehen. Es ist einfacher, auf den anderen zu zeigen, als sich mit seinen eigenen Ängsten, Sorgen und Verletzungen auseinanderzusetzen. Es ist bequemer, den Schatten auf die anderen, auf die Kranken und Schwachen, auf die Ausländer und Asylanten und auf jene, die anders denken als man selbst, zu projizieren. Es ist weitaus schwieriger, ehrlich mit sich selbst zu sein und der eigenen Wahrheit ins Auge zu blicken, als die Sache von außen zu betrachten.

„Wir hoffen das Beste", sagte mal jemand zu ihr und schaute sie mit traurigen Augen an. Doch sie spürte die Botschaft dahinter. Sie sah die verborgenen Tränen, die ihr Gegenüber zu verstecken versuchte. Sie hörte am Tonfall der Stimme, welche Gefühle in Wahrheit dahinter lagen. Anna kramte ihr Tagebuch hervor. Wenn sie mit ihrem Latein am Ende war, half nur noch, das Ganze niederzuschreiben.

Respekt und Ehrlichkeit

„Jeder Mensch hat ein Recht darauf, respektvoll behandelt zu werden, egal wer er ist, wie alt er ist, welche Hautfarbe und Religion er hat und welche Geschichte er mitbringt. Auch Patienten, Kranke und Schwache wollen ernst genommen werden, genauso wie die Gesunden und vermeintlich immer Starken. Ausländer verdienen denselben Respekt wie Einheimische. Andershäutige Menschen haben auch Gefühle. Wir alle sind Kinder Gottes, Brüder und Schwestern. Andere Religionen glauben auch an Gott. Wir sind nicht die einzig Gläubigen und unser Glaube ist nicht die einzige Wahrheit. Auch Kinder verdienen unseren Respekt, genauso wie die alten Menschen, die Klugen und Dummen, die Unerfahrenen und Weisen. Frau oder Mann, stark oder schwach, behindert oder nicht behindert, wir alle sind Kinder dieser Erde. In jedem von uns steckt noch dieses Kind, das mit dem Glauben an das Gute auf die Welt gekommen ist. Wenn wir diesem Kinde Sorge tragen, bleiben wir offen für die Wunder der Welt. Wenn wir es nicht tun, werden wir nicht nur alt und grauhaarig, sondern laufen irgendwann mit einem versteinerten Herzen herum. Wir müssen unsere Türen öffnen und Wärme, Licht und Sonnenschein in unsere Herzen hineinlassen. Dann werden wir empfänglicher für die Gefühle unserer Mitmenschen und toleranter im Umgang mit unseren Nächsten."

Sehnsucht nach dem Sommer

Sieben Monate sind vergangen. Warum ist das Leben so verrückt, so hart und unbarmherzig zugleich? Anna blickt in den Spiegel. Sie sieht die Frau, das Mädchen und das Kind. Sie alle sind Teil ihres Spiegelbilds. Die Frau, die ihr entgegenblickt, hat sich verändert und muss sich noch mehr verändern, für eine bessere Welt und ein besseres Leben. Annas Seele spielt verrückt, sie fährt Achterbahn und doch geht es ihr besser als vor ein paar Tagen. Ihre Gedanken zerfließen im Nichts. Sie schaut in die Tiefen des Meeres. Sie blickt in zwei klare Augen, die ihr eine unendliche Geschichte erzählen. Irgendwie lachen diese Augen und doch liegt eine verborgene Trauer in diesem Gesicht. Wer ist diese Anna, die Frau im Spiegel?

Wohin führt sie dieser Weg? Gibt es Hoffnung auf ein neues Glück? Sie ist in eine Identitätskrise geraten. Es hat ihr den Boden unter den Füssen weggezogen. Sie hat Haltung bewahrt, gekämpft und nicht aufgegeben. Trotzdem steht sie mit leeren Händen da. Eingehüllt in warmen Klamotten, doch die Seele friert und der Körper sehnt sich nach Wärme und Geborgenheit. Sanft spürt sie eine Berührung an der Schulter. Es ist ihr Engel, ihr Schutzengel. Er hat sie nicht vergessen. Er ist immer da, auch in ihren schwersten Stunden. *Mein Engel, beschütze mich und hilf mir zu verstehen. Stärke mich. Gib mir Vertrauen, Kraft und Liebe. Wisch die letzten Tränen aus meinem Gesicht. Reinige meine Seele. Ich wünsche mir Sonne und Wärme, Hoffnung und Licht. Mein Engel, lass mich glauben, dass der Sommer in mir wieder erwacht und meine verletzte Seele küsst.*

Heiligabend

Es waren die schwierigsten und traurigsten Weihnachten, die Anna in ihrem ganzen Leben erlebt hatte. Die Schrecken dieses bald zu Ende gegangenen Jahres standen Anna ins Gesicht geschrieben. Gleichzeitig spürte sie noch immer diese unheimliche Wut. Sie war wütend, auch auf Gott. Am Tag zuvor waren sie bei Freunden eingeladen. Es war ein angenehmer Abend, auch, wenn es für Anna sehr anstrengend war, viele Stunden am Tisch zu sitzen, zu reden, zu lachen und zuzuhören. Am Vormittag bekam sie Blumen, stellvertretend überreicht von einem Boten, der ihr die frohen Weihnachtsgrüße überbrachte. Anna war berührt von dieser Geste. Am Nachmittag schmückte sie den Christbaum. Es gab ihr Kraft, neben der weihnachtlich duftenden Tanne zu stehen und das alljährliche Ritual auszuführen, das sich jeweils vor dem Heiligen Abend wiederholte. Nach Mitternacht fiel sie todmüde ins Bett und schlief selig wie ein Engel.

Am Morgen des vierundzwanzigsten Dezember nahm sie es gemütlich. Sie dekorierte den Tisch, legte die Geschenke bereit und half dem Christkind, während die Kinder mit Thomas ins Kino gegangen waren. Es blieb noch ein wenig Zeit und sie ging spazieren, um Energie für den Abend zu tanken. Sie lief über den Winterspazierweg, der sie zum See führte. Die weiß verzuckerten Wiesen und Bäume vermochten ihre traurige Seele ein wenig zu trösten. Sie stand vor dem mit Eis bedeckten See, erblickte die verschneiten Berge und Hügel, die in Weiß gehüllten Wälder und den leicht rosa-bläulich schimmernden Himmel. Die Weite des Sees gab ihr ein Stück Freiheit zurück.

Die winterliche Landschaft inspirierte sie, ein paar stimmungsvolle Aufnahmen mit der Kamera zu machen. Sie stapfte weiter durch den Schnee, hörte das Krachen unter ihren Schuhen und tastete sich vorsichtig über den eisigen Hügel hinauf, bis sie bei einer schmalen Straße angekommen war. Anna konnte all ihre Gedanken loslassen und sie spürte, wie ihr Körper immer leichter wurde. Es ging wieder bergauf. Sie hatte etwas Mühe, ihr Atem bewegte sich angestrengt, ihr Puls pochte hart, aber kräftig. Sie kämpfte sich weiter nach oben, schleppte sich über Wege und Straßen, ihr Herz schlug wieder schneller und ein paar Tränen kullerten über ihr Gesicht. Sie lief weiter, durch einen kleinen Wald, unter verschneiten Bäumen hindurch, die sie sachte mit Schneeflocken berieselten. Sie überquerte eine Straße und kam zu einem kleinen Bauernhof. Ihre Füße trugen sie weiter, bis sie bei einem prächtigen Aussichtspunkt angekommen war. Sie blieb kurz stehen, blickte auf den grünlich schimmernden See und die ringsum liegenden dick verschneiten Berge.

Anna sog die Stille und Weite der Landschaft noch einmal ein. Nach einer kurzen Pause setzte sie ihre Reise fort. Es ging wieder bergab. Vor ihren Augen breitete sich die Kirche inmitten von Hügeln und Feldern aus. Kinder, Männer und Frauen schlittelten über einen mit Schnee bedeckten Hang hinunter. Sie lief zügig weiter. Vorbei an einem Pferdestall, durchschritt sie zwei große Torbögen und marschierte über gepflasterte Plätze und Straßen, bis sie im Zentrum angekommen war. Im Dorf tummelten sich einige Menschen in den Gassen, doch je länger Anna lief, desto ruhiger und bedächtiger wurde es. Es lag eine besinnliche Stimmung in der Luft, erfüllt mit dem Duft von Kerzen, Zimt und Vanille. Kaminfeuer brannten und verzauberten die Stuben in ein romantisches Gesicht.

Weihnachtslieder erklangen, gesungen wie von Engelsstimmen und hüllten das Dorf in einen weihnachtlichen Mantel aus Wärme und Licht. In den späten Nachmittagsstunden kam Anna wieder zu Hause an. Es war ruhig in ihren vier Wänden, die Kinder waren noch nicht heimgekehrt. Anna betrachtete die Zeichnung, die Sarah gemalt hatte: Der Stern von Bethlehem in goldenem Gelb war darauf zu erkennen, fein säuberlich ausgemalt und beschriftet mit den Worten: *Für das Christkind und die anderen Himmelsbewohner.* Anna lächelte und legte die Zeichnung unter den Christbaum. Bestimmt würde sie das Christkind noch rechtzeitig mitnehmen, bevor Sarah wieder zu Hause war.

Anna nahm ein paar alte Fotoalben aus dem Regal. Sie setzte sich an den Tisch und blätterte ein wenig durch ihr altes Leben. Die Bilder kamen ihr vertraut vor und doch schien es, als wären Ewigkeiten dazwischen vergangen. Sie hörte Musik und versank in ihren Träumen. Sie lag mit verschränkten Armen auf dem Tisch, hatte ihren Kopf auf der linken Hand gebettet und war eingenickt. Sie erwachte sanft aus dem Halbschlaf. Sie blinzelte und blickte um sich. In der Wohnung war es noch immer ruhig. Draußen setzte allmählich die Dämmerung ein. Sie erhob sich von ihrem Platz, streckte die Arme durch, reckte und streckte sich und blickte aus dem Fenster. Weit und breit keine Spur von Thomas und den Kindern. Vielleicht waren sie nach dem Kino noch etwas trinken gegangen. Anna setzte sich an den Computer und sah noch einmal die letzten Mails durch. Jemand schrieb etwas von *„Bewusst Weihnachten feiern"*, doch was meinte diese Person damit?

Was bedeutete es, b e w u s s t zu feiern? Hatte Anna in all den Jahren nicht immer bewusst Weihnachten gefeiert?

Besonders im letzten Jahr hatte sie **bewusst** gefeiert, ohne sich dessen bewusst zu sein. Weihnachten war für sie immer ein Fest des Glanzes, der Liebe, ein Fest der Familie, verbunden mit Wärme und brennenden Kerzenlichtern. Schon im November holte sie die Weihnachtsdekoration aus dem Keller, schmückte die Wohnung, verzierte die Fenster und dekorierte den Garten weihnachtlich. Sie zelebrierte die Adventszeit, die Ankunft Jesu, erzählte ihren Kindern Geschichten und sang mit ihnen Weihnachtslieder. An den Sonntagen zündeten sie auf dem Adventkranz jedes Mal eine neue Kerze an, bis alle vier Lichter brannten. Bei Keksen und Tee saßen alle gemeinsam am Tisch. Die Vorfreude war stets die größte Freude. Anna nahm sich bewusst Zeit in diesen Tagen, brachte Wärme, Licht und Geborgenheit in die gute Stube. Die Hektik blieb draußen und der Sinn von Weihnachten wurde der ganzen Familie jedes Jahr von neuem bewusst.

Als Kind erlebte Anna jährlich dasselbe Ritual: Warten auf das Christkind, ein Bad nehmen, schöne Kleider anziehen, gemeinsam essen, zusammen vor dem Christbaum stehen, Weihnachtslieder singen und staunen. Annas Mutter las die Weihnachtsgeschichte aus der Bibel vor, Anna musizierte auf ihrer Flöte und später nahm sie ihr Akkordeon hervor, um *„Stille Nacht, heilige Nacht"* zu spielen. Sie umarmten einander und wünschten sich gegenseitig ein schönes Weihnachtsfest.

Jahre später wurde die Familienidylle zerstört. Nichtsdestotrotz setzte Anna das traditionelle Weihnachtsfest mit ihren Kindern fort. Sie sollten es besser haben. Anna las die Weihnachtsgeschichte vor, später übernahm Elias diese Aufgabe und gemeinsam sangen sie Weihnachtslieder. Das Geschenke auspacken gehörte einfach dazu und war der Höhepunkt für die Kinder.

Weihnachten hatte für Anna wieder seinen Glanz zurückbekommen. Das Fest der Familie unter dem grünen Tannenbaum mit roten Kerzen, Engelshaar und goldenen Kugeln bei weihnachtlicher Musik bildete Jahr für Jahr den Rahmen der festlichen Zeremonie. Als Anna noch in Österreich gelebt hatte, besuchte sie regelmäßig die Mitternachtsmette. Die Kirchenbänke waren stets gefüllt und sogar draußen in der Kälte standen noch viele Menschen, die keinen Platz gefunden hatten und den Gottesdienst miterleben wollten. Nach der Messe trafen sich Anna und ihre Freunde beim Kirchenwirt zum geselligen Beisammensein. Einmal hatten sie die Weihnachtstage in einer Skihütte verbracht, eine fidele Gruppe von zehn Leuten. Sie feierten bis spät in die Nacht hinein. Frühmorgens standen alle frischfröhlich auf der Piste.

An diesen Weihnachten war alles anders. Anna duschte und wusch sich die Haare, wie jedes Jahr am Heiligen Abend. Die Vorfreude fehlte. Annas Eltern riefen an: Die Mutter las ihr ein Gedicht vor und mit ihrem Vater wechselte Anna ein paar Sätze. Sie zog ein paar schöne Kleider an, föhnte sich die Haare und versuchte, all ihre Kraft zusammenzunehmen. Es gelang ihr nicht. Sie weinte. Ihre Tränen füllten einen ganzen Eimer. Widerwillig schlang sie einen Bissen um den anderen hinunter, obwohl sie eigentlich gar nicht hungrig war. Anna war wütend, dass Gott ihr solch ein hartes Schicksal zugeteilt hatte, nicht nur jetzt, sondern in all den Jahren ihres jungen Lebens. Abschiede, Krankheit, Leid, Tod, Schmerzen, seelische und körperliche Qualen, Einsamkeit und Depression, Gewalt – Anna hatte in ihrem Leben schon einiges gesehen und erlebt. Die Straße ihres Lebens war mit einigen Steinen und Gesteinsbrocken gepflastert.

Heimatlos, gedemütigt, körperlich krank und seelisch zerrissen – war ihr denn kein Glück über längere Zeit vergönnt? Anna fühlte sich betrogen, betrogen um Weihnachten, betrogen um ihr Leben. In ihrem Herz herrschte Katastrophenstimmung. Plötzlich erinnerte sie sich an den Tsunami, der damals die ganze Welt erschüttert hatte. Was hatten die Menschen wohl gedacht, als vor einigen Jahren der Tsunami ausbrach, der so vieles zerstörte, der Trauer und Asche zurückließ, in jenen Tagen nach Weihnachten? Weihnachten, das Fest der Liebe, was war davon noch übrig geblieben? Annas Tränen kamen sintflutartig aus ihrem Herzen, doch sie befreiten sie nicht. Die Wut stieg hoch in ihr: *Warum gerade ich?*

Warum traf solch eine Ungerechtigkeit immer die guten Menschen und jene, die ohnehin bereits ums Überleben kämpften? Kein Happy End am Heiligen Abend. Zum ersten Mal seit Kindheitstagen war Anna froh um die vielen Geschenke, die um den Christbaum herum lagen. Sie verdrängten ihre innere Leere ein wenig. Die freudigen Kinderaugen beim Auspacken der Geschenke entschädigten sie für die große Trauer, die in ihr war.

„Jetzt sind wir alle glücklich", sagte Sarah. Elias blickte in Annas Augen und umarmte seine Mutter. Irgendwie konnte Anna den Abend nicht genießen und doch freute sie sich wenigstens über die Geschenke. Elias hatte ein Schachbrett gemacht, im Werkunterricht. Anna bewunderte das tolle Geschenk und machte Elias ein großes Kompliment. Sarah hatte zwei süße Engel gebastelt. Einer sah besonders lustig aus und hatte, wie Sarah, ganz viel Schalk in den Augen. Sarah überreichte Anna noch ein selbst gebasteltes Fotoalbum und eine Weihnachtskarte, die Anna besonders beeindruckte.

Sarah wünschte ihrer Mutter darauf nicht nur frohe Weihnachten, sondern auch ganz viel Gesundheit. Ein Kind von acht Jahren fand die schöneren Worte als jeder Erwachsene. Anna erlebte, wie ihr die Kinder auch nonverbal viel gaben. Sie suchten nicht danach, was sie sagten oder taten, sie rangen nicht nach Worten und gaben keine halbherzigen Ratschläge. Kinder mussten nicht mühsam in ihrer Seele graben, um Gedanken auszusprechen, sie sagten sie einfach, frei von der Leber weg, hemmungslos und ohne Umwege. Kinder sprechen ihre Gedanken frei von der Seele und berühren damit jedes Herz. Sie umarmen und trösten ohne Scheu. Sie reden über ihre Ängste und Sorgen, direkt und ehrlich.

Viele Weihnachtsgrüße hatten Annas Seele erreicht, wenige konnten ihr nichts geben und prallten an ihr ab. Irgendwelcher Kitsch, irgendwelche Worte von *„Friede, Freude, Eierkuchen"* konnten ihre Seele nicht über den Schmerz hinwegtrösten. Mit Kopfschmerzen legte sie sich ins Bett. All ihre Träume und Wünsche waren zur Illusion geworden, ihre Visionen hatten sich im Nichts aufgelöst. Diese Weihnachten erlebte Anna nicht wirklich als Gottes Geschenk. Sie fühlte ihre *„Halbseitenblindheit"* mehr denn je. Sie konnte den Schmerz in den Gliedern nicht verdrängen. Sie hielt die Nervenschmerzen in der linken Körperseite kaum aus, die Dunkelheit in ihrer Seele machte sie immer trauriger, leerer und gleichzeitig wütender. Anna hatte ihren Glauben verloren. Ein einziger Funken Hoffnung trug sie durch die dunkle und kalte Nacht. Sie fühlte sich einsam und verlassen von Gott.

„Vielleicht hat es Gott früher einmal gegeben", sagte ihr Kind zu ihr. Sie konnten sich alle nicht mit dem Gedanken abfinden, dass Gott sie so hart auf die Probe stellte. *Womit hatten sie das verdient?*

Die Augen von Jesus haben einst geleuchtet. Jesus, das Christkind, hat Freude in die Welt gebracht. Die Menschen haben diese Freude zerstört. Sie haben Jesus gekreuzigt. Anna fing mehr und mehr an, ihren Glauben zu hinterfragen. Wo sollte der Sinn sein? Glaubenskriege und der moralische Zwang der Kirche konnten doch nicht Gottes Liebe widerspiegeln. Irgendwo war da eine Mauer zwischen Gott und den Menschen. Diese Mauer konnte erst einreißen, wenn die Menschen die Türen zu ihren Herzen öffneten und Gott das Gute im Menschen sehen konnte. Dann würde Seine Liebe und Wärme in die Seelen der Menschen dringen und das Eis zum Schmelzen bringen, so wie einst beim lächelnden Jesuskind in der Krippe, gebettet auf Heu und eingewickelt in Windeln, fast nackt und doch der Kälte trotzend, unschuldig und doch so mächtig, durch ein einziges Lächeln im Gesicht.

Es gibt auch heute noch viel Wärme und Licht auf dieser Erde. Sie sollten nicht durch Umweltkatastrophen, Kriege, Krankheit und ständiges Leid zerstört werden. Anna kniete vor dem Christbaum nieder. Sie war allein. Die Kinder schliefen bereits. Vor der Krippe brannte eine Kerze. Anna faltete die Hände und begann zu beten:

Herr, erbarme dich unser. Belohne uns Menschen für das Gute, das wir tun, bewahre uns vor Unheil und Leid. Ich bete zu dir, Gott im Himmel, zeig uns deine Nähe, komm von deiner Himmelsleiter herab und dring sanft in unsere Herzen ein. Ich möchte deine Güte spüren. Komm zu uns und mische dich unters Volk, so wie es einst Jesus in deiner Gestalt machte. Richte nicht über uns, begib dich in unsere Mitte und verzeih uns unsere Sünden. So wie eine Mutter, die ihre kleine Tochter in die Arme nimmt und sie höher hält, sodass sie mehr sieht und sich gleichzeitig geborgen fühlt. Wie ein Vater, der auf die Knie geht, um auf gleicher Höhe mit seinem Sohn zu sprechen.

Wie ein Lehrer, der hinter seinem Pult hervortritt und sich in die Mitte seiner Schüler begibt. Wie ein Trainer, der mit seinen Schützlingen keuchend über den Fußballplatz rennt, so stelle ich mir Gott vor, Gott als Mensch, der Freude und Leid mit uns teilt, ein mitfühlender, barmherziger Gott, mitten unter uns. Gott in Jesus, Gott als Mensch in Fleisch und Blut, das ist Weihnachten. Das Kind in mir sagt: Gott hat es wirklich einmal gegeben. Gott ist da, auch jetzt. Doch lässt er uns in sein Gesicht der Güte blicken? Wird er sanft unsere Herzen öffnen? Sieht er unsere Tränen und unser Lachen? Lässt er unsere Träume und Hoffnungen wahr werden?

Das runde Leder

Fußball war schon immer eine von Annas Leidenschaften. Zum Fußball, diesem runden Leder, verband sie eine Seelenverwandtschaft. Rund spricht für Harmonie, rund und ohne Ende, rund in seiner weiblichen Kraft und Ganzheit. Der grüne Rasen hingegen widerspiegelt Annas andere Seiten: Ecken und Kanten, Farbe, männliche Kraft, aber auch Hoffnung, Ruhe und Frische.

Früher kickte Anna im Hinterhof mit den Jungs und ihrer wilden Schulfreundin Elli. Später verschwand diese Leidenschaft immer mehr, doch innerlich loderte das Feuer in ihr weiter. Immer, wenn junge Menschen Fußball spielten, fing Annas Herz zu jubeln an. In Griechenland packte sie das Fußballfieber erneut. Sie spielten Fußball am Strand, eine Gruppe junger Leute aus Deutschland, die gemeinsam ihre Diplomreise machten. Anna war das einzige Mädchen, das mit den jungen Männern durch den Sand wirbelte. Irgendwie schaffte sie es, ihrem Gegner barfuß den Ball wegzunehmen. Als Anna dann die ersten zwei Tore schoss, wurde es brenzlig. Der eine oder andere gab Gas und Anna verstauchte dabei ihren linken kleinen Zeh. Nichtsdestotrotz kämpfte sie sich am Abend mit ihrer Freundin über die unendlichen Treppen hinauf, die sie ins Nachtleben einer griechischen Insel führten. Auf der Tanzfläche humpelte Anna weiter, doch sie war nicht die einzige: Einige Jungs waren in Seeigelstacheln getreten. Eine verstauchte Zehe war Anna da schon lieber.

Jahre später...

Elias begann, Fußball zu spielen, etwa im Alter von sieben Jahren. Zuerst stand Anna neben dem grünen Rasen, als Zuschauerin und fieberte mit. Ein paar blutige Nasen und Schürfwunden gab es immer wieder einmal zu versorgen, doch das gehörte dazu. Letztendlich wurde Anna Fußballtrainerin. Sie führte ihr vorübergehendes Amt mit Gefühl und Verstand aus. Ihr ganzes Herzblut steckte sie in diese Mannschaft, die sie des Öfteren an die *„wilden Kerle"* aus dem gleichnamigen Buch und Film erinnerten. Zuletzt kickte Anna in der größten Julihitze mit einigen Kollegen auf der grünen Wiese. Die beiden Tore waren zwei Bäume und zwei Sträucher. Anna gab alles. Es war ihr letztes Tor in ihrem alten Leben. Knapp drei Wochen später hatte sie ihren Schlaganfall...

Nun ist Annas schwierigstes Spiel. In ihrem Herzen ist **ein** Team. Ihr Körper ist Verteidiger, Mittelfeldspieler und Stürmer zugleich. Ihre Freunde und ihre Familie sind die Zuschauer. Sie feuern Anna an, begleiten sie auch in Niederlagen und freuen sich mit ihr über Erfolgserlebnisse. Das Team bildet Anna allein: Sie verteidigt sich, wenn sie angegriffen wird. Sie gibt nicht auf und rennt auch dann noch weiter, wenn ihr die Luft längst ausgegangen ist. Sie stürmt nach vorne, zielgerade, sie steht auf, wenn sie stolpert, rennt zurück, wenn der Ball in die Gegenrichtung rollt, sie erobert sich den Ball zurück, stürmt wieder ins gefährliche Drittel und versenkt den Ball mit einem kräftigen Elfmeterschuss.

Immer wieder beginnt Anna von neuem, kämpft weiter und spielt das Spiel ihres Lebens...

Sie rennt mutig durch ihr neues Leben, überwindet Hindernisse, steht auf, wenn sie zu Boden fällt, fängt sich auf, wenn ihr jemand den Haken stellt und kämpft selbst dann noch weiter, wenn alles chancenlos scheint. Anna feiert ihre Siege und lässt die Niederlagen hinter sich. Wie ein Trainer lässt sie die *„guten"* Ratschläge (auf dem Fußballplatz ist jeder ein Experte, geht es um Krankheiten, weiß meist auch jeder Laie bescheid) an sich abblitzen. Sie lässt sich nicht dreinreden, sie schaut aber immer wieder, wo sie profitieren kann und wo andere es besser oder einfach anders machen.

Anna tauscht sich mit ihren Mitmenschen aus. Sie ist offen für Kritik jenen gegenüber, die ihr als Vorbilder erscheinen. Sie legt Pausen ein und kuriert ihre Verletzung, sie gönnt sich eine Atempause und begibt sich erneut aufs Spielfeld, wenn sie genügend Power hat. Manchmal muss man das Leben austricksen und seine Gegner aus dem Weg räumen. Einmal ist Härte gefragt, ein andermal braucht es Schnelligkeit und Ausdauer. Heute verlierst du, morgen gewinnst du. Manchmal ist es Unentschieden. Es gibt Zeiten, da siehst du keine Chance und bist am Boden zerstört, an anderen Tagen prallen Niederlagen an dir ab. Es gibt Tage, da ist dir zum Heulen zumute und andere, an denen dein Herz jubelt.

Es gibt Momente, wo du ein Foul nach dem anderen einstecken musst und Tage, an denen du dem Gegner eine Tomate verpasst. Es gibt Zeiten, da bist du mit den anderen **ein** Team, an anderen Tagen wirst du zum Einzelkämpfer. Du erlebst Stunden, wo das Team in dir zerstritten ist: Jeder kämpft gegen jeden. Ein andermal herrschen Harmonie und Einheit.

Es kommt vor, dass du den Entscheid des Schiedsrichters als unfair betrachtest, es gibt Tage, an denen du auf der Ersatzbank sitzen musst und Stunden, wo du der Star bist: der Torjäger, der schnellste Mittelfeldspieler und der härteste Verteidiger. Mal bist du der Torwart, der jeden Ball an der Latte fängt, beim nächsten Mal fühlst du dich wie ein Versager. Doch das Spiel geht weiter. Immer wieder dieselben Runden, das gleiche Ausdauertraining, dieselben Dribblings, die härtesten Kopfbälle und immer wieder jonglierst du deinen Ball so lange, bis er zu Boden fällt. Du bist dein Motivator, der Ball ist dein Instrument, der Rasen dein Leben, die Mitmenschen sind deine Begleiter: Zuschauer, Akteure, Freunde, Mitstreiter, Gegner und Kollegen.

Im Winter ruht der grüne Rasen. Er erholt sich von den Strapazen der letzten Monate. Auch deine Uhr tickt etwas langsamer. Du bist ein wenig traurig, doch im Herzen freust du dich auf die Sonne, auf den Frühling und Sommer, auf die neue Herausforderung. Im Herbst zehrst du von deinen Erfolgen, analysierst die Niederlagen und konzentrierst dich auf ein Leben neben dem Platz. Die Eiseskälte des Winters geht irgendwann vorbei, du stürmst voll Freude nach draußen und dein Ball rollt erneut über den grünen Rasen...

Spaziergang durch den Schnee

Nebel hüllt die Landschaft und die Häuser ein. Auf Irrwegen geht Anna durchs Schneefeld. Der Schnee knirscht leise unter ihren Stiefeln. Mit jedem Schritt mehr kehrt wieder Leben in ihren Körper und die Seele ein. Das Dorf empfängt sie mit seinen tausend Lichtern. Aus dem Pferdestall riecht es nach Heu. Der Kutscher macht Ordnung rund um das Stallwesen herum. Still und ganz versunken geht er seiner Arbeit nach. Er lässt sich nicht aus der Ruhe bringen. Anna läuft weiter, sie schreitet über Pflastersteine, die sie zum Bäcker führen. Im Dorf wimmelt es nur so von Touristen. Die Souvenirläden feiern Hochbetrieb. Die geschmückten Schaufenster säumen die Straßen. Die Beleuchtung eines Christbaums bringt Licht ins Dunkel.

Am Ende der Straße weisen Kerzen zu einem gemütlichen Restaurant. An den Tischen sitzen fröhliche Menschen. Das gesellige Beisammensein lässt sie den Weihnachtsstress vergessen. Annas Seele ist immer noch traurig, doch die alten Tränen sind längst getrocknet. Sie läuft am Bahnhof vorbei, sieht den fahrenden Zügen zu und geht weiter, entlang eines Flusses, bis dieser irgendwann in der Dunkelheit verschwindet. Der Mond und die Sterne beleuchten den Himmel. Auf den Bäumen und Sträuchern spiegelt sich das Mondlicht und wirft glitzernde Schneekristalle auf die Zweige, die den einsamen Weg erhellen. In Annas Herz wird es wärmer. In ihrer Seele leuchtet ein kleines Licht. Sie wird dieses Licht in die Welt hinaustragen. Sie wird nicht verzweifeln. Die Hoffnung und ihr Wille tragen sie durch die dunkle Nacht.

Silvester

Es tut so weh, wenn man sein altes Leben verliert...

Dies war wohl das Resümee des letzten Jahres. Verluste musste Anna in ihrem Leben viele einstecken, besonders aber prägten sie die vergangenen Jahre. Trotz Ärger, Niederlagen und traurigen Momenten hatte sie den Kopf nur selten hängen gelassen. Es gab Niederlagen auf dem Fußballplatz, im Privaten und in ganz persönlichen Dingen, aber noch trauriger waren die schweren Krankheiten und Todesfälle, die sie teilweise hautnah miterlebte. Wie gelähmt stand sie an den Gräbern ihrer Angehörigen, ihrer Freunde und Bekannten.

Zuletzt ging Anna allein dorthin. Zu oft waren sie auf Friedhöfen gewesen, mitten in der schönsten Zeit des Jahres: in den Ferien. Elias und Sarah konnten schon keine Gräber mehr sehen. Anna erging es gleich, doch das Pflichtbewusstsein rief und der Erwartungsdruck war groß. Einsam stand sie am Grab ihres Onkels und zündete eine Kerze an. Sie betete für alle Verstorbenen, von denen sie in den letzten Jahren Abschied hatte nehmen müssen. Sie war froh, als sie endlich zu Hause angekommen waren, zurück von den Ferien, die eigentlich gar keine waren. Nicht unglücklich darüber, dass sie der Alltag mit all den Anforderungen, aber auch der ganzen Abwechslung von den schweren Zeiten ablenkte, stürzte sie sich in die Arbeit: ins Umzugsvergnügen, in Verpflichtungen, Ehrenämter und irgendwann auch wieder ins Karnevalsfieber.

Anna gönnte sich weder Ruhe noch Zeit zum Nachdenken. Sie wollte einfach funktionieren und tätig sein. Der Umzug in die neue Wohnung stand bevor. Anna hatte alle Hände voll zu tun: Bananenschachteln packen, Altes aussortieren, dazwischen Lehrergespräche, Geburtstage... Putzen, Möbel kaufen, Einrichten, Wohnungsabnahme, Wohnungsabgabe. Termine der Baufirma, diverse Inspektionen, Administratives. Täglich gingen Handwerker, Elektriker, Maler und Bodenleger ein und aus. Es folgten Schultermine, Fußballtrainings, Spiele, Niederlagen und erste Siege. Im Frühling war Anna mehr auf dem Fußballplatz als zu Hause. Besuche von Freunden und Bekannten standen auf dem Programm. Sitzungen und Termine waren in ihrer Agenda notiert. Ständig läutete es an der Haustür, wenn Anna einmal zu Hause war.

Es folgten Feste, Veranstaltungen und so nebenbei lief der Fernseher, auch die Fußball-WM durfte nicht verpasst werden. Anna wurde zur zweifachen Trainerin: bei den Jungs und ihren Fußballgirls. Turnier um Turnier reihte sich aneinander. Es war zwar anstrengend, sich zweizuteilen, doch Anna hatte gleichzeitig sehr viel Spaß. Sie freute sich über den fünften Platz ihrer in der Mittagshitze kämpfenden Girls, die alles gaben, um zu gewinnen. Erschöpft, aber zufrieden, fiel sie nach diesen anstrengenden, aber erfolgreichen, Tagen ins Bett. Fußball total war angesagt. Schweizer Fähnchen schmückten den Garten. Grillfeste wurden veranstaltet. Dazwischen quetschten sich Termine beim Frisör und Arzt ins ohnehin schon dicht gefüllte Programm. Gemeinsame Fahrradtouren und Stunden mit Freunden am See bereicherten die Freizeit, die bis an den äußersten Rand verplant war.

Doch Anna genoss ihr aktives Leben in vollen Zügen. Sie fühlte sich fit und voller Elan. Die Zeit der letzten Jahre war wie im Flug vergangen. Die nächsten Ferien standen vor der Tür: Koffer packen, Schulabschluss, Ferienvorbereitungen, Wäsche waschen, Aufräumarbeiten... **Endlich Ferien!** Anna konnte es kaum glauben. Endlich Erholung vom Stress des letzten Jahres. Zehn Stunden Autofahrt mit der ganzen Familie. Besuche bei Verwandten und Freunden. Kopfschmerzen seit Tagen, wenig Schlaf und eine Mordshitze. Ausflüge, Tierpark, Schwimmbad... Intensivstation – Neurologische Klinik – Rückreise in die Schweiz – Spitalaufenthalt – Rehabilitation. Heimkehr – Zurück im Leben – Zurück im Alltag – Therapien und Arzttermine – Hochs und Tiefs...

The fight must go on...

Herbstferien: Die Kinder verbrachten einige Tage bei den Großeltern. Anna hatte Luft und konnte sich ein wenig erholen. Der Alltag einer Familienfrau hatte sie wieder eingeholt. Es blieb nur wenig Zeit für Atempausen. Geburtstage, Schultermine, Haushalt, Garten, Zeit für die Kinder, Fitness, Physiotherapie, Ergotherapie – Annas Tage waren schnell wieder ausgefüllt. Es gab immer wieder Krisen und Erschöpfungspausen, doch Annas Körper meldete sich frühzeitig und machte sie darauf aufmerksam, wenn sie sich überforderte. Ihre Seele hinkte zeitweise noch hinten nach, doch sie räumte sich immer wieder Zeiten zum Nachdenken und Entspannen ein. Anna übte Geduld mit sich und lernte, sich abzugrenzen, zu delegieren und auch einmal wegzuschauen.

Die Nachmittage füllte Anna mit regelmäßigen Spaziergängen. Wenn sie müde war, gönnte sie sich einen Mittagsschlaf. Sie telefonierte mit Freunden, machte immer wieder einmal kleine Ausflüge oder einen Stadtbummel. Sie genoss die Fahrt mit dem Zug, der sie einmal nach Zürich, ein andermal nach Basel und für ein paar erholsame Tage nach Österreich brachte. Endlich durfte sie wieder unterwegs sein. Sie fühlte sich frei und unabhängig. Sie war wieder Herr über ihr Leben. Sie durfte ihren Weg selbst bestimmen. Anstrengend waren die schulfreien Tage und Ferien. Annas Belastbarkeit war nicht mehr dieselbe, die Nerven lagen schneller blank. Tanz, Gymnastik, Ausdauertraining und Waldspaziergänge stärkten ihr psychisches Wohlbefinden und den Körper. Trotzdem war ihre Stimmung eher schwankend, doch *Geduld bringt Rosen*, sagte sie sich in harzigen Zeiten.

Das Jahr ging schnell vorüber. Tage voller Emotionen, ruhige Momente, anstrengende Zeiten. Stunden, in denen Anna vieles reflektierte. Shopping in Zürich mit Sarah, Besuch bei *McDonalds* mit Elias, Fotoshooting mit den Kindern. Tage zum Zurücklehnen, Lesen und Schreiben, Kaffeekränzchen und stille Momente. Ein erlebnisreiches Jahr lag hinter ihr. Anstrengende, fröhliche und traurige Zeiten wechselten sich ab. Das alte Jahr neigte sich dem Ende zu. Ein Jahr der Verluste, der Abschiede und des Neubeginns. Tod und Wiedergeburt.

Ein Jahr der Siege und Niederlagen...

Es war ein schöner Jahresausklang. Anna ging mit Sarah am See spazieren. Sie machten Fotos, schlenderten am See entlang, warfen Schneebälle auf die mit Eis bedeckte Wasseroberfläche, sie lachten, quasselten und genossen das Beisammensein. Mutter und Tochter streiften durch einsame Wälder, über belebte Wege und winterliche Wiesen und Felder. Am Schluss kehrten sie in einem Restaurant ein, aßen ein leckeres Eis und tranken eine Cola. Auf dem Heimweg lächelte ihnen die Sonne entgegen. Doch noch ein *Happy end* im alten Jahr?

Gedanken für das neue Jahr

Anna blätterte durch ein Buch der Zitate und machte sich Gedanken für das neue Jahr. Langweilig war das alte Jahr nicht gewesen, von Routine und Alltagstrott keine Spur. Vom grauen Alltag konnte man nicht sprechen, doch farbenfroh war das letzte Jahr auch nicht gerade gewesen. *„Träume nicht dein Leben, lebe deinen Traum"*, das Motto Annas Jugend war heute aktueller denn je. Sie wusste, sie musste endlich zupacken, die Chance wahrnehmen, aber auch Geduld mit sich haben, wenn etwas nicht so klappte, wie sie sich das vorstellte und daran denken: *„Nur wer wagt, gewinnt."* Anna lernte, wieder nach vorne zu blicken. Manchmal ist es nötig, in der Vergangenheit herumzuwühlen, Bilanz zu ziehen und Dinge, die geschehen sind, zu verarbeiten, doch es ist genauso wichtig, den Fuß in die Gegenwart zurück zu setzen. Sie musste wieder Vertrauen gewinnen und ihre Selbstzweifel beiseite schieben, die sie immer wieder niederdrückten.

Anna musste lernen, die Ohren öfters auf Durchzug zu schalten und ihrer inneren Stimme mehr Beachtung schenken. Sie wollte sich nicht durch Gerüchte ablenken lassen, sondern der eigenen Wahrheit vertrauen. Sie würde das Leben nicht mehr ganz so ernst nehmen, sondern mehr von der heiteren Seite betrachten. Sie wollte Neues ausprobieren, spontaner werden und die Welt mit Kinderaugen betrachten. Das letzte Jahr hatte sie aus der Bahn geworfen, doch sie wollte mutig bleiben, ihr Ziel verfolgen, nicht aufgeben und dranbleiben. Sie würde sich dem Schicksal stellen und ihr Glück selbst in die Hände nehmen. Annas Lebensmotto für das kommende Jahr war gefasst: **„Ich will Spaß haben"**, sagte sie sich.

Trotz erschwerter Umstände glaubte sie nach wie vor an ihr Glück. Gestern telefonierte sie mit ihrer Freundin Karla. Mitten in einem ernsten Gespräch musste Anna plötzlich über sich selbst lachen. Zum Glück hatte sie den Humor trotz allem nicht verloren. Verluste schmerzten zwar, doch sie brachten auch ein Stück Freiheit zurück. Sie wollte die Hoffnung und den Mut nicht aufgeben. Sie würde versuchen, positiv zu denken und immer wieder aufstehen, wenn sie hingefallen war und vorwärts schreiten. Man durfte sich nicht alles aufladen und sich ab und zu sagen: *„Hinter mir die Sintflut, vor mir die Sonne, in mir die Ruhe, über mir der Himmel und neben mir meine Mitmenschen, die mich begleiten: meine Freunde, Kinder und Lieben."*

Anna wollte sich nicht mehr aufopfern und sie würde lernen, nein zu sagen und damit riskieren, dass sie bei gewissen Leuten nicht mehr beliebt war, aber dafür froh und frei. Sie wollte ein Mensch mit Ecken und Kanten bleiben und nicht ein Leben als Marionette und Spielball führen. Sie wollte sich amüsieren, neue Kontakte knüpfen und offen für die Wunder des Lebens bleiben.

Sie würde ihren Körper in Form halten, sich sportlich betätigen und die Natur genießen. Sie würde Probleme anpacken, Lösungsmöglichkeiten finden, sich nicht unterkriegen lassen, nicht vor Wut, Trauer und Mitleid erstarren, sondern ihren ganz persönlichen Weg gehen. Sie wollte sich keinen Druck auferlegen, eines ums andere machen, im Heute leben, Vergangenes abschließen und positiv in die Zukunft blicken. Sie würde Pausen einlegen, Momente der Ruhe genießen, abschalten, den Alltag hinter sich lassen, sich entspannen und verwöhnen.

Sie würde den Abend gemütlich ausklingen lassen und sich auf den nächsten Morgen freuen. Sie wollte sich nicht selbst aufgeben, sondern ihr Leben mitbestimmen. Sie würde nicht den Erwartungen der anderen gerecht werden, sondern sich selbst genügen. Sie wollte eigene Entscheidungen treffen, abwägen und in allen negativen Dingen auch die positive Seite sehen. Sie würde tanzen und die Alltagssorgen vergessen, über ihre Gefühle reden, Tagebuch führen und sich mit guten Freunden treffen.

Sie wollte hinter die eigene Fassade blicken und ehrlich mit sich selbst sein. Sie würde sich nicht selbst belügen oder eine Maske anziehen, sondern echt bleiben und ihre Schwächen lieben lernen, all ihre Stärken positiv umsetzen und sich nicht durch äußere Umstände negativ beeinflussen lassen. Sie wollte ihr Leben aktiv gestalten und nicht nur von ihren Träumen leben. Anna war bereit für einen Neubeginn.

Wer bin ich und was ist meine Aufgabe in dieser Welt?

Dieser Frage war Anna nachgegangen. Wer war sie? Mutter, Hausfrau, Ehefrau, Krankenschwester, Freundin, Tochter, Frau? Anna dachte an ihre Kindheitsträume. Sie wollte so vieles: mit Tieren arbeiten, Kindergärtnerin oder Lehrerin werden, Bankdirektor sein, als Popstar auf großen Bühnen singen, das Gymnasium besuchen, studieren, als Schriftstellerin arbeiten, Dichterin sein, viele Kinder haben, ein Haus und einen Garten besitzen. Sie wollte heiraten, die Welt entdecken, reisen...

Anna hatte viele Träume. *Doch welche ihrer Kindheitsträume haben sich erfüllt? Welche Talente und Begabungen hat sie im Leben einbringen können? Welche Ziele hat sie verfolgt? Ist sie glücklich geworden?*

Anna hat sich ein paar Träume erfüllt, doch einiges ist auf der Strecke geblieben. Vor allem in beruflicher Hinsicht hat sie nicht ihren eigenen Weg gewählt, sondern sich durch äußere Umstände und Meinungen beeinflussen lassen. Sie hat vergessen, was wichtig für *sie* gewesen wäre, weil sie sich zu sehr im Außen orientiert hat. Sie wollte gefallen, sie fühlte sich ihrem Umfeld verpflichtet und letztendlich verlor sie sich in der Flut und Schnelligkeit eines routinierten Neuzeitlebens.

Anna hat sich selbst verloren, das Glück ist ihr aus den Händen geglitten und ihre Stärken sind zu Schwächen geworden. Sie hat den Überblick verloren, ihr Adlerauge und Scharfsinn, ihre Kühnheit und Abenteuerlust, ihre Spontanität und Lebensfreude sind ihr abhanden gekommen. Und nun? Wie kehrt sie wieder zu ihren Wurzeln, Träumen und ihrem eigenen Ich zurück? Annas Seelenreise geht weiter, doch sie ist sich sicher, diesen Schatz in ihrem Herzen zu finden.

Anna las die Zeilen noch einmal durch, die sie gerade geschrieben hatte. Sie wollte sich die Worte in ihr Bewusstsein einprägen. Sie sollten sie auf der weiteren Reise begleiten und daran erinnern, wenn sie vom Weg abgekommen war:

Ich wünsche mir Lebensfreude, Liebe, Erfolg und Zielsicherheit. Ich möchte wieder glücklich sein, gesund und froh durchs Leben gehen. Glück und Gesundheit wünsche ich auch meinen Kindern und allen Menschen, die mir wichtig sind. Ich hoffe, dass ich meine Träume bewahren und umsetzen kann. Ich wünsche mir, dass mich mein Umfeld nährt und dass mich meine innere Stärke vorantreibt, mein Ziel zu verfolgen und mich weder entmutigen noch einengen zu lassen. Ich will meine inneren Ketten sprengen und mich selbst befreien.

Ich werde so bleiben, wie ich bin, denn ich liebe mich so, wie ich bin. Ich bin dankbar für meine Vergangenheit, für alles Gute, das mir widerfahren ist, aber ich bin auch dankbar, konnte ich aus meinen negativen Erfahrungen lernen. Ich will versuchen, in der Gegenwart zu leben und nicht nur von der Zukunft zu träumen. Ich möchte all meine Ängste ablegen und zuversichtlich sein, dass sich alles zum Guten wenden wird.

Ich will an Gott glauben und mein Herz öffnen. Dieser Grundsatz, den ich schon als kleines Kind unbewusst gelebt habe, soll mein ständiger Begleiter sein, mein Kapitän und Kompass, der mich leitet und mir die Orientierung zurückgibt, wenn ich mich verirrt habe und vom Weg abgekommen bin: **Höre auf deine innere Stimme – sie weiß, was du brauchst...**

Happy new year

Der Silvesterabend verlief gemütlich. Anna, Elias und Sarah aßen gebratene Kartoffeln mit heißem Schinken. Die Kinder freuten sich auf die Wunderkerzen und Knallkörper, die sie später mit Papa im Freien abließen. In der Wundertüte versteckten sich Hüte, Wurfschlangen, Geister, Spinnenringe, Fische, Pfeifen und Blasrohre mit Kügelchen. Die Neujahrsballone sausten nur so durch die Wohnung. Die Kinder versprühten viel Begeisterung und auch Anna ließ sich von ihrem Übermut anstecken. Um Punkt Mitternacht gab's zum ersten Mal seit Jahren keinen Champagner, sondern ein Glas Traubensaft zum Anstoßen. Beim Feuerwerk, das live im Fernsehen übertragen wurde, fielen allen fast die Augen zu. Sie verspeisten noch schnell ihre Marzipanschweinchen und legten sich bald darauf mit gesättigten Bäuchen ins Bett.

Der Neujahrsmorgen begrüßte Anna mit Regen. Dennoch wagte sie sich gut eingepackt und mit einem riesigen Regenschirm nach draußen. Beim Bäcker traf sie ein paar bekannte Gesichter. Man wünschte sich gegenseitig ein gutes neues Jahr. Mit einem frischgebackenen Neujahrsbrot lief sie wieder nach Hause. Viele Gedanken begleiteten sie auf dem Heimweg. Je länger sie lief, desto freier fühlte sie sich. Die Neujahrswünsche und Mails, die sie in den letzten Tagen erhalten hatte, gingen Anna durch den Kopf: Gewisse Leute musste man im Regen stehen lassen. Man sollte seinen Weg gehen, durfte sich nicht ablenken lassen und war nicht verpflichtet, auf jede Frage eine Antwort zu geben. Gewisse Dinge mussten an einem abblitzen.

Man durfte nicht alle Leute so ernst nehmen. Es lohnte sich nicht, immer Erklärungen abzugeben. Es gab Leute, die stahlen einem nur die Zeit, weil sie neugierig waren und nicht das geringste Interesse hatten, Verständnis zu zeigen und ihre Hilfe anzubieten. Ihr einziges Ziel war es, neue Gerüchte und Intrigen in die Welt zu setzen. Darauf konnte Anna verzichten. Man musste abwägen, entscheiden und gezielt auswählen:

„Mit wem bespreche ich nur Oberflächliches?"

„Wann lasse ich mich auf ein längeres Gespräch ein?"

„Mit wem teile ich meine Gedanken, Sorgen und Nöte?

„Wen lasse ich an meinem Innenleben teilhaben?"

Grenzen zu setzen, war da ganz wichtig.

Anna lief gemütlich weiter durch den Regen. Sie hörte, wie die Regentropfen sanft auf ihrem Schirm hin und her tanzten. Ihre Schritte waren langsam, aber zielsicher. Ihre Seele war befreiter und in ihrem Herzen schien wieder die Sonne. Da konnte auch der heutige Dauerregen nichts daran ändern. Der Regen war Annas Freund und die Sonne ihr innerer Begleiter. Der Wind konnte ihr nichts anhaben. Sie war standfester geworden. Bald war der letzte Schnee geschmolzen und trotz des Winters sah man bereits das grüne Gras. Die Erde drehte sich immer noch, die Pflanzen wuchsen und das Leben ging weiter. Anna blickte nach vorne: NEUBEGINN!

Selbstdarstellung

Zum ersten Mal im Leben war Anna dankbar, dass sie nicht verwöhnt worden war. Zum ersten Mal war sie froh, dass sie schon früh zu kämpfen gelernt hatte. Sie war sogar dankbar, waren ihre versteckten Talente nicht immer für alle gleich ersichtlich gewesen, sodass sie abgehoben und spätestens bei ihrem Schicksalsschlag so am Boden zerstört gewesen wäre, dass sie ihr Leben vermutlich nicht mehr gepackt hätte. Anna war nicht mit dem Glück gesegnet, dass es in ihrem Leben immer nur bergauf gegangen war. Das kam ihr nach dem Schlaganfall zugute. Sie war dankbar für all die Krisen und Nöte, die sie durchgemacht hatte und die sie gelehrt hatten, auf dem Boden der Tatsachen zu bleiben.

Es gibt Menschen im Leben, bei denen läuft anscheinend immer alles bestens. Sie haben die perfekte Familie, die überperfekte Beziehung, ihre Kinder sind die besten, gescheitesten und schönsten, ihr Haus ist ein halber Palast, im Job läuft es blendend, wenn nicht sogar super, privat läuft es übermäßig gut und sie selbst sind hyper-wahnsinnig toll! Sie sind einfach nicht zu übertreffen. Wenn Anna solche Nachrichten bekam, landeten sie schnell im Papierkorb und wurden aus ihrem Gedächtnis gelöscht. Heute weiß Anna: Geld, Intelligenz und Karriere machen nicht glücklich. Das wahre Glück liegt anderswo. Sie hat viele einfache Leute kennengelernt. Sie leben zufriedener, sind bescheidener, sie genießen den Augenblick und leben im Jetzt. Sie lieben ihre Nächsten genauso wie sich selbst.

Solche Menschen müssen nicht ständig beweisen, wie toll sie sind. Sie nehmen kein Blatt vor den Mund, lachen aus vollem Herzen, wenn ihnen danach zumute ist und lassen ihrem Ärger freien Lauf, wenn ihnen etwas nicht passt. Diese Menschen sind die wahren Helden, weil sie die Kunst zu leben und zu lieben verstehen. Sie zeichnen sich durch Mitmenschlichkeit, Einfühlungsvermögen, emotionale Intelligenz, Echtheit und Humor aus. Doch leider gibt es immer weniger von dieser Spezies. Stattdessen steigt die Zahl der superaltklugen Artgenossen, die die emotionale Intelligenz eines Roboters besitzen. Sie zeigen keine wahre Stärke und sind auch nicht selbstbewusst. Sie kennen zwar ihre vermeintlichen Stärken, doch ihre Schwächen ignorieren sie völlig. Auch ihr Selbstvertrauen ist gering, denn sie müssen ständig zeigen, wie toll sie sind, um Bestätigung und Lob von außen zu erhalten.

Diese machthungrigen Leute heischen nach Anerkennung und stellen sich bei jeder Gelegenheit in den Mittelpunkt des Geschehens. Sie besitzen keinen gesunden Ehrgeiz, sie sind süchtig nach Erfolg. Sie können sich nie mit etwas zufrieden geben. Wenn aber einmal ein größerer Windstoß kommt, bricht das ganze Kartenhaus zusammen und die Lichter des Roboters gehen aus. Entzieht man diesen „Genies" die Rückendeckung, stehen sie wie blasse Figürchen im großen Universum da, eine kleine Nummer unter vielen. Don't worry: Anna gehörte noch nicht zu dieser Kategorie, der Erfolg war ihr nicht in den Kopf gestiegen, obwohl sie verdammt stolz sein konnte, wie sie ihr Leben trotz Schicksalsschlag meisterte. Alle guten Schulnoten und mit Erfolg bestandenen Prüfungen, alle Krisen und Herausforderungen in ihrem bisherigen Leben waren nichts dagegen.

Dieser Hirninfarkt, mit allem, was dieser Einschnitt nach sich zog, gehörte zur größten Prüfung in Annas Leben. Menschen, die schwere Schicksalsschläge meistern müssen, sind die wahren Helden, auch wenn es keiner sieht. Menschen, die trotz eines schwierigen Schicksals das Leben in die Hand nehmen und anpacken, zeigen Ehrgeiz, Stärke, Kampfgeist und Durchhaltewillen. Sie haben es nicht nötig, sich ständig in den Mittelpunkt zu stellen und ihre Stärken zu präsentieren. Sie haben schlichtweg keine Zeit dafür, diese narzisstische Seite auszuleben, denn sie sind täglich damit beschäftigt, ihr Leben zu meistern. Sie müssen sich tagtäglich diesem Überlebenskampf stellen, ohne, dass es jemand sieht.

Liebes Tagebuch!

Manchmal ärgere ich mich über die Arroganz gewisser Leute und trotzdem weiß ich, auch ich bin ein Teil dieser Gesellschaft. Ich kenne beide Seiten und weiß, was es bedeutet, ganz oben und ganz unten zu stehen. Daher ist es mir auch sehr wichtig, zu kämpfen: für mehr Gerechtigkeit, Toleranz und gegenseitiges Verständnis, nicht nur für mich selbst, sondern auch für jene, die ihre Stimme nicht erheben können. Als Durchschnittsmensch belächelt man vielleicht die Behinderten und Kranken, die „Schwachen und Verlierer" dieser Gesellschaft, aber sind wir wirklich glücklicher als sie? Wissen wir, was Freude ist? Schätzen wir ein Lächeln oder einen feuchten Händedruck, ein nettes Gespräch und die Wunder der Natur ebenso sehr, wie diese Menschen es tun? Wir „Super Gescheiten", „Nicht Behinderten", „Gesunden" – sind wir nicht Armleuchter dagegen, kleine Würmchen in einer großen Welt?

Es ist fast so, als wären wir nicht mehr als eine Zusammensetzung aus vielen Molekülen, die unbeweglich durch die Lüfte schweben, die weder nach links noch nach rechts schauen, uns aber für den Nabel der Welt halten. Doch wir alle sind sterblich. Unsere Überheblichkeit ist manchmal zum Kotzen. Wie wär's mit ein wenig Bescheidenheit, Zufriedenheit und Einfühlsamkeit? Es würde uns gut tun, wenn wir uns ein bisschen weniger wichtig nehmen würden. Wir sollten unsere Augen öffnen, unsere Ohren spitzen und unseren Mund für einmal schließen. Da draußen gibt es so viele Wunder. Wir sind nicht die einzigen Lebewesen auf dieser Welt. Wir sollten mutig sein und zu unseren Schwächen stehen und nicht nur unsere Stärken hinausposaunen und unsere Mitmenschen klein und mickrig darstellen. Jeder von uns trägt ein besonderes Talent in sich, doch wir bestehen auch alle aus Fleisch und Blut.

Wir sind Menschen und keine Götter. Keiner ist so mächtig und wichtig, dass er besser als andere wäre, er meint es nur. Das soll nicht heißen, dass wir unsere Stärken nicht zeigen dürfen, doch wir sollten sie positiv umsetzen und nicht überheblich werden. Wir müssen auf dem Boden bleiben, sonst nimmt uns irgendwann keiner mehr ernst. Nur, wenn wir echt sind und ehrlich uns selbst gegenüber bleiben, kommen wir auch bei den anderen gut an. Wir können nicht den Strahlemann spielen, wenn es tief in unserer Seele wie auf einem Kriegsfeld aussieht. Wir müssen unsere lächelnde Fassade nicht ein Leben lang aufrechterhalten. Wir sollten der Wahrheit ins Gesicht blicken. Es wird nämlich peinlich, wenn wir – diejenigen, die vermeintlich immer auf dem Podest gestanden sind, plötzlich in der Masse nackt vor den anderen dastehen.

Bescheidenheit, Zufriedenheit und Ehrlichkeit – ein paar gute Vorsätze fürs neue Jahr!

Außen hatte sich Annas Blickwinkel zwar ein wenig verringert, innen jedoch hatte sich ihr Horizont erweitert. Anna hatte mehr Weitblick als vorher und betrachtete die unterschiedlichsten Dinge aus einer größeren Optik. Ein bisschen Selbstdarstellung darf schon sein, das macht ja jeder. Auch Anna war stolz: auf ihre Kinder, auf sich selbst, auf ganz banale Dinge. Die einen prahlten damit, tausend Leute zu kennen, andere stellten sich selbst zur Schau. Manchmal aber könnte man meinen, es gäbe tausende von kleinen und großen Einsteins.

Einstein hat auch Schwächen gehabt, doch er hat Charakter bewiesen, seine Schwächen zu Stärken gemacht und ist ehrlich geblieben. Er hat den Mut gehabt, auch seine Ecken und Kanten zu zeigen. Vielleicht gibt es daher nur wenige überragende Größen, weil der Mensch dazu neigt, sich selbst zu überschätzen und nur seine strahlenden Seiten zeigt, um sich bei anderen beliebt zu machen und sich im Glanz inmitten der anderen leuchten zu sehen oder aber durch Macht, Demütigung und Gewalt sein Gegenüber gefügig zu machen, doch über kurz oder lang funktioniert weder die eine noch die andere Methode. Erst, wenn der Mensch seine Maske abnimmt und sein wahres Ich zeigt, kommen die Schätze an die Oberfläche. Aber wer ist wirklich so ehrlich mit sich selbst und den anderen?

Identität

Wer aber war Anna? Die verträumte Wienerin mit dem griechischen Feuer? Das schüchterne und brave Mädchen? Rebellin, Chaotin, temperamentvolles Partygirl? Traumtänzerin? Liebevolle Mutter? Treue Freundin? Perfektionistin? Querdenkerin? Chamäleon? Selbstbewusste Frau? Energische Stürmerin? Zuschauerin? Macherin? Krankenschwester? Vielseitige? Weltoffene? Eigenbrötlerin? Die Gutmütigkeit in Person? Die Realitätsfremde? Die Phantasievolle? Die praktisch Veranlagte? Die Theoretikerin? Die Zarte? Die Starke?

Die Weiche? Die Harte? Die Lebendige? Die Ruhige? Das stille Wasser? Der brodelnde Vulkan? Weibliches Wesen? Burschikose Frau? Tapfere Löwin? Freiheitsliebende Möwe? Anschmiegsames Kätzchen? Der treue Hund? Die Schnecke, die sich von Zeit zu Zeit in ihrem Haus versteckte? Das graue Mäuschen? Der kunterbunte Vogel? Wer war sie? Österreicherin, Schweizerin, Griechin, Europäerin, Weltenbürgerin? Die moderne Frau? Ein Steinzeitwesen? Wie viele Rollen hatte Anna in ihrem Leben freiwillig und unfreiwillig angenommen?

Nach Adam und Eva gehören ja alle zusammen. Wir sind miteinander verbunden, auch, wenn uns unterschiedliche Sprachen, Mentalitäten, Rassen, Religionen und räumliche Distanzen voneinander trennen. Manchmal ist die Welt so klein, ein andermal riesengroß. Einmal fühlt man sich mutterseelenallein auf dieser Welt, ein andermal ist man mit dem ganzen Kosmos verbunden.

Der Wunsch nach dieser völligen Einheit, Länder und Rassen übergreifend, wird wohl ein Stück weit Wunschtraum bleiben, doch wir dürfen nicht aufhören, an das Gute zu glauben. Wir sollten den Menschen mit seiner Persönlichkeit, Rasse und Religion respektieren und andere Meinungen, Wege und Lebensweisen akzeptieren. Wir alle sind Kinder Gottes, egal welcher Rasse oder Religion wir angehören, ob arm oder reich und dieser Planet ist unser gemeinsames Zuhause. Wir alle gehören irgendwie zusammen und sind Teil dieser kostbaren Erde.

Platz machen für Neues

Manchmal fühlte sich Anna seit ihrem Schlaganfall freier. Es war, als hätte man alles Überflüssige in ihrem Gehirn gelöscht. Nun war wieder genug Speicherkapazität da, mindestens für die nächsten siebenunddreißig Jahre. Platz für neue Abenteuer, neue Erfahrungen und Erlebnisse. Ein überfüllter Computer ist auch nicht mehr gleich leistungsfähig. Im Außen hatte Anna zwar geräumt und mehr als genug entsorgt, doch innen schleppte sie ständig den alten Ballast mit sich herum.

Ihr Computer war vorübergehend abgestürzt. Nun funktionierte er Gott sei Dank wieder, vielleicht sogar besser denn je, zumindest, was die geistigen Möglichkeiten betraf. Annas Körper musste noch viel trainieren und ihre Seele brauchte Zeit zur Heilung. Sie war eben doch kein Computer, aber dafür menschlich, gefühlvoll und mit einem eigenen Willen ausgestattet. Niemand konnte an ihr einfach so herum tippen, schalten und walten, wie es ihm passte, sonst hätte er wohl Annas andere Seiten kennen gelernt.

Platz für Neues, Altes hinter sich lassen, Abschied nehmen und neu beginnen...

Achterbahn fahren

Anna hatte mit ihrer Freundin Gabi telefoniert. Sie mussten wahrlich lachen, als sie sich gegenseitig von ihren Achterbahnfahrten erzählten. Seit sich Anna erinnern konnte, gab es ein unaufhörliches Auf und Ab in ihrem Leben. Sie war umgeben vom ständigen Abenteuer, Langeweile kam selten auf. Trotzdem: Andauernde Berg- und Talfahrten konnten anstrengend sein. Eigentlich hasste Anna dieses Achterbahn fahren. Sie hatte dabei ständig dieses flaue Gefühl im Magen und manchmal wurde ihr sogar übel.

Im Leben hatte sich Anna an die Achterbahnfahrten gewöhnt, doch manchmal sehnte sie sich nach Eintönigkeit und Stille. Es war diese Ruhe, die nach dem *Kirtag* einkehrte, wenn man die Vergnügungsbahnen und das Karussell fahren satt hatte und einem der Schädel brummte, weil man schon hundertmal mit dem Skooter im Kreis gefahren war und mit zig Leute einen Zusammenstoß hatte.

Es war diese Besonnenheit, wie in der Fastenzeit, die die Menschen wieder zum Nachdenken anregte, die sich Anna im Leben so zwischendurch wünschte. Die Zeit der Umkehr und Einkehr, die ruhigen, bedächtigen Momente.

Irgendwann spürt man jedoch, dass einem der Trubel und die Heiterkeit fehlen. Wie liebte Anna diese geselligen Stunden! Also anschnallen und auf zur nächsten Runde! Achterbahnfahrten in luftigen Höhen und rauschenden Tiefen können nämlich ziemlich viel Spaß machen, sofern man nicht zur Übertreibung neigt und sich zwischendurch auch einmal eine Pause gönnt.

Hallenturnier

Der sechste Januar wurde zum Aufräumtag. Sarah half ihrer Mutter beim Christbaum abschmücken, Elias war mit seinem Vater in der Stadt. Nachdem die Stube wieder bewohnbar war, machte sich Anna daran, den Garten aufzuräumen. Der Putzfimmel überkam sie und sie säuberte die ganze Wohnung und machte eine Aufräumaktion bis in den Keller. Am Nachmittag holte Anna einen Dreikönigskuchen beim Bäcker. Früher hatte sie diesen Brauch nicht gekannt: Am sechsten Januar ist es in der Schweiz Tradition, einen Dreikönigskuchen zu essen. Jeder erhält ein Stück Hefekuchen. Irgendwo, in einem einzigen Stück, befindet sich ein kleiner weißer König aus Plastik. Manchmal ist es auch ein goldener. Wer den König in seinem Kuchenstück findet (Achtung: Nicht die Zähne ausbeißen!), ist für einen Tag lang der König oder die Königin, darf eine Krone aufsetzen und befehlen, was an diesem Tag geschehen soll. Meistens war Sarah dieser Glückspilz. Es machte ihr wahrlich Spaß, als jüngstes Familienmitglied für einmal den Ton anzugeben.

Auf dem Heimweg vom Bäcker machte Anna einen kurzen Abstecher zum Fußballhallenturnier. Ihr Herz schlug höher, als sie das runde Leder durch die Halle wirbeln sah. Ihre Hirnwindungen spielten verrückt und ihre Beine wurden ganz zappelig. Am liebsten wäre sie von der Tribüne hinunter gesprungen und hätte mitgespielt. Stattdessen begnügte sie sich als Zuschauerin. Sie traf ein paar Freunde, man tauschte schnell die Neuigkeiten aus und bald machte sich Anna auf den Heimweg.

Beschwingt lief sie nach Hause, sie rannte sogar und spürte für kurze Zeit keine Beschwerden. Sie vergaß die Welt um sich herum, ihr Körper fühlte sich leicht, glücklich und zufrieden. So fröhlich konnte Fußball machen. Nach dem Abendessen klebte Anna die letzten Fotos von Weihnachten ein. Fotografieren zählte zu ihren weiteren Hobbies. Als die Kinder noch kleiner waren, machte Anna hunderte von Bildern. Später versuchte sie, sich ein wenig zurückzunehmen, was ihr aber nur schwer gelang. Im Wohnzimmer standen Dutzende von Fotoalben: klein, groß, dick und dünn, in Farb- und Schwarz-Weiß-Bildern. Sie liebte es nicht nur, die Fotos zu schießen, für sie war es ein richtiges Zeremoniell, die Fotos dekorativ in die Alben einzukleben und zu beschriften.

Mit ihren Kindern konnte Anna alle kreativen Seiten ausleben: basteln, spielen, malen, Erlebnisse in der Natur teilen und Gottes schöne Welt genießen. Sie hatte viel mit ihren Kindern gemeinsam erlebt. Keinen Moment würde sie je bereuen. Sie war glücklich, wieder zu Hause bei ihrer Familie zu sein. Die anstrengenden Jahre vergisst man irgendwann, doch die schönen Erinnerungen verblassen nie. Anna trug die Vergangenheit im Herzen, sie lebte den Moment und blickte voll Zuversicht in die Zukunft.

Es war bereits Mitternacht. Eigentlich war Anna noch gar nicht müde, obwohl sie tagsüber ziemlich viel geleistet hatte. Elias schien auch keinen Schlaf zu finden. Tausend Ideen wanderten durch seinen Kopf und in seinen Gedanken produzierte er seinen ersten Film. Es ging ihm ähnlich wie seiner Mutter: Er konnte einfach nicht abschalten, sein Werk war ja noch nicht vollendet. Anna saß vor ihrem Tagebuch und schrieb und schrieb und schrieb. Es fiel ihr schwer, den Bleistift wegzulegen und die wohlverdiente Abendruhe zu genießen.

Mit Feuereifer und Herzblut waren Elias und Anna bei der Sache. Nach geraumer Zeit fielen Elias die Augen zu und er träumte von riesigen Galaxien, er bereiste die Planeten und landete letztendlich auf dem Mond. Sein Film lief in den Träumen weiter. Szene um Szene fügte sich harmonisch ein. Bestimmt hatte Elias nach dieser traumreichen Nacht wieder jede Menge Ideen, die er in seinen Film einbauen wollte.

Man sollte den Kindern ihre Träume niemals nehmen. Nur so werden sie irgendwann in Erfüllung gehen. Man muss nur ganz fest daran glauben. Natürlich gehören Eigeninitiative, Glück und viel Arbeit dazu, um sein Ziel zu erreichen. Als Eltern ist es dabei wichtig, die Talente seiner Kinder zu fördern. Lob und Anerkennung stärken das Selbstbewusstsein und die Eigenständigkeit der Kinder. Positive Motivation ist wichtig für die Seele. Wenn Eltern ihren Kindern zeigen, dass sie stolz auf sie sind, leisten sie einen wertvollen Betrag zur gesunden Entwicklung des Kindes. Starke Kinder kennen ihre Stärken und haben es später nicht nötig, auf den Schwächen der anderen herum zu trampeln.

Sarah träumt von einer Arbeit mit Tieren. Sie hat einen besonderen Umgang mit Tieren, aber auch einen feinen Kontakt zu ihren Mitmenschen. Sie ist sehr einfühlsam und ein kleines Energiebündel. Das Ruhigsitzen fällt ihr manchmal schwer. Viel lieber tanzt sie wie eine kleine Primaballerina durch die Wohnung. Aber eigentlich ist sie keine Balletttänzerin, die modernen Tänze gefallen ihr besser. Es muss einfach so richtig Pep haben. Nun aber schlief Sarah bereits wie ein kleiner Engel. Auch für Anna wurde es Zeit, endgültig Gute Nacht zu sagen. Das Sandmännchen wartete schon längst mit seinen Träumen.

Ich bin verrückt

In jungen Jahren hatte Anna viele Ideen im Kopf. Ob es darum ging, kreativ tätig zu sein und irgendwelche verrückten Einfälle in die Tat umzusetzen oder ob das Motiv, irgendwelchen Unsinn zu machen, einer spontanen Laune entsprach: Anna war sofort dabei, für Spaß war sie immer zu haben. Sie zögerte keinen Augenblick und fragte sich nicht, wie vernünftig ihr Vorhaben nun war oder nicht. Manchmal konnte sie die verrücktesten Dinge tun. Sie hatte es mit ihren Freunden immer lustig. Im Laufe der Jahre legte sie ihre verrückten Seiten immer mehr ab, bis sie irgendwann ganz verschwanden. Sie passte sich an, um der Norm zu entsprechen, sie scheute das Risiko und verpasste damit auch jede Menge Chancen. Sie quetschte sich in eine Schublade, erfüllte die gesellschaftlichen Anforderungen und wurde zu einer Nummer in einem anonymen System.

Rund ein Jahr vor ihrem Hirninfarkt wurde Anna klar, dass etwas grundliegend falsch lief. Als sie an einem Hochzeitsfest tanzte und lachte, spürte sie, wie ihre Seele wieder erwachte. Doch der Alltag holte sie schneller ein, als ihr lieb war. Auf dem Fußballplatz spürte sie wieder Energie und Leben, die alte Anna kam zurück. Leider war es ihr nicht lange vergönnt, dieser Anna Beachtung zu schenken. Die nächste Pflicht rief und sie landete wieder im alten Trott. Statt auf Hochzeiten zu tanzen, sollte sie wieder ihre alte Rolle einnehmen und sich um die anderen kümmern, an Begräbnissen teilnehmen und sich den ernsten Angelegenheiten des Lebens widmen. Es war das, was man von ihr erwartete.

Gleichzeitig hielt man ihr den Mahnfinger hin.

Anna lenkte ein. Sie resignierte und passte sich der Situation an. Sie hatte keine Kraft, sich aufzulehnen. Erst ihr Schicksalsschlag machte ihr bewusst, was ihr gefehlt hatte, nämlich das Vergnügen. Die Spontanität und Lebensfreude kamen in all den Jahren zu kurz. Anna hat ihre verrückten Seiten unterdrückt. Das Leben wurde zur todernsten Angelegenheit. Mit einem Mal wurde ihr klar: *„Wenn ich nicht verrückt sein darf, bin ich todunglücklich…"* Sie setzte sich an den Schreibtisch, schlug ihr Tagebuch auf und ließ ihren Gedanken freien Lauf:

Ich bin verrückt, wenn ich stundenlang in der Eiseskälte auf dem Fahrrad sitze und mich abkämpfe, bis mir die Zunge heraushängt. Ich bin verrückt, wenn ich mich im Wald gottlos verirre und später glücklich nach Hause hüpfe. Ich bin verrückt, wenn ich bei Nacht und Nebel aufbreche, ohne ein Ziel im Kopf zu haben. Ich bin verrückt, wenn ich mitten auf der Straße zu tanzen anfange. Ich bin verrückt, wenn ich es bevorzuge, einen Fußballmatch anzugucken, statt Dinge zu tun, die Frauen normalerweise machen. Denn eigentlich, wie ein älterer Herr es einmal gesagt hat, gehört eine Frau nicht auf den grünen Rasen, sondern vielmehr an den Herd. Ich bin verrückt, wenn ich unter der Dusche singe. Ich bin verrückt…

Früher hatten wir verrückte Dinge im Kopf: Drei Mädchen fuhren am Silvesterabend ganz spontan von Wien nach Ungarn, um dort Silvester zu feiern. Ich war schon immer verrückt und jederzeit bereit zum „Pferde stehlen", machte fast jeden Blödsinn mit, denn man lebt schließlich nur einmal und der Ernst des Lebens holt dich schnell wieder ein. Ich liebe den Fasching. Da kann man für einmal so richtig verrückt sein und den Alltag vergessen. Wie kann man nur so langweilig werden und all seine Verrücktheit ablegen? Das wird mir erst jetzt so richtig bewusst. Ich war immer zu Späßen aufgelegt, ein humorvoller Mensch. Humor ist mein Lebenselixier.

Das Leben ist keine todernste Angelegenheit. Es ist bunt, manchmal schwarz-weiß oder grau, doch meistens farbig. Was wäre das Leben ohne Farbtupfer, ohne die schrillen Figuren, ohne Feste, ohne Fasching, ohne ein bisschen Chaos und Verrücktheit? Es wäre langweilig – todlangweilig. Man muss ja nicht gerade irgendwelche halsbrecherischen Mutproben machen, aber ein bisschen Spontanität und Spaß dürfen sein. Sonst wird man nämlich wirklich verrückt und das ist nicht mehr lustig.

Es gibt bereits genug Leute, die manchmal schon mit Zwanzig mit Scheuklappen herumlaufen und ihrer Umwelt ein Trauerspiel vormachen. Ein bisschen Jugendlichkeit darf auch im Alter sein. Wie sollen wir unsere Kinder verstehen, wenn unser Denken nicht mal fünf Millimeter über die nächste Hausecke hinausgeht? Bestimmt ist es nicht der Sinn des Lebens, tagtäglich Friedhofsstimmung zu verbreiten, nur zu kritisieren und mit einer schlechten Laune herumzulaufen.

Diese verrückte Seite trägt jeder Mensch in sich und es tut gut, wenn nicht nur die Kinder ein bisschen Lebensfreude in den Alltag bringen, sondern wenn auch wir Erwachsenen ein wenig dazu beitragen (auch ohne Alkohol), dass die Welt wieder ein bisschen bunter wird, nicht nur im Fasching.

Liebe das Leben und es liebt dich. Lache das Leben an und es lacht zurück. Freue dich an den kleinen Dingen. Lass die Sonne herein und öffne dein Herz. Sorge für offene Türen und du wirst willkommen sein. Lass den verrückten Seiten zwischendurch seinen Lauf. Das Leben ist zu kurz, um Trübsal zu blasen. Verrückt muss jeder einmal sein...

Das Rätsel Mensch

Der Mensch ist ein Puzzle aus vielen tausend Teilen. Er besteht aus kleinsten Bausteinen und Elementen und jeder noch so kleine Teil nimmt eine wichtige Rolle ein. So rätselhaft der Mensch ist, so sehr kann jeder Einzelne dazu beitragen, dass die kleinsten Geheimnisse der Menschheit mehr und mehr gelüftet werden. Wenn jeder seinen Beitrag leistet und seine Talente, Begabungen, Stärken und Schwächen in die Welt hinausträgt, können wir alle vielleicht mehr verstehen. Doch das bedingt Offenheit, Toleranz und Ehrlichkeit.

Jede Krankheit hat nicht nur eine Ursache, da kommen viele Gründe dazu. Wenn Dinge passieren, sind Umstände, Tageszeiten, Befindlichkeiten und anderes mitentscheidend. Man redet vom Zufall, von der „Anwesenheit am falschen Ort zur falschen Zeit" oder einem Glücksfall, wenn man im rechten Moment das Richtige tut, wenn alles stimmt, so wie bei einem Skispringer, wo nicht nur Können und Tagesform über Erfolg oder Misserfolg entscheiden, sondern wo der Wind, das Material und andere Faktoren eine wesentliche Rolle spielen. Die Kleidung, die der Skispringer trägt, muss angepasst sein. Auf jedes noch so kleine Detail wird ein Augenmerk gerichtet.

Wir freuen uns über einen Sieg, erst recht, wenn wir hart dafür gearbeitet haben. Eine Niederlage macht uns nachdenklich, wir zerbrechen uns den Kopf, suchen nach Gründen und kommen manchmal auf keinen grünen Zweig. Wir sollten auch den kleinen Dingen Beachtung schenken. Auch das Unwesentliche kann wichtig sein.

Manchmal aber müssen wir Dinge ausblenden, zur Seite schieben und uns auf unsere aktuelle Situation konzentrieren, Wichtiges von Unwichtigem unterscheiden, fadengerade durchgehen, uns nicht ablenken lassen, uns nicht mit hundert Dingen zerstreuen und tausend Möglichkeiten in Betracht ziehen. Wir müssen, ohne nachzudenken, rennen, springen, ein Ziel avisieren oder vorwärts schreiten. Dieser Schicksalsschlag hat Anna wieder auf den Boden der Realität zurückgebracht. Er hat aber auch die Türen zu ihrem Herzen geöffnet. Sie wurde gezwungen, wieder Kind zu sein und daran erinnert, was ihre ursprünglichen Bedürfnisse waren und sind.

Sie musste sich daran erinnern, wie es ist, auf einem Bein zu stehen und sie hat erfahren, wie es sich anfühlt, wenn man sein Gleichgewicht verliert. Ihr Tastsinn hat neu zu spüren gelernt, ihr Sehsinn wurde geschärft. Ihr Blickwinkel hat sich mehr auf sich selbst und ihr Inneres gerichtet. Ihr Bewusstsein hat sich erweitert, ihre Ohren haben neu zu hören gelernt, intensiver die feinen und leisen Töne wahrzunehmen, ihre Stimme ist stärker geworden, manchmal laut wie ein jubelndes, lachendes Kind, ein andermal leise und versunken im Moment.

Der Mensch ist ein Rätsel und zugleich ein Wunder, geschaffen von Gottes Hand. Jeder ist einmalig in seinem Wesen und seiner Natur. Wir haben das Werkzeug dafür bekommen, unser Leben zu gestalten und unseren speziellen Begabungen auf den Grund zu gehen, sie auszugraben und diesen Schatz in die Welt hinauszutragen, um glücklich zu werden und andere glücklich zu machen.

Träume

Liebes Tagebuch!

Kindheitsträume, Tagträume, Traumwelt, Traumfigur – ist das Leben ein ewiger Traum? Leben wir bewusst oder träumen wir nur? Lassen wir das Leben an uns vorbeiziehen oder leben wir den Augenblick in vollem Bewusstsein? Kinder träumen Tag und Nacht, sie leben jede Minute und Stunde, jeden neuen Tag. Sie leben bewusst und träumen gleichzeitig. Und wir Erwachsenen, Alten und Weisen, wie steht es mit uns? Wie sieht unsere Wirklichkeit aus und wie ist es mit unseren Träumen? Vielleicht sollten wir uns ein Beispiel an den Kindern nehmen. Auch wenn unsere Kindheitsträume nicht mehr identisch mit der Vorstellung unserer Erwachsenenwelt sind, so ist es trotzdem wichtig, dass man das Träumen auch später nicht verlernt.

Sarah träumt davon, mit Tieren zu arbeiten, zu tanzen und Musik zu machen. Sie würde gern Schlagzeug spielen und auf Pferden reiten. Sie genießt es, mit ihren Freundinnen viel Zeit zu verbringen. Sie möchte einen Hund haben und in einem Haus mit Garten leben. Sie fertigt mit ihren Freundinnen Bänder, Schmuck und Kärtchen an, macht einen kleinen Markt und verkauft ihre selbst gebastelten Sachen. Elias träumt von der großen, weiten Welt. Er will Regisseur oder Schriftsteller werden. Er möchte die Welt bereisen, Abenteuer erleben, von hohen Wolkenkratzern auf die Welt herab schauen, das Gefühl von Freiheit spüren. Er möchte nach Amerika fliegen, die Indianer und Cowboys besuchen und auf wilden Pferden reiten. Er spielt gerne Fußball oder brütet an einem neuen Fall mit seinen Freunden im Detektivclub.

Der Mensch besitzt viel Phantasie, vor allem Kinder sind dabei sehr kreativ. In uns allen steckt ein Riesenpotential, eine Schatzkiste, eine Quelle, die wir nur anzapfen müssen. Können wir Erwachsenen uns überhaupt noch daran erinnern, was wir als Kinder gern gemacht haben? Oder ist diese Quelle versiegt? Haben wir unsere Träume längst wieder vergessen? Haben wir unseren großen Traum im Leben verfolgt?

Anna wurde nachdenklich. Wie viele Träume hatte sie achtlos in eine Ecke geworfen, weil sie sich nicht erfüllen ließen? Andererseits hatte sie in ihrem Leben auch einiges erreicht. Sie hatte die Welt entdeckt, war auf Reisen gegangen, sie hatte ihre Ausbildung erfolgreich abgeschlossen, eine Familie gegründet und sich den einen oder anderen Traum erfüllt. Sie nahm ein Blatt Papier und ein paar Buntstifte zur Hand. Sie begann zu malen. Bilder ihrer Kindheit kamen ihr plötzlich in den Sinn. Früher hatte sie oft gemalt. Selbst in ihren Jugendjahren nahm sie häufig den Stift zur Hand und zeichnete drauf los. Sie portraitierte Menschen, malte Landschaften oder ließ dem Pinsel freien Lauf. Ein Bild spricht Dinge aus, die man mit Worten nicht fassen kann. Eine ganz persönliche Zeichnung ist das Abbild der Seele, mit all ihren Schichten, die hellen und die dunklen Strukturen, die offenen und versteckten Charakterzüge, das Lachen und die nicht geweinten Tränen. Ein Bild sagt mehr als tausend Worte.

Als Anna ihr Bild fertig gemalt hatte, holte sie ihr Tagebuch aus der Schublade und schrieb sich ihre Gedanken von der Seele: *Was habe ich als Kind gern gemacht?Ich tanzte unheimlich gerne, auf der Straße, mit und ohne Publikum, später in der Diskothek, auf Bällen oder in meinem Zimmer. Ich machte Playbacks und komponierte eigene Lieder, schrieb Gedichte und Kurzgeschichten. Ich war im Flötenunterricht und lernte, Akkordeon zu spielen. Auch das Schlagzeug faszinierte mich.*

Ich liebte es, meiner Freundin auf dem Klavier zuzuhören, wenn sie Richard Claydermans „Ballade pour Adeline" spielte. Das Theaterspielen gehörte zu meinen größten Leidenschaften. Einmal durfte ich Regie führen. Meist wirkte ich selbst als Schauspielerin mit. Ständig schrieb das Drehbuch meines Lebens eine neue Szene. Mein Leben war Theater, vom ersten bis zum dritten Akt, mit und ohne Happy end, spannend, vielschichtig, tragisch, humorvoll, schwer und leicht. Ein Wendepunkt jagte den anderen und doch kam oft alles anders, als ich dachte. Ein Leben voller Überraschungen und Wunder, trotz der Härte und Kälte der Welt. Auch im Fasching schlüpfte ich gern in eine andere Rolle. Das Leben war bunt und fröhlich, abwechslungsreich und interessant. Das ist es auch heute noch, trotz der Steine und Hindernisse im Weg. So sehr mich meine Erfahrungen geschliffen und verändert haben, im Grunde genommen bin ich noch immer das Mädchen, das ich schon immer war. Das Kind Anna mit all seinen Träumen.

Das Leben ist ein ewiger Kreislauf. Die Gegenwart und Zukunft sind eine Wiederholung unserer Vergangenheit. Leider geht in der Hektik des Alltags vieles verloren, das schon seit Generationen weitergegeben worden ist. All die Geschichten, die die Alten erzählten, prägten die Kinder und deren Kinder. Traditionen wurden gepflegt, das Handwerk wurde an die Nachkommen weitergegeben. Seit Menschengedenken werden immer wieder dieselben Erfahrungen und Gefühle gelebt. Was ist jedoch von diesen Ursprüngen in unserer leistungsorientierten Welt übrig geblieben? Haben wir den Sinn des Lebens vergessen? Sind wir überhaupt auf dem richtigen Weg? Was wird uns die Zukunft bringen? Müssen wir vielleicht noch einmal umkehren und ganz von vorne anfangen? Manchmal erfüllt mich dieser Gedanke mit Angst: Ist es schon zu spät? Haben wir noch einmal die Chance, uns auf den Frieden zu besinnen und neu zu beginnen? Kriege, Hass und Leid existieren auf der ganzen Welt. Das fängt bereits im Kleinen an.

Selbst Länder wie die reiche Schweiz sind vor Armut nicht verschont. Wie viel Leid existiert hier, nicht nur in den Städten, wo Anonymität den Menschen beherrscht? Wo Gleichgültigkeit existiert, wo der Staat seine treuen und ehrlichen Bürger im Stich lässt. Wo Existenznöte, Krankheit und Leid totgeschwiegen werden, weil alles negativ Behaftete nicht ins Bild der glücklichen Schweiz gehört, wo sonst Geld, Erfolg und Macht die Welt regieren. Wo sich auf der anderen Seite junge Menschen in Alkohol und Drogen flüchten, um der Wirklichkeit zu entkommen, weil es keinen Platz für Gefühle und Schwächen gibt. Wo alte Menschen in der Einsamkeit verkümmern, weil sich niemand um sie bemüht. Wo Psychopharmaka zum Alltag gehören, weil die Seele das alles nicht mehr erträgt. Wo Menschen verzweifelt resignieren und schließlich Selbstmord begehen, weil sie keinen Ausweg mehr finden.

Dafür muss man nicht um die Welt reisen oder sich die Nachrichten im Fernsehen ansehen, das Leid existiert direkt vor unserer Haustür, bloß sieht es niemand mehr, denn in den reichen Ländern neigen wir dazu, die Schwachen und Kranken an den Rand zu drängen, sodass sie keiner bemerkt. Schön versteckt hinter dicken Vorhängen und massiven Mauern, kaschiert und eingehüllt. Wenn ich mir vorstelle, wie viele junge Menschen heute bereits an chronischen Erkrankungen, Krebs, Burnout und Herz-Kreislauferkrankungen leiden, dann wird es Zeit, unser perfekt organisiertes Leben zu hinterfragen. Wenn gesunde Ernährung und Sport sowie ein scheinbar gesunder Körper mit den besten Voraussetzungen nicht genügen, um vor schweren Erkrankungen geschützt zu sein, dann müssen wir uns fragen, was falsch läuft, dass wir so weit gekommen sind. Wenn wir nur noch dem Geld und der Karriere hinterher jagen, während wir unsere Mitmenschen vergessen, stimmt einfach etwas nicht. Es ist höchste Zeit, endlich inne zu halten, sich hinzusetzen, nachzudenken und in den Schätzen unserer Großväter und Großmütter zu graben.

Erzählen aus Leidenschaft

Liebes Tagebuch!

Wie du weißt, bin ich eine leidenschaftliche Erzählerin. Manchmal aber ist man als Schriftsteller(in) überfordert. Du stehst gerade unter der Dusche und plötzlich kommen dir Ideen und Geschichten, die unaufhörlich durch deinen Kopf jagen. Es bleibt dir nichts anderes übrig, als das angenehme Gefühl von Wasser und Wärme zu unterbrechen, bevor du wieder vergessen hast, was du eigentlich schreiben wolltest. Also schlüpfe ich rasch in meinen Bademantel, nehme mein Tagebuch hervor, setze mich an den Schreibtisch und versuche, mein Chaos im Kopf zu ordnen. Um schreiben zu können, braucht es Phantasie, Kreativität und Disziplin. Geschichten zu erfinden, macht Spaß und doch steckt auch viel Arbeit dahinter. Ein Roman oder Krimi muss spannend sein, ein roter Faden soll sich durch das Buch ziehen, die Figuren müssen lebendig werden. Anders ist das bei einem Sachbuch. Das Schreiben aus dem Bauch heraus reicht noch lange nicht, um den Leser bei der Stange zu halten, er muss auch verstehen, was er liest.

Das Zielpublikum von Büchern ist so breit wie die Vielfalt der menschlichen Charaktere, die es auf der Erde gibt. Die einen mögen Shakespeare, andere lesen lieber Goethe, während immer mehr Leute mit hochstehender Literatur überhaupt nichts anfangen können. Smalltalk ist gefragt. Alles muss schnell gehen, beim Lesen und Schreiben, egal, was man tut. Die SMS-Kultur ist da sehr von Vorteil. Durch Zeichen, Bilder und in kurzen Worten lässt sich vieles schnell auf den Punkt bringen. Ich schätze diese Möglichkeiten sehr. Ob per E-Mail, wo man auch nachts mal schreiben kann oder per WhatsApp, um rasch Wichtiges kurz zu übermitteln.

Manchmal ist es jedoch die Bequemlichkeit, die uns beinahe verblöden lässt. Dafür konsumieren wir Müll ohne Ende und merken gar nicht, wie lange wir schon im Internet surfen, ohne etwas Produktives getan zu haben. Schalten wir den Computer aus, wissen wir manchmal nicht mehr, was wir dort gelesen haben. Sinnlos haben wir unsere Zeit vergeudet. Erholt haben wir uns dabei nicht. In der gleichen Zeit hätten wir vermutlich ein ganzes Buch gelesen. Unseren Freunden haben wir erzählt, dass wir keine Zeit haben. Nun ärgern wir uns, weil keiner mehr da ist, mit dem wir uns treffen können. Vielleicht aber sitzen die anderen gerade am Computer. Für den echten sozialen Austausch, Auge in Auge, hat man allerdings keine Zeit. „Sorry, bin beschäftigt", heißt es dann schnell einmal.

Als Kind habe ich Unmengen von Büchern verschlungen, so wie mein Sohn dies heute ebenso macht. Seine Interessen gelten eher dem Krimi und der Action, doch auch Geschichtliches und die Länderkunde findet er spannend. Ich liebte alle Arten von Büchern: Romantisches, Thriller, traurige und fröhliche Geschichten. Mein Lieblingsbuch war „Momo", die Geschichte eines kleinen Mädchens, das gegen die grauen Herren kämpft und sich furchtlos für das Gute in der Welt einsetzt. Der Autor der Geschichte, Michael Ende, brachte damals ein noch heute brisantes Thema auf den Punkt: Die fehlende Zeit.

Er setzte sich sozialkritisch mit der leistungsorientierten Gesellschaft auseinander. Mit der Hauptfigur Momo konnte ich mich gut identifizieren. Obwohl die Geschichte für Kinder und Jugendliche geschrieben ist, lohnt es sich auch für Erwachsene, einen Blick hineinzuwerfen. Momo trifft den Puls der heutigen Zeit mehr denn je. Ohne Dichter, Geschichtenerzähler, Schauspieler, Sänger, Musikanten, Tänzer und Schriftsteller wäre unsere Welt nur halb so bunt. Wenn da nur graue Herren in Anzügen, Krawatten und brennenden Zigaretten herumlaufen würden, wäre das Leben wohl ziemlich langweilig.

Zum Glück gibt es auch noch ein paar bunte Vögel, Künstler, Phantasten und kreative Menschen, die die schwarz-weiß-graue Welt mit ein paar bunten Farbtupfern auffrischen. Darum will auch ich heute anfangen, die Welt wieder ein wenig fröhlicher zu machen. Ich werde mich auf die Suche nach der Weisheit begeben und das kleine Glück suchen, das in unserer nach Macht und Geld strebenden Leistungsgesellschaft verloren gegangen ist. Vielleicht gibt es ja ein paar Freunde, die mich auf diesem Weg begleiten. Wir müssen den grauen Herren in uns ein Schnippchen schlagen. Jetzt oder nie, bevor es zu spät ist.

Training mit dem Luftballon

Im Spital kam die Therapeutin zu Anna ins Zimmer und brachte ihr einen Luftballon. Anna musste ihn aufblasen. Sie kam sich dabei ziemlich bescheuert vor. Nun ja, sie war ja nicht mehr im Kindergarten und obwohl sie es hasste, Luftballone aufzublasen, weil ihr dabei immer die Luft ausging, war sie trotz ihrer Defizite immer noch in der Lage, einen Luftballon aufzublasen, was sie später als Erfolgserlebnis verbuchte, weil ihr klar wurde, dass es nicht selbstverständlich war, einen Luftballon mühelos aufblasen zu können. Anschließend zeigte ihr die Therapeutin ein paar Übungen mit dem Ballon, die Anna aber nur mit wenig Überzeugung machte. Plötzlich wurde ihr klar, warum Kinder manchmal ganz und gar nicht mit Begeisterung reagierten, wenn die Erwachsenen ihnen Spiele vorschlugen, die sie gar nicht lustig fanden.

Als Anna nach dem Spitalaufenthalt in der Erholungsklinik war, trainierte sie regelmäßig in der Turnhalle. Die Physiotherapeutin hatte auch einen Luftballon dabei, der bereits aufgeblasen war. Und nun ging's los: Anna und die Therapeutin spielten Fußball mit dem Ballon und später wurde der Luftballon als Federball eingesetzt, ein gutes Training für die Augen und das Gesichtsfeld. Man schlägt den Ballon möglichst hoch zu seinem Partner und nimmt ihn möglichst hoch wieder an. Das Auge wird geschult, neue Vernetzungen finden statt und Drehbewegungen der Augen werden automatisiert. Ja, das machte Spaß! Anna war begeistert. Eine weitere tolle Übung, die Anna besonders gefiel, war einbeiniger Luftballon-Fußball. Dabei wurde das Gleichgewicht geschult.

Zu Hause übte Anna weiter. Auch Elias war begeistert und brachte seine Mutter auf die Idee, mit dem Luftballon zu jonglieren. Anna wiederum machte Kopfbälle, die sie Elias zuspielte. Sie wurden von Tag zu Tag kreativer und erfanden immer wieder neue Übungen. Kopfbälle zu machen und Jonglieren waren nie Annas Stärke gewesen. *„Typisch Frau"*, würden da vielleicht gewisse Männer sagen, doch Anna hatte einige männliche Nieten gesehen und ebenso mehrere wahre weibliche Ballkünstlerinnen erlebt. Mit dem Luftballon sind Kopfbälle einfach, aber das Jonglieren mit dem Ballon muss geübt sein. Auf alle Fälle erfüllen die Übungen ihren Zweck, sie trainieren nicht nur den Körper von Kopf bis Fuß, sie machen auch noch Spaß.

„Solche Übungen könnte man durchaus auch im Fußballtraining einbauen", überlegte Anna. *Trainiert würden Schnelligkeit und Koordination, sogar die Ausdauer könnte man dabei schulen. Manchmal fehlt den jungen Ballkünstlern das Feingefühl, was im Fußball sehr wichtig ist. Neben Kraft und einem geschulten Auge für den Spielverlauf, ist es ebenso nötig, die technischen Feinheiten gezielt zu verbessern.*

Während auf dem grünen Rasen Härte gefragt war, war das Üben mit dem Luftballon derzeit für Anna die bessere Wahl. Der Arzt machte ihr klar, dass sie keine Kopfbälle mehr machen durfte. Um sich selbst zu schützen, tauschte sie den harten Lederball natürlich gerne gegen einen Luftballon ein. Der Ballon hat noch einen anderen Vorteil: Man ruiniert nicht die ganze Wohnungseinrichtung, die Fensterscheiben bleiben ganz und man hat keinen Zoff mit der Versicherung. Draußen im Freien konnte es Anna allerdings nicht lassen, mal einen richtigen Schuss mit einem Fußball zu machen. Ein Luftballon ist eben doch nicht das Gleiche...

Die verspäteten Neujahrsgrüße

Vor einigen Jahren war Anna in einem familienfreundlichen Hotel in Österreich und verbrachte dort die Ferien mit ihrer Familie. Sie erinnerten sich auch später noch gerne an diese Zeit zurück. Das Essen war phantastisch, die Zimmer erwiesen sich als sauber, geräumig und sehr gemütlich, das Unterhaltungsprogramm für die Kinder und Großen war sehr abwechslungsreich und abends konnte man bei flotter Musik und einem feinen Viergangmenü den Tag ausklingen lassen. Die Organisation war perfekt und die Gastfreundschaft der Gastgeberfamilie übertrug sich auf alle Gäste. Viele schwärmten von diesem Haus und besuchten es immer wieder. Anna und ihrer Familie hatten die Ferien dort sehr gut gefallen, sie konnten sich prima erholen und viele schöne Erinnerungen mitnehmen.

Nach den Neujahrstagen kam, wie in jedem Jahr, ein Brief aus Österreich. Darin waren liebevolle Worte zu lesen. Ein wunderschönes Gedicht schmückte die linke Seite der Karte. Auf der rechten Seite sah man die Gastgeberfamilie, bescheiden und klein. Im Zentrum stand der Gast, umhüllt mit der Gastfreundschaft des Hotels. Diese Wärme war auch in den Zeilen des beigelegten Briefleins spürbar, in dem die *„Geschichte vom Blumentopf und dem Bier"* zu lesen war. Es war eine Erzählung, in der es um Lebensweisheiten ging, um die wichtigen Dinge im Leben und um Zeit: *Zeit für die Familie, für seine Kinder, Zeit für die Freunde und sich selbst, aber auch Zeit für ein, zwei Bierchen.* Damit wäre wohl alles gesagt.

Dass der Brief erst im Januar kam, hatte wohl damit zu tun, dass sich die Adresse aufgrund des Umzugs geändert hatte, aber diese Zeilen hätten auch nicht zum letzten Jahr gepasst. Da hatte sich Anna, zumindest in der ersten Jahreshälfte, zu wenig Zeit genommen: für sich, ihre Familie und ihre Freunde. Es war alles zu kurz gekommen und Anna hatte nicht einmal Zeit für ein, zwei Bierchen.

Vermutlich hatte sie das Leben mit viel zu unwichtigen Dingen voll gepackt, sodass das Eigentliche auf der Strecke geblieben war. Nun blieb Zeit zum Nachdenken, zum Schreiben und Tanzen, Zeit, um mit den Kindern zu lachen, Zeit für Gespräche und für das gesellige Beisammensein, aber auch Zeit für sich selbst, um sich darauf zu besinnen, was wichtig und wesentlich war. Zeit, um das neue Leben sorgfältig zu planen und seine Träume zu verwirklichen.

Yin und Yang

Jeder Mensch hat weibliche und männliche Anteile. In der chinesischen Heilkunde spricht man von *Yin und Yang*. *Yin* steht für die Dunkelheit, *Yang* für das Licht. *Yin* repräsentiert die Ruhe, *Yang* die Aktivität. *Yin* ist langsam, *Yang* ist schnell. *Yin* steht für die Kälte, *Yang* für die Wärme und Hitze. *Yin* ist die Trauer, *Yang* die Wut. *Yin* ist unser Schatten, *Yang* unser Licht. *Yin* repräsentiert die Nacht, *Yang* den Tag. *Yin* ist die Frau und *Yang ist* der Mann.

Die Elemente *Yin und Yang* müssen sich im Gleichgewicht befinden, sonst gerät die Balance durcheinander. Das hat Anna von der *chinesischen Medizin* gelernt. Die alten Weisheiten begleiten uns heute wieder neu. Der Mensch sucht nach einer Ganzheit und bezieht sich nicht mehr nur auf Einzelteile. Körper, Geist und Seele müssen in Einklang sein, dass das *Chi,* die Energie, fließen kann.

Es wäre wohl zu einseitig, vom *„schwachen Geschlecht"*, damit wäre die Frau gemeint und vom *„starken Mann"* zu sprechen. Schon die chinesische Medizin zeigt uns: Jeder trägt männliche und weibliche Anteile in sich. In unserer Gesellschaft haben das Männliche und das Weibliche eine andere Bedeutung. So heißt es schnell einmal: *„Typisch Mann"* oder *„Das ist nur etwas für Frauen…"*

Anna zum Beispiel liebte nicht nur das Tanzen, sondern genauso heiß verehrte sie den Fußball. Sie trug auch viele männliche Energien in sich. Als Kind wollte sie immer ein Junge sein. Lieber spielte sie in schmutzigen, zerrissenen Jeans, als im Prinzessinnenkleid herumzutollen. Wenn Anna jedoch tanzte, war sie die kleine Primaballerina, die mit federleichten Bewegungen durch die Lüfte schwebte. Kochen, Stricken, Häkeln und Sticken waren für Anna ein Gräuel. Lieber schlug sie Nägel ein, baute alte Radios auseinander, die sie dann nicht mehr richtig zusammensetzen konnte, doch immerhin hatte sie das Innenleben davon gesehen. Die kleine Anna liebte Bohrer, Schrauben, Holz, Metall und hatte schon bald ihre eigene Werkzeugkiste. Sie half ihrem Onkel beim Mauern und schaute ihm zu, wie er mit der Kreissäge arbeitete.

Später erledigte Anna die handwerklichen Arbeiten selbst. Sie strich Wände, baute Möbel zusammen und entpuppte sich als Reparaturdienst. Das war bei den Männern nicht immer gern gesehen, doch das machte ihr nichts aus. Sie hätte sich gut vorstellen können, einen Männerberuf zu ergreifen. Sie war auch fasziniert von der Technik und fahrbaren Untersätzen. Sie hatte oft nicht nur erdige, sondern auch schmierige und ölige Hände. Doch auch der weibliche Anteil war in Anna stark vorhanden. Sie trug immer gerne lange Haare, mittlerweile auch schöne Kleider, elegante Schuhe und sie schminkte sich auch mal dezent. Sie hatte sehr mütterliche, mitfühlende, beschützende und fürsorgliche Seiten. Sie hegte schon früh den Wunsch, Mutter zu werden und fand Freude daran, sich um andere Menschen zu kümmern und ihnen zu helfen.

Welcher Anteil war bei Anna nun zu kurz gekommen? *Yin oder Yang?* Sie konnte es nicht sagen. Sie hatte sowohl ihre *Yin-* als auch ihre *Yang-Seiten* überbeansprucht, doch vor allem hatte sie wohl zu wenig Ruhe gefunden, war zu aktiv gewesen und hatte die Nacht zum Tag gemacht, zu viel Energie verschleudert und mehr im Außen als im Innen gelebt, obwohl sie eigentlich ein sehr verträumter Mensch war, der eine gewisse Einsamkeit brauchte, um sich nicht im Außen zu verlieren. Zu viele Eindrücke irritierten sie. Anna liebte die Menschen und es gefiel ihr, mit unterschiedlichen Leuten zu tun zu haben. Sie schätzte den Kontakt zu Jung und Alt, zu Männern, Frauen und Kindern. Trotzdem brauchte sie den Rückzug, um wieder aufzutanken. Diese Quelle der Kraft fand sie in der Natur, beim Schreiben, Nachdenken und Entspannen.

Ihr innerlich unruhiger Pol, ihre Lust nach Abwechslung und Abenteuer waren da manchmal hinderlich. Wenn sie jedoch den Ausgleich zwischen Ruhe und Aktivität fand, wuchs in ihr eine Kraft, die es ihr ermöglichte, eine unheimliche Ruhe auszustrahlen, die auch anderen Menschen gut tat. Anna galt als ruhig, ausgeglichen und geduldig, kein Mensch konnte sich vorstellen, dass sie auch wütend werden konnte. *„Stille Wasser sind tief"*, sagte mal jemand und sie konnte das nur bestätigen. Manchmal war ein brodelnder Vulkan in ihr, den sie nur durch Aktivität wieder loswurde. Sie hatte ihre *Yang-Seiten* in all den Jahren aber auch unterdrückt, indem sie sich zu häufig zurückgenommen hatte und zu geduldig und einfühlsam gewesen war. Man sollte nicht warten, bis man explodierte oder zusammenbrach. Manchmal musste man seine Wut „hinausschreien" und seinen Tränen freien Lauf lassen, damit die Seele wieder ungeschminkt lachen konnte.

Es ist wichtig, nicht nur zu geben, sondern auch zu nehmen. Auch das Nein-Sagen gehört dazu. Man sollte das Leben genießen wie die Kinder, denn unsere Zeit auf Erden ist zu kurz, um Trübsal zu blasen, ständigen Ärger mit sich herumzuschleppen und nur zu schuften und sich abzurackern. Niemand sagt uns danke dafür. Niemand trägt unser Kreuz. Keiner übernimmt die Verantwortung für uns, wenn es uns schlecht geht. Wir müssen mutig sein, das Steuer selbst in die Hand nehmen, unseren eigenen Weg gehen und uns Gutes tun. Humor und Lebensfreude können wir nur beibehalten, wenn wir behutsam mit uns selbst umgehen und den verrückten, sensiblen und emotionalen Anteilen in uns Platz einräumen.

Nach dem Regen (*Yin*), scheint wieder die Sonne (*Yang*). Darum wird auch Anna weiterhin lachen und weinen, bergauf und bergab gehen, tanzen und meditieren, Fußball spielen und ein Bierchen trinken, ausreichend schlafen und den Tag genießen, schreiben und sich entspannen, wandern und im Liegestuhl die Beine hoch lagern, die Sonne genießen und sich am Regen erfreuen, wütend und sanft sein, sich mit Härte durchsetzen, aber auch Weichheit zeigen. Sie wird Frau sein, aber auch ihre männlichen Anteile leben. Sie will versuchen, sich nicht aus der Ruhe bringen zu lassen, aber gleichzeitig vorwärts schreiten. Sie wird am Wasser Kraft tanken, in den Bergen Trost suchen, sich mit der Erde verwurzeln, sich dem Himmel öffnen, die Sonne im Herzen tragen und auf dem Mond spazieren gehen. Anna wird die Tiefen des Lebens überwinden und im Höhenflug davonfliegen, ohne abzuheben. So wie bei einer Waage wird sie versuchen, das Ganze im Gleichgewicht zu halten, Links und Rechts ausbalancieren und probieren, den goldenen Mittelweg zu gehen.

Immer wird ihr das nicht gelingen. Es wird Zeiten geben, da wird Anna zur Tiefseetaucherin werden, aber sie wird auch Tage erleben, an denen sie sich frei wie ein Vogel fühlt. Sie wird ihr eigener Pilot bleiben und entscheiden, wann sie startet, wie hoch sie fliegt und wohin sie ihr Flugzeug bringen soll. Sie kann in den Süden fliegen oder den Norden anpeilen, sich im Kreis drehen, Loopings ausprobieren oder das Risiko herausfordern. Nach allem, was sie erlebt hat, ist ihr jedoch bewusst, wie wichtig es ist, sicher zu starten und zu landen. Sie wird ihren Flug gut planen, umsichtig sein und sich an die Regeln halten.

Anna kann das Steuer wenden und ihr eigener Meereskapitän werden, in einem kleinen Fischerboot oder auf einer großen Yacht auf hoher See. Sie kann sich sanft mit den Wellen mitbewegen oder abrupt gegensteuern. Ihr Ziel kann eine einsame Insel, ein belebter Strand oder eine Stadt am Hafen sein. Sie selbst entscheidet, wohin sie fährt.

Anna kann mit ihrem Flieger sicher landen oder mit dem Kampfjet das Risiko herausfordern und sich ein paar Beulen zuziehen. Sie kann aber auch ängstlich sein und sich selbst behindern, doch sie wird lernen, das Risiko richtig einzuschätzen. Diese zwei so unterschiedlichen Seiten in ihr zu vereinigen, Harmonie und die optimale Synthese zu finden, waren nun ihre nächsten Ziele. Anna ist älter geworden und ihr Schicksalsschlag hat sie nicht nur reifer und umsichtiger gemacht, sie hat auch ihre unbeschwerten und humorvollen Seiten wieder entdeckt. Wohl ist sie in all den Jahren ein vernünftiger und anständiger Mensch geworden, doch gerade dieser Schicksalsschlag hat sie aufgerüttelt, ihren „kindlichen" Seiten wieder mehr Beachtung zu schenken. Alt und engstirnig will sie auf keinen Fall werden, sondern ihrem Naturell Sorge tragen.

Anna will nicht (mehr) zu einem langweiligen, konservativen Menschen werden. Ein bisschen Risiko und Verrücktheit sollten bleiben, die Spontanität und Lebensfreude durften nicht verloren gehen. Kein ständiges Auf und Ab, dafür wellenförmige Bewegungen, ein harmonischer Kreislauf und ein paar Loopings dazwischen. Sie wollte sich wieder spüren, Boden unter den Füssen haben, in ihren Gedanken weiterhin träumen und fliegen, bewusst den Moment genießen, aber auch in Gedanken versunken den Augenblick vergessen.

Diese Gegensätzlichkeit tragen wir alle in uns, der eine mehr, der andere weniger, doch jeder ist *Yin und Yang*. Keiner ist zu alt, um Kind zu sein. Niemand ist so perfekt und weise, dass er nicht dazulernen könnte. Doch jeder kann in fast jedem Alter selbst entscheiden, will er Kapitän werden, als Pilot durch die Lüfte fliegen oder sich als einsamer Wanderer auf seinen eigenen Füssen fortbewegen. Der Mensch ist in der Lage, zu entscheiden, wann er allein ins offene Meer hinausfährt und wann er andere dazu einlädt, mitzukommen. Man kann durchs Leben rasen, sich aber auch jeden einzelnen Schritt überlegen, den man macht. Ob man im gleichmäßigen Tempo voranschreitet, Pausen einlegt, im Höhenflug aufwärts, im Tiefgang abwärts oder geradeaus geht, Kurven einlegt, anhält und staunt, entscheidet jeder für sich selbst.

Mit dem Geist der Zeit mitgehen

Konservative Leute waren Anna schon immer ein Gräuel und dennoch war sie selbst ein traditionsbewusster Mensch. Die Vergangenheit mit der Gegenwart und Zukunft zu verbinden, Tradition und Moderne zu pflegen, die guten Erinnerungen bewahren und sich gleichzeitig für Neues öffnen, bedeutete für Anna, mit dem Geist der Zeit mitzugehen. Nicht immer nur die Vergangenheit hochzujubeln, nostalgisch darin zu versinken und sich selbst zu betrügen, hieß für sie aber auch, sich nicht von der Schnelligkeit überrollen zu lassen und jeden Trend mitzumachen oder sich von der Technik und seinen Fortschritten ganz und gar vereinnahmen zu lassen. Rituale und Bräuche begleiten den Alltag, Altbewährtes und Erinnerungen sind Teil des Lebens. Gleichzeitig sollte man nicht die heutige Jugend verurteilen, sondern ehrlich sein und sich fragen, ob früher wirklich alles besser war. Manchmal hatte man ein verklärtes Bild von der Vergangenheit. Schritt zu halten mit der Gegenwart, war Annas Motto!

Eine schöpferische Pause einlegen oder:
"Am siebten Tage sollst du ruhen..."

Manchmal hatte Anna einen leeren Kopf oder aber einen überfüllten. Dann fiel ihr das Schreiben schwer. In solchen Momenten zog es sie nach draußen. Sie musste in die Natur hinaus, unter die Leute, ihren Kopf durchlüften und Abwechslung haben. Wenn sie sich diese schöpferische Pause gönnte, schrieb ihre Hand wieder wie von selbst und ihre Gedanken flossen direkt auf ihr Blatt Papier.

Gott als unser Schöpfer erschuf die Welt und am letzten Tag legte er die Arbeit nieder und staunte über sein wunderbares Werk. Diese Ruhe wollte sich Anna immer wieder gönnen: zum Staunen, Lachen und Nichtstun. Dann war sie wieder bereit zu schaffen und ihre kreativen Energien positiv umzusetzen. Mit diesem Bewusstsein glaubte sie, den richtigen Weg zu gehen.

Pausen wollte sie jedoch auch täglich einlegen, um sich zu entspannen und Kraft zu tanken. Sich Zeit nehmen für das Frühstück, in Ruhe das Mittagessen genießen oder einmal eine Siesta machen. Den Abend ausklingen lassen, ein gemütliches Essen mit Wein zelebrieren und die selige Nachtruhe genießen. Den Mond und den Sternen Gute Nacht sagen, Gott im Abendgebet für den vergangenen Tag danken und sich in die Traumwelt begeben, um am nächsten Morgen wieder frisch und munter zu sein, wenn die ersten Sonnenstrahlen durch die Fensterscheiben blitzen und einen Neubeginn ankünden.

Die anderen Tage...

Es gab Tage, da kamen bei Anna wieder Zweifel und Ängste auf und das Selbstvertrauen nagte. Dann reagierten nicht nur ihre Muskeln, Rezeptoren und Reizleitungen des Nervensystems und verstärkten die Schmerzen in der linken Körperhälfte, dann war auch die Seele empfindlicher und der Alltag wurde zur Qual. Oft aber waren es auch zwischenmenschliche Dinge, fehlendes Verständnis und eine hohe Erwartungshaltung von außen, die Anna an sich zweifeln ließen. Wenn dann noch schlaflose Nächte zu den Alltagssorgen hinzukamen, war sie schnell am Anschlag und der nächste Auslöser für ein Tief war vorprogrammiert. Alpträume weckten sie mitten in der Nacht. Der nächste Morgen wurde nach wenigen Stunden Schlaf fast zum Horror. Doch die Pflicht rief und wohl oder übel stand sie auf und erledigte ihre Arbeiten.

Zur Belohnung ging sie anschließend spazieren und machte einen Abstecher in die Buchhandlung. Dort besorgte sie sich einen spannenden Roman und tauchte ab in die Welt der Phantasie. Eine spannende Geschichte, erzählt aus der Zeit der Kelten, packte ihr Interesse so sehr, dass sie kaum noch aufhören konnte zu lesen, gleichzeitig war sie abgelenkt von ihren Alltagssorgen. Nicht nur in den Romanen ist das Leben voll gepackt mit Spannung und Abenteuer, Höhen und Tiefen, auch die Wirklichkeit ist manchmal ein endloser Kampf ums Überleben. Anna betete zu Gott, dass er ihr die Kraft gab, weiterzukämpfen, aber auch, dass Ruhe einkehrte, sodass sie nicht ausbrannte vom vielen Kämpfen.

Egoistisch sein

Viele Leute haben keine Ahnung, was passiert, wenn man eine schwere Erkrankung oder einen größeren Einschnitt im Leben hat. Angehörige und Freunde sehen, es hat sich etwas verändert. Der Mensch, den sie von früher kennen, funktioniert plötzlich nicht mehr gleich. Anna war immer ein feinfühliger Mensch gewesen. Mit einem Schlag hatte sich ihr Leben verändert. Auch ihre Einstellung hatte sich geändert. Was konnte sie anders machen? Wo konnte sie sich persönlich Gutes tun? Nicht mehr Ja und Amen zu allem sagen, es nicht immer allen recht machen, sich wehren und seine Meinung sagen. So kannten einige Leute Anna nicht. Die gutmütige, liebe Anna, die plötzlich auf den Tisch klopfte, die großzügige, offenherzige Frau von nebenan, die stets ein Auge zudrückte und auf Grund ihrer ruhigen Art bestimmt keine Szene machte.

Die Leute mussten sich erst daran gewöhnen, dass auch Anna ein Mensch mit eigenen Bedürfnissen war und, dass auch sie ihre Meinung kundtat und sich wehrte. Da gab es tatsächlich Leute, die ihr Vorwürfe machen wollten und sie als egoistisch bezeichneten. Sie traute fast ihren Ohren nicht. Nach all dem, was geschehen war, wollte man ihr nicht zugestehen, dass sie nun wieder auf eigenen Beinen stehen konnte und schlimmer noch, sich auch nicht mehr alles gefallen ließ. Anna sollte weiterhin ihre alte Rolle spielen und sich nach den Bedürfnissen dieser Menschen richten, doch das wollte und konnte sie nicht. Sie durfte und wollte ihre Seele nicht noch einmal verkaufen und sich gänzlich anpassen.

Anna hatte wieder zu leben begonnen und sie wollte nicht noch einmal sterben, doch es gab Menschen, die konnten das nicht begreifen und gleichzeitig bemerkten sie selbst nicht, dass eigentlich *sie* egoistisch waren. Fakt war: Anna war dem Tod begegnet. So schnell wollte sie ihm nicht wieder in die Augen blicken. Sie hatte einen natürlichen Überlebenswillen. Sie liebte das Leben. Nun hatte sie mit sich selbst genug zu tun und wollte auch ihren Kindern eine gute Mutter sein. Sie konnte nicht auch noch für die anderen mitdenken, sie trösten, verhätscheln und ihnen ihre Probleme abnehmen, auch, wenn sie das früher vielleicht getan hatte. Doch früher war nicht mehr heute.

Anna konnte nicht mehr Seelentrösterin und Mutter für andere Menschen sein. Sie musste egoistischer werden, sich auf ihre Art abgrenzen, ihre Ohren öfters auf Durchzug schalten und ihre Augen schließen, um nicht noch einmal blind und ohnmächtig zu werden. Sie musste ihre Richtung ändern und sich Inseln der Ruhe gönnen, um wieder zu Kräften zu kommen und gesund zu werden. Niemand konnte ihr dabei helfen, sie musste selbst herausfinden, was ihr gut tat und was nicht. Sie musste sich davor schützen, erneut zusammenzuklappen. Damit wäre niemandem gedient, weder ihr selbst noch den anderen. Sie dachte oft, wie viel Glück ihr widerfahren war: Sie hätte tot oder behindert sein können, doch Gott war barmherzig und gab ihr eine zweite Chance. Dieses geschenkte Leben wollte sie behutsam in den Händen tragen.

Den Panzer brechen

Das Gefühl des „Panzers" in Annas linker Körperhälfte war immer noch da, mal mehr, mal weniger. Am liebsten hätte sie die Ketten gebrochen und ihren inneren Panzer geknackt, doch es gelang ihr nicht. Vielleicht war dieser Panzer auch eine Art Schutzfunktion, der sie vor äußeren Einflüssen schützte. Vielleicht wollte ihr dieser Panzer sagen, dass es manchmal diesen Abstand brauchte.

Nicht immer war Nähe fruchtbar, sie konnte auch einengen und zu viel von einem abverlangen. Da brauchte es manchmal diesen Abstand, die Elefantenhaut oder eben einen Schildkrötenpanzer. Vielleicht aber sperrte sich Anna auch selbst ein, hatte zu hohe Ansprüche und setzte sich damit selbst unter Druck. Vielleicht war sie, im Gegensatz zu ihren Jugendjahren, zu wenig mutig, sich ihre Freiheit und ihre Rechte zu erkämpfen. Vielleicht stand sie sich mit ihren eigenen moralischen Grundsätzen im Weg.

Die Ketten brechen, den Panzer ablegen, sich nicht anketten lassen. Sich nicht im Panzer verschließen. Mauern einreißen, Grenzen überwinden. Loslassen. Sein Herz öffnen, aber auch für die nötige Distanz sorgen und sich nicht unter Druck setzen lassen. Zu seinen Stärken und Schwächen stehen, seinen eigenen Spuren folgen und in Richtung Sonne gehen…

Die Querdenkerin

Anna war bis zu ihrem Schicksalsschlag eigentlich ein sehr angepasster Mensch gewesen. Klar, hatte sie ihre Meinung geäußert, aber sie wollte nicht aus der Rolle tanzen oder negativ auffallen. Damit hatte sie sich in ein Schema gepresst und sich selbst betrogen, denn ganz tief in ihr drin steckte nämlich eine Querdenkerin. Es war nicht ihre Art, immer mit dem Strom mitzuschwimmen. Sie hatte klare eigene Vorstellungen, was jedoch ihre Kompromissbereitschaft in keiner Art und Weise einschränkte.

Was andere sagten und dachten, war ihr nie egal und würde es niemals sein. Dennoch musste sie wieder in der eigenen Stromlinie schwimmen und andere Wege beschreiten. Die letzten Seiten ihres Tagebuchs waren noch frei. Manchmal hatte sie täglich darin geschrieben. An anderen Tagen war ihr nicht danach zumute. Dann ging sie hinaus in die Natur. Heute regnete es. Die Kinder waren in der Schule. In der Wohnung war es kalt. Anna zündete eine Kerze an. Sie nahm den Stift noch einmal zur Hand.

Jeder Mensch ist ein Individuum, jeder hat seine Eigenheiten und ist anders. Kompromisse muss man von Zeit zu Zeit eingehen, aber ebenso wichtig ist es, sich selbst nicht zu verraten, authentisch zu bleiben und seine Gefühle zu zeigen. Wir alle müssen lernen, zu unserem Anderssein zu stehen. Wir sind keine Kopien und auch keine geklonten Schafe. Wir sind Menschen aus Fleisch und Blut mit einem eigenen Willen. Gott hat uns nicht nur unterschiedliche Hautfarben, verschiedene Sprachen und Länder gegeben, er hat auch jeden von uns mit einem eigenen Charakter ausgestattet. Jeder ist etwas Besonderes. Gott liebt uns so, wie wir sind.

Verletzungen

Liebes Tagebuch!

Jeder Mensch erfährt in seinem Leben Verletzungen und Enttäuschungen. Auch selbst verletzt man, lässt andere im Stich oder enttäuscht seine Mitmenschen. Es gibt Menschen, da fällt es leicht, zu vergeben. Manchmal ist die Angst aber grösser, noch einmal verletzt zu werden. Man möchte nicht, dass die alten Narben wieder aufbrechen. Es tut aber auch weh, wenn man feststellen muss, dass wichtige Menschen in wichtigen Momenten nicht da waren. Wenn man sie am dringendsten gebraucht hätte, waren sie abwesend, überfordert, vielleicht auch gleichgültig oder bequem. Manche waren wiederum zu sehr mit den eigenen Problemen beschäftigt und nicht in der Lage zu helfen.

Es gibt Menschen, die versuchen, ihr Gegenüber zu manipulieren, zu ändern, einen „besseren" Menschen aus ihm zu machen. Auch das ist verletzend. Man fühlt sich nicht angenommen, weil man nicht der Mensch sein darf, der man ist. Es gibt Leute, die können nicht zuhören, quasseln einfach drauf los, erzählen nur von sich und lassen dich kaum zu Wort kommen. Es gibt solche, die dich gar nicht ernst nehmen, selbst, wenn es dir noch so beschissen geht. Sie wollen dein Leid nicht wahrhaben, weil sie ihren eigenen Schatten nicht sehen wollen. Und es gibt vielleicht auch ein paar wenige, die schlichtweg zu dumm oder zu naiv sind, um zu begreifen. Es gibt Leute, die dich ausnützen, wie eine Zitrone auspressen, dich aussaugen, ihre Batterien bei dir aufladen, bis du selbst leer bist – Seelenvampire. Es gibt Menschen, für die es selbstverständlich ist, dass bei dir alles rund läuft, dass du alles im Griff hast und sagst, es gehe dir gut, jederzeit und immer.

Es gibt Leute, denen du ständig gibst, aber, wenn du einmal etwas brauchst, ist keiner da. Du bist ja stark genug, du schaffst das schon, bist ja sonst auch immer gut über die Runden gekommen, warst immer ein tapferes Mädchen, ja, du wurdest so geboren – Arbeit vom ersten Tag an. Es gibt Menschen, die lieben dich so, wie du bist, mit all deinen Ecken und Kanten. Sie vertrauen dir, legen dir keine Steine in den Weg und sind einfach da, ohne zu fragen. Sie verurteilen dich nicht, sondern nehmen dich so, wie du bist. Es sind Menschen, die da sind, wenn du sie brauchst, die mit dir lachen und weinen. Sie versuchen nicht, dich zu manipulieren, sondern deinen Charakter, deine Talente, Schwächen und dein ganzes Wesen zu erkennen und zu schätzen. Es sind Menschen, die aus ganzem Herzen verzeihen können, sodass es auch dir leicht fällt, zu vergeben. Menschen, deren warme Blicke mehr als tausend Worte sagen. Freunde, Angehörige, deine Kinder, egal wer, es kann auch ein Fremder sein, der dir seine Nächstenliebe anbietet.

Manchmal ist da ein unsichtbarer Draht zwischen dir und einem Menschen, der selbst über tausende von Kilometern standhält. Man ist sich nahe, verbunden, versteht einander ohne Worte, ohne Augenkontakt. Man fühlt und spürt diese Wärme, die Nähe und Vertrautheit. Da gibt es keinen Panzer, keine Mauern, da sind alle Eisblöcke geschmolzen, sämtliche Grenzen offen und es gibt keine harten Betonklötze dazwischen. Da kann die Liebe fließen. Es gibt auch Menschen, die ihre Sanftheit nicht zeigen können, doch du spürst, unter der harten Schale liegt ein weicher Kern. Dann wieder trifft man Leute, die taub sind, phlegmatisch und ichbezogen. Sie warten, bis du explodierst, um dir später dann Vorwürfe zu machen. Menschen, die dich bis aufs Äußerste reizen und provozieren und sich dann wundern, wenn sie die Quittung präsentiert bekommen.

Und es gibt Leute, die fallen immer wieder auf dieselbe Masche rein, lassen sich immer wieder die gleichen Geschichten auftischen, machen immer wieder denselben Fehler, fliegen ständig auf die Nase und werden dabei nicht schlauer. Andere sagen, du sollst beten. Doch vom Beten allein kommen auch keine Früchte. Bei allem Respekt für jede Art von Glauben und Religion: Gerade bei den besonders Gottesfürchtigen trifft man immer wieder Leute, die es sich besonders einfach machen. Man vertraut auf Gott und seine Güte. Er wird schon helfen, alles lenken und in Ordnung bringen. Doch da haben sie sich getäuscht. Gottesliebe heißt nicht, dass Er uns alles abnimmt. Wir müssen die Verantwortung für unser Leben selbst übernehmen. So ist das ja auch, wenn wir erwachsen werden. Keine Mutter tut ihrem Sohn einen Gefallen, wenn sie ihm die Hemden noch mit vierzig bügelt. Kein Vater hilft seiner Tochter, wenn er das Gefühl hat, mitbestimmen zu können, wer der Zukünftige seiner Tochter wird. Entscheiden muss jeder selbst. Nur so kann er Verantwortung übernehmen und glücklich werden.

Der Mensch lernt nie aus. Immer wieder muss er sich seiner Verantwortung stellen, kreative Lösungen suchen, in sich gehen, neue Perspektiven finden, das Beste aus der Situation machen, Veränderungen zulassen, auf Spurensuche gehen. Bei Anna lief alles eine Zeit lang wie am Schnürchen, bis es plötzlich *aus heiterem Himmel* zu einem Zusammenbruch kam. Manchmal fühlte sie sich aber wie ein Tintenfisch, der an jedem seiner Beine gezogen wurde, hin und her gerissen, in verschiedene Richtungen gezerrt, jeder zog sie irgendwo hin, dabei wollte sie einfach nur geradeaus laufen. Sie hatte immer mehr das Bedürfnis, sich zurückzuziehen und zu vergraben, sich einzuhüllen und zu verstecken. Sie wollte nichts mehr hören, nichts sehen und nichts mehr fühlen. Dabei hatte sie die Menschen so sehr geliebt.

Anna war ein geselliges Wesen, immer zu Späßen aufgelegt, bei fast jedem Unsinn dabei und irgendwann müde geworden vom vielen Trubel, der Heiterkeit, den Alltagsproblemen und Erwartungen der Gesellschaft. Die letzten Monate waren für sie nicht einfach gewesen, da kam noch mehr auf sie zu, als sie erwartet hatte. Ihr ganzes Leben wurde durchgeschüttelt und neu aufgerollt. Ihr Ziel war es nun, sich von allen Verletzungen zu befreien, loszulassen, Körper und Seele gesunden zu lassen, zu reifen und wieder mit beiden Beinen durchs Leben zu gehen.

Gespräch mit der Natur

Es gab immer wieder Tage, da schaffte es Anna trotz aller Versuche nicht, zu sich zu finden. Tausend Gedanken gingen ihr durch den Kopf, sie konnte weder abschalten noch ihre Sorgen loslassen. Es war, als ob ihr die Rückendeckung fehlte. Sie verlor den Halt und spürte, dass sie manchmal nicht fähig war, die Erwartungen ihrer Umwelt zu erfüllen. Sie setzte sich in den Garten, genoss die Sonne und war froh, allein zu sein. Da war keiner, der Forderungen an sie stellte. Niemand war in der Nähe, der sie beobachten und sich einen Reim darauf machen konnte, was sie im Garten tat. Keine neugierigen Augen, die jeden Schritt registrierten oder das sahen, was Anna ihrer Meinung nach nicht tat. Sie spürte intensiv das Leben in sich. Sie öffnete die Augen, atmete tief ein und genoss die Zeit des Schweigens und der Einsamkeit.

Am Nachmittag machte Anna einen kleinen Spaziergang in die Natur. Während sie gemächlich vor sich herlief, führte sie ein Gespräch mit sich selbst, mit Gott und den Bäumen. Keiner war da. Niemand konnte sie belauschen. Alles, was sie berührte, sprach sie aus. Wie ein Wasserfall sprudelten die Sätze über ihre Lippen. Wenn sie mit ihren Mitmenschen redete, hatte sie zeitweise das Gefühl, sie konnten ihre Worte nicht verstehen. Es war, als wären sie taub. Es brauchte tausend Erklärungen. Die Natur stellte keine Fragen und auch Gott hörte ihr einfach zu. Wenn sie im Tagebuch schrieb, kam sie oft gar nicht nach. Ihre Gedanken übersprangen sich und sie war kaum in der Lage, die Worte so schnell aufs Papier zu bringen, wie die Gedanken durch ihren Kopf wirbelten.

Es tat gut, die vielen Geschichten, die Annas Kopf überfüllten und sich immer mehr in ihrer Seele anstauten, mit dem Wind wegblasen zu lassen. Einfach weg, weit weg, über den Wolken, bis all die dunklen Gedanken zerrannen und die letzten Spuren hinter der Sonne verschwanden. Hier draußen, auf den grünen Hügeln und in den leise rauschenden Wäldern, konnte sie ihre Mühsal loswerden. Sie blickte von einer Anhöhe auf den blauen See, ihre Augen wanderten weiter zu den verzuckerten Bergen, während sie ihre Füße zu einer schmalen Holzbank trugen. Sie setzte sich, streckte ihre Beine aus und blickte auf das ruhige Gewässer.

Plötzlich bewegte sich etwas in ihr: Ein Schwall Trauer floss aus ihrem aufgewühltem Herzen. Je länger sie auf der Holzbank saß, desto heller und freundlicher wurden ihre Gedanken. Die sanften Hügel, die in der voralpinen Landschaft eingebettet lagen, gaben ihr ein Gefühl von Sicherheit. Sie fühlte sich geborgen, ohne eingeengt zu sein. Ihre aufgewühlte Seele hatte sich beruhigt und sie sprach die letzten Worte aus. Da war niemand, der sie unterbrach, keiner, der sie ablenkte, niemand, der mit Argusaugen auf sie schielte und es gab keine unzähligen Reize, die auf sie einprasselten und ihre Ruhe störten.

Ein Adler schwebte am Horizont hin und her, irgendwo huschte ein Eichhörnchen durchs Gebüsch und dann wieder diese selige Stille, die ihre Gedankenwelt für einen Moment unterbrach. Eine unsichtbare Hand hielt sie fest, ganz sacht und tröstete sie. Sie spürte eine beschützende Stärke, die ihr Halt und Geborgenheit gab. Da waren zwei starke, unsichtbare Schultern, an welche sie sich lehnen konnte. Sie fühlte sich wie in Großvaters Armen. Die unsichtbaren Hände erdrückten sie nicht, sie hielten sie einfach, sodass sie sich schwerelos fallen lassen konnte.

Sanft ließen sie die beiden Arme wieder los. Anna ging gestärkt zurück in den Alltag. Befreit und glücklich lief sie über den Hügel nach unten, zurück ins Leben. Nun war sie kräftig genug, um sich in der Realität zurechtzufinden. Ganz frei und ohne Sorgen war sie zwar noch nicht, aber sie fühlte, dass einige Fassaden an ihr abgebröckelt waren und sie wusste, wie wichtig es war, von nun an ein Stück Verantwortung abzugeben. Sie hatte in den letzten Monaten schon fast wieder wie früher funktioniert und sie spürte, dass sie Mühe hatte, sich zurückzunehmen und doch wusste sie gleichzeitig, wie wichtig es war, sich zu schonen, um nicht noch einmal zusammenzubrechen.

In ihrer Zeit als Krankenschwester hatte Anna gelernt, den Patienten in seinen Krisen zu begleiten, ihm zuzuhören, ihn aber auch loszulassen und in seine Selbständigkeit zurück zu führen, ihm die Verantwortung für sein eigenes Leben zurück zu geben. Zu sagen: *Du schaffst es, du bist stark genug.* Es war wichtig, Nähe zu geben, Vertrauen zu schenken, aber auch loszulassen, den Patienten in die Freiheit zurückzuschicken, ihn nicht festzuhalten und ihm all seine Probleme abzunehmen, sondern ihm etwas zuzutrauen, Respekt zu haben und zu sagen: *Ich bin da, wenn du mich brauchst und ich lasse dich gehen, wenn du es willst.*

Anna war früh selbständig geworden. Es war einfach ihre Natur, anzupacken, ihr Wille trieb sie dazu an, vorwärts zu schreiten, doch gleichzeitig spürte sie, wie wichtig die Momente des Schweigens und der Ruhe waren. Sie durfte und wollte sich nicht überfordern, aber auch nicht tatenlos zusehen, wie das Leben an ihr vorbeiging. Annas Bedürfnis, wieder auf eigenen Beinen durchs Leben zu gehen, war groß, der Drang nach Selbständigkeit und ihr Überlebenswille ließen sie manchmal nicht ruhen.

Die Stunden in der Natur führten sie zu ihrer Mitte zurück und bremsten ihren unbändigen Tatendrang ein wenig. Gleichzeitig spürte sie, wie die Seele ruhiger wurde und Ausgleich fand. Manchmal aber fühlte sie sich wie ein Kind, das man ständig beobachtete und keinen Augenblick aus den Augen ließ. Dann hatte sie das Gefühl, man würde sie gar nicht ernst nehmen, ihr nicht zutrauen, dass sie ihr eigenes Leben wieder in Griff hatte und diese Momente machten sie unheimlich wütend und traurig zugleich. Dieses *Ausgeliefertsein* hing immer noch wie ein dunkler Schatten über ihrem Kopf. Es gab Zeiten, da wäre sie am liebsten davon gerannt. Dieses Wurzeln und Flügel geben, dieses Halten und Loslassen, dieser Respekt und die Wahrung der persönlichen Rechte jedes einzelnen Menschen gewannen für sie immer mehr an Bedeutung.

Anna war Patientin, aber sie war auch Frau. Sie hatte ihre Selbständigkeit mit sehr viel Mühe wieder innert kurzer Zeit erworben. Diese Eigenständigkeit, diese Mobilität und dieses Bewusstsein, ein Mensch mit eigenen Rechten und Pflichten zu sein, wollte sie nicht so schnell wieder aufgeben. Sie hatte sich ihren Platz in der Gesellschaft wieder zurückerkämpft. Sie wollte sich nicht wieder in die Rolle der unmündigen, hilflosen Patientin begeben. Sie wollte ernst genommen werden, respektiert in ihrem Denken und Handeln, wahrgenommen werden als der Mensch, der sie war.

Auf einem Bein

Seit ihrem Schlaganfall fühlte sich Anna manchmal, als würde sie nur auf einem Bein laufen, nicht nur körperlich gesehen, auch ihre Psyche hatte irgendwie die Mitte verloren. Bestimmt kennen das viele aus ihrem Leben: Man erlebt Krisen, Krankheiten oder andere Ereignisse, die einen aus der Bahn werfen. Fast jeder Mensch bewegt sich irgendwann einmal wacklig oder unsicher vorwärts. Den meisten Menschen hat es schon einmal den Boden unter den Füssen weggezogen. Jeder war schon einmal traurig oder am Boden zerstört. Wahrscheinlich kennen einige das Gefühl, überfordert und orientierungslos zu sein. Solche Phasen gibt es in fast jedem Leben, sie kommen und gehen. Man kämpft weiter und schleppt sich, wenn nötig, mit nur einem Bein durchs Leben.

Die Seele hinkt hinten nach, ein Bein schwebt womöglich noch in den Lüften, vielleicht aber fühlt man sich auch wie gelähmt. Man das Gefühl, festzustecken. Man ist mit beiden Beinen auf dem Boden und trotzdem steht man wie angewurzelt da. Mitten im Schock stehen geblieben, erstarrt, wie festgenagelt. Oder man funktioniert einfach, schaltet seine Gefühle aus und wird zum lebendigen Roboter. Auch eine Möglichkeit des Überlebens. Wenn man allerdings auf einem Bein steht, muss man sich irgendwo festhalten, man braucht Halt, Sicherheit, ein Paar Krücken, starke Arme, einen guten Freund. Man kann sich auch an anderen Dingen festhalten: an der Musik, am Sport, an einem Hobby. Oder man geht zum Psychiater, besorgt sich ein Medikament und versucht auf diese Weise, wieder Halt im Leben zu finden.

Eine Krise reißt uns den Boden unter den Füssen weg, eine Multikrise erst recht. Da braucht es schon viel Stehvermögen, um nicht umzufallen. Darauf sind die wenigsten Menschen vorbereitet. Annas Psychiater ist das Tagebuch, ihr Seelentröster ist die Musik. Die Natur, das Gebet, die Familie und Freunde geben ihr Halt. Manchmal wünschte sie sich, sie hätte ihr Leben vorher viel mehr genossen. Hätte sie eine Vorahnung gehabt, wäre sie vergnügter auf beiden Beinen durchs Leben gehüpft. Sie hätte weniger auf die Meinung anderer gehört, ihr Leben in vollem Bewusstsein gelebt, geliebt, getanzt und gelacht. Sie hätte die Feste viel bewusster gefeiert.

„Man soll die Feste feiern, wie sie fallen", ein guter Vorsatz, der speziell in die *„fünfte Jahreszeit"*, den Fasching, passt. Anna stellt das Radio lauter. Sie hüpft auf einem Bein. Sie dreht sich im Kreis. Sie tanzt und vergisst den Augenblick. *Im Jetzt leben, auf einem Bein, in den Lüften, auf beiden Beinen, oben, unten, links und rechts...*

Buenos Dias

Eigentlich wollte Anna Italienisch lernen. Diese Sprache war ihr irgendwie vertraut, einerseits von ihren Aufenthalten in Italien, andererseits hatte sie des Öfteren Italiener getroffen, die sich gerne in der Muttersprache mit ihr unterhielten, auch, wenn ihre Italienisch-Kenntnisse nicht sehr fundiert waren. Letztendlich entschied sie sich für die spanische Sprache. Ihr gefielen die Latinomusik und das Temperament der Menschen aus Spanien und Südamerika.

Samstagmorgen, fünf Uhr fünfundvierzig: Anna steht auf, frühstückt gemütlich und macht sich später auf den Weg zum Bahnhof. Es wird langsam hell draußen. Die Wolken zeichnen verschiedene Muster in den Himmel, die etwas Mystisches an sich haben. Das Dorf liegt noch im Tiefschlaf. Am Bahnhof tummeln sich nur wenige Menschen. Draußen ist es eiskalt. Anna setzt sich in den Zugabteil. Sie ist glücklich und zufrieden. Es ist herrlich warm hier drinnen. Langsam bewegt sich die Eisenbahn zur nächsten Station. Ein paar Leute steigen ein und die Plätze des Abteils füllen sich allmählich. Am Himmel wird es heller. Es geht Richtung Zürich, vorbei am See und von weitem sieht man die Berge, die rot-orange leuchten. Irgendwo dazwischen blickt die kugelrunde Sonne hervor und blinzelt Anna an. Der See schimmert im zarten Rot und Blau. Das Sonnenlicht wirft glitzernde Strahlen in das stille Gewässer. An der nächsten Station steigt sie um, in einen Intercity, der sie in die Stadt bringt. Im Zug herrscht reger Betrieb. Dennoch findet sie ein freies Plätzchen. Der See begleitet sie noch eine Weile, bis sie am Hauptbahnhof eintreffen.

Anna läuft einige Minuten durch die ruhigen Gassen. Bei der nächsten Tramhaltestelle steigt sie in die Straßenbahn. Dort ist es schon lebendiger. Einige Leute unterhalten sich, andere sind in ihre Zeitung vertieft, während Anna aus dem Fenster blickt und das Geschehen draußen beobachtet. Leute laufen emsig über den Zebrastreifen, während Autos an einer roten Ampel warten. Bald kommt der Verkehr wieder ins Rollen und auch die blaue Straßenbahn setzt ihre Reise fort. An der nächsten Haltestelle steigt Anna aus und macht sich auf den Weg zur Schule. Mit ein paar Spanisch-Büchern, die sie unter den linken Arm geklemmt hat, öffnet sie mit der rechten Hand zaghaft die Tür zum Klassenzimmer. Die Spanisch-Lehrerin sitzt am Pult und begrüßt sie herzlich. Anna grüßt freundlich zurück und schaut sich um. Die meisten Plätze sind noch frei. Sie wählt einen Platz nahe am Fenster. Das Klassenzimmer ist klein und gemütlich. Annas Blick fällt direkt auf die Tafel. Nach und nach füllen sich auch die leeren Stühle. Neben Anna setzt sich eine junge hübsche Dame. Sie wirkt sehr fröhlich und stellt sich vor:

„Hallo, ich heiße Christina", sie lächelt und streckt Anna die Hand entgegen. „Hallo, ich bin Anna. Freut mich, dich kennen zu lernen." Sie rückt ihre Bücher an den Rand und macht für Christina Platz. Langsam kehrt Ruhe auf den Plätzen ein. Die Lehrerin stellt sich vor und erklärt, dass sie von nun an ausschließlich Spanisch spricht. Anna kommt das alles ziemlich spanisch vor, sie versteht nur wenig vom Gesagten. Ihre Spanisch-Kenntnisse sind gleich null, doch zum Glück hat sie in Paris Französisch gelernt und ihre Italienisch-Kenntnisse helfen ihr, gewisse Worte abzuleiten. Zumindest kann sie sich vorstellen, was die Lehrerin in etwa meint.

Die Vorkenntnisse in der Klasse sind sehr unterschiedlich, was es für die Studenten, aber auch für die Professorin, nicht gerade einfach macht. Teilweise versteht Anna nur Bahnhof, doch irgendwie kann sie sich durchschlagen. Glücklicherweise ist sie sprachlich gesehen keine Niete, sonst wäre sie wohl ziemlich unter die Räder gekommen. Mit einem lächelnden und etwas strengen Blick sagt die Lehrerin zu den Kursteilnehmern: „Ihr müsst einfach zu Hause gut üben. Ich werde euch fürs Erste ein paar einfache Hausaufgaben mitgeben." Anna erinnert sich an ihre Schulzeiten. Ihre damalige Lehrerin ist sehr streng gewesen, doch Anna hat viel bei ihr gelernt. Ihre heutigen Deutschkenntnisse hat sie vor allem ihrer ersten Lehrerin zu verdanken. „Üben", geht es Anna durch den Kopf. Sie kann sich ganz gut in ihre eigenen Kinder einfühlen. Nun sitzt auch sie wieder auf der Schulbank.

„Adios, hasta la próxima semana."

„Auf Wiedersehen, bis zu nächsten Woche", verabschiedet sich die Professorin von der Klasse und wünscht allen eine angenehme Woche. Annas Magen knurrt. Die drei Stunden am Vormittag sind schnell vergangen. Ihre grauen Zellen haben Akkordarbeit geleistet. Eine Kollegin begleitet sie in der Straßenbahn bis kurz vor dem Bahnhof. Dann trennen sich ihre Wege. Anna sucht das nächste Restaurant auf, um bei einem warmen Mittagessen geistig zur Ruhe zu kommen und gleichzeitig ihren leeren Magen zu füllen. Beim Kaffeetrinken kommt ihr plötzlich die Idee, ins Kino zu gehen. Sie entscheidet sich für einen Thriller, obwohl sie früher vor allem Tanzfilme, Komödien und Liebesfilme angeschaut hat. In diesem Thriller geht es um Liebe, Karriere, Gewalt, Macht und Freundschaft. Die Geschichte berührt Anna sehr. Sie hat selbst Gewalt erlebt.

Dieser Film trifft einen wunden Punkt in ihr, eine vernarbte Stelle. Obwohl sie sich nach dem Kino ziemlich schlecht fühlt, spürt sie trotzdem, wie eine Mauer um sie herum einbricht und wie sich einige Steine in ihrem Herzen lösen. Sie läuft nachdenklich zum Bahnhof. Die Jahre ihrer Kindheit und Jugend spielen sich wie ein Film vor ihrem inneren Auge ab. Unbeschwerte Tage, die sie mit ihren Freunden verbracht hat. Freiheit und Abenteuer. Das ganz normale Leben einer Jugendlichen, mit allen Hochs und Tiefs. Auf der anderen Seite Stunden der Ohnmacht und körperlichen Gewalt in den eigenen vier Wänden. Blaue Flecken. Ein Würgegriff. Erstickungsangst. Blut. Panik. Eine geplatzte Arterie am Kopf. Eine Wunde, die genäht werden muss. Unsichtbare seelische Gewalt. Die längst vergangenen Ereignisse überrollen sie wie eine Lawine. Zu Hause schreibt sich Anna ihre Gedanken und Verletzungen von der Seele:

Gewalt in jeder Hinsicht muss bestraft werden. Schläge und Misshandlungen verletzen nicht nur den Körper, sondern auch die Seele und hinterlassen tiefe Spuren in den menschlichen Strukturen. Gewalt passiert meist aus einer Hilflosigkeit heraus, doch sie darf nicht entschuldigt werden. Auch seelische Gewalt hinterlässt Spuren, doch sie ist unsichtbar, weniger greifbar, hat aber unter Umständen schlimmere Folgen als dies Ohrfeigen haben, weil man sich der seelischen Nötigung lange nicht bewusst ist. Verletzungen passieren versteckt und fast unmerklich, doch sie können tiefe Wunden hinterlassen. Menschen, die sich, in welcher Art und Weise auch immer, nicht beherrschen können, bringen oft immer wieder dieselben Ausreden: „Es tut mir leid, ich wollte es wirklich nicht, es kommt nie wieder vor." Oft ein Trugschluss. Solche Menschen müssen sich einer Behandlung unterziehen und meist wird viel Zeit vergehen, bis sie sich ihrer eigenen Schuld bewusst werden. Es gibt jedoch Leute, die nicht dazu bereit sind, sich helfen zu lassen.

Sie brechen eine Behandlung frühzeitig ab und geraten dann wieder ins alte Fahrwasser. Es scheint schwierig zu sein, dieses Muster zu durchbrechen. Oft fehlen aber auch gesetzliche Grundlagen und das Opfer fühlt sich ohnmächtig und schutzlos ausgeliefert. Es braucht nicht nur gut ausgebildete Polizistinnen und Polizisten, Psychologen und Sozialarbeiter, sondern auch die Gesellschaft ist dazu aufgefordert, ihren Beitrag zu leisten: Nicht die Augen zu verschließen und einfach wegzuschauen, sondern hinzusehen, Hilfe zu leisten oder Unterstützung von außen zu holen. Auch das Opfer muss handeln: sich wehren, wenn dies möglich ist, Anzeige erstatten und den Mut haben zu reden. Dafür aber braucht es Menschen, die zuhören, die ihr Gegenüber ernst nehmen und Dinge nicht verharmlosen, sondern den Ernst der Lage erkennen.

Ich wünsche mir eine bessere Welt. Sie fängt im Kleinen an, zu Hause, in den eigenen vier Wänden und nicht nur auf den Kriegsschauplätzen. Erwachsene richten oft größeren Schaden als Kinder an. Kinder sind Sinnbild der Liebe und Unschuld. Wir Erwachsenen können viel von den Kindern lernen, nämlich Frieden zu schließen. Gewalt darf niemals toleriert werden. Sie darf auch nicht unter den Tisch gewischt werden. Sie muss einen Namen haben. Strafbar macht sie auch, wer zusieht oder einfach wegschaut. Gewalt ist respektlos und gibt dem Täter ein verfälschtes Bild von Macht. Täter müssen verurteilt werden, Opfer muss man schützen. Jeder muss lernen, sich zu verteidigen, doch pure Gewalt darf niemals zur Normalität werden. Wir können nicht eine ganze Gesellschaft retten und uns selbst zum Märtyrer machen. Wir müssen auch nicht als Helden sterben. Doch wir tragen viel dazu bei, wenn wir im kleinen Rahmen einen positiven Ansatz leisten, innerhalb der Familie, in den eigenen vier Wänden und in unserem unmittelbaren Umkreis."

Take a break

Time out – Pause. Anna war viel durch den Kopf gegangen. Der Kinofilm hatte sie aufgewühlt, Wut und Trauer in ihr hochkommen lassen, aber ihr auch vieles bewusster gemacht. Müde legte sie sich ins Bett. Ihre Gedanken verschwammen, bis sie irgendwann in einen Tiefschlaf hinüber glitt. Am nächsten Tag fühlte sich Anna gut. Sie war nicht mit dem linken Bein aufgestanden, hatte keine Kopf- und Gliederschmerzen und auch ihr seelisches Gleichgewicht war wieder da.

Nach den letzten Tagen des Zweifels und der Niedergeschlagenheit hatte sie sich wieder nach oben gerappelt. Sie fühlte sich nicht mehr so aufgewühlt und leer. Sie spürte wieder Energie und Leben. Sie versuchte, jeden Tag so zu nehmen, wie er war. Ob Sonne oder Regen: Jeder Tag, jede Stunde, jede Minute und Sekunde haben ihre Berechtigung. Heute ist heute, morgen ist ein anderer Tag und der gestrige ist bereits Vergangenheit. *Step on!*

Schmutziger Donnerstag

Der schmutzige Donnerstag ist in der Innerschweiz der Donnerstag vor dem Rosenmontag. Der Fasching ist so richtig im Gange. Früh am Morgen ziehen die Glockenläuter durch die Straßen und läuten die *Fasnacht*, den Fasching, ein. Am Morgen findet bereits der erste Umzug statt, der auch noch die letzten Langschläfer weckt. Ein lautes Trommeln und Glockengeläute ist zu hören, während die Parade in Richtung Kirche läuft. Ein paar ulkige Masken, alte Weiber mit Täschchen und Schirmen von anno dazumal in schicken Morgenröcken und dick ausgestopften Hintern, sexy gekleidete, blank rasierte Männerbeine in Schuhen mit hohen Absätzen und freche, aufmüpfige, dickbäuchige Männer und Frauen marschieren über die holprigen Pflastersteine und machen sich mit den Zuschauern einen Jux. Die bunt dekorierten Restaurants warten bereits auf die ersten Gäste.

Am Nachmittag ist der Höhepunkt für Gross und Klein: der Kinderumzug, ein farbenfroher und origineller Aufmarsch von kunterbunten Kostümen, Umzugswägen und Musik. Schon die Kleinsten sind mit großem Enthusiasmus dabei. Sarah blinzelt unter ihrer riesigen Pappmaske hervor, die sie in der Schule gebastelt hat. Sie läuft zu Anna, die im Publikum steht und übereicht ihr stolz ein paar Süßigkeiten aus ihrem Körbchen. Elias hat sich mit seinen Kumpels auf die Piste gemacht und mischt sich unter die Menge der vielen Zuschauer.

Als die letzten Tierkostüme, Bienen, Schmetterlinge, Marienkäfer und Sonnenkinder vorbeimarschieren und die begeisterten Eltern, Großeltern, Bekannten und Verwandten in frohe Laune versetzt haben, neigt sich der stimmungsvolle Umzug langsam dem Ende zu. Als Belohnung gibt es anschließend für alle teilnehmenden Kinder feine Würstchen mit Brot und etwas zu trinken. Auch Petrus hat es an diesem Nachmittag gut gemeint und die Umzugsteilnehmer mit viel Sonnenschein und Wärme belohnt. Am Abend geht das Feiern weiter, die verschiedenen Lokale und Pubs haben Hochbetrieb. Auch Anna wagt sich ins Publikum, vorerst einmal ohne Verkleidung. Sie trifft sich mit ihrer Freundin Tanja. Die Straßen sind mittlerweile ziemlich leer, die Maskierten, Unmaskierten und Musikanten haben sich an die Wärme verzogen. Anna und Tanja betreten eine Bar, die anfangs noch ziemlich leer ist und bestellen sich eine Cola.

Dort und da sind bekannte Gesichter zu sehen, aber es kommt noch keine richtige Stimmung auf, trotz der guten Musik, die aus den Boxen ertönt. Die Bardamen und Herren sorgen jedoch für Stimmung. Sie tanzen und flattern von einem Gast zum anderen. Bald werden sie für ihren Einsatz belohnt. Die Gäste bleiben und mit jedem Bierchen mehr kommen die Leute mehr aus sich heraus und neue Gäste treten ein. Es liegt eine lockere, unkomplizierte Stimmung in der Luft. Anna und Tanja haben den Abend, ohne Alkohol, so richtig genossen. Kurz vor Mitternacht machen sie sich auf den Heimweg.

Zwei Tage später am See... Nach ihrem Spanisch-Kurs und einem ausgiebigen Mittagessen geht Anna an den See und spaziert am Ufer entlang. Sie sieht den Möwen und Schwänen zu, wie sie gierig ein paar Brotbrocken verschlingen und sie beobachtet die Enten, die im Wasser hin und her watscheln und untertauchen. Der Wind bläst ihr ins Gesicht. Sie lässt ihren Gedanken freien Lauf und genießt den stillen Moment. Am späteren Nachmittag kehrt sie in einem Restaurant ein und trinkt dort einen Espresso. Anschließend läuft sie den gleichen Weg am Seeufer entlang wieder zurück. Sie setzt sich auf einen Bootssteg und während es langsam dunkel wird, sieht sie den kleinen Lichtern zu, die im Wasser funkeln und auf den rauschenden Wellen hin und her tanzen, bis sich plötzlich etwas in ihr bewegt. Die Geschichten in ihrem Kopf machen Purzelbäume. Sie versucht, die Bruchstücke ihrer Gedanken in Worte umzuwandeln und schreibt sich ihr Geheimnis von der Seele:

Ich blicke in meinen eigenen Spiegel, steige hinab in die tiefsten Abgründe meiner Seele und lasse mich tragen in eine andere Welt, eine Welt der Träume, der Freude und des Leids. In fremden Dimensionen von Licht und Schatten schwebe ich hinauf zur Sonne, zum Mond und zu den Sternen. Ich lache und weine gleichzeitig und lasse mich einen Moment lang noch einmal von den Abgründen meiner Seele verschlingen. In Gedanken führt mich jemand zu meinem innersten Ich. Etwas ängstigt mich und hält mich fest, etwas anderes hält mir die Liebe entgegen und gibt mir Freiheit, Kraft und Mut. Ich habe kaum Zeit nachzudenken, schon bin ich aus den tiefsten Tiefen wieder aufgetaucht und in luftige Höhen zurückgekehrt. Ich hebe fast ab und versuche, wieder Boden unter den Füssen zu finden. Die Lichter ruhen sanft auf dem Wasser. Die Zeit steht still. Ist alles nur ein Traum?

Anna erwacht am nächsten Morgen viel zu früh in ihrem Bett. Sie öffnet die Augen, greift nach ihrer Seele und sucht die innere Stimme in ihrem Herzen. Sie betet zu Gott. Er hält sie ganz sanft in seinen Armen. Für einen Moment lang kann sie sich fallen lassen.

„Wo bin ich?", geht es ihr durch den Kopf. Langsam kommt Anna wieder auf den Boden der Realität zurück. Es ist, als habe sie eine abenteuerliche Reise gemacht und sich der Wahrheit gestellt. Irgendwie tut es weh. Leise weint ihr Herz. Sie erinnert sich an die strahlenden Lichter im See. Für einen Augenblick lang wähnt sie sich wieder auf dem Bootssteg. Sie friert, doch die Sonnenstrahlen wärmen ihren Rücken. Sie ertrinkt im Licht der funkelnden Strahlen. Irgendetwas zieht sie in die Tiefen des Sees und über ihrem Kopf schwebt ihr eigener Schatten. Noch einmal berührt sie die Furcht einflößende Dunkelheit und lässt sich für einen Moment von ihr davontragen.

Der Sommer ist vorüber, doch die Wellen rauschen immer noch, ganz leise. Sie spielen eine kleine Melodie und lassen die letzten Lichtstrahlen im Wasser tanzen. Licht im Dunkel, die Nacht wird zum Tag und ruht sanft über ihrem Haupt. Annas poetische Ader erwacht und sie beginnt, ein Gedicht zu schreiben. Es ist Fasching. Viele Leute verkleiden sich, doch sie hat in diesem Jahr keine Lust dazu. Sie überlegt und nimmt ihre Feder zur Hand.

Wer bin ich? Welche Maske setze ich diesmal auf?

Ich bin ich. Ich ziehe keine Larve an.
Sieh mir in die Augen und du erblickst mein wahres Gesicht.
Du bist du – Licht und Schatten wie ich, hell und dunkel, so wie wir alle.
Ich habe nichts zu verbergen. Ich enthülle mich und nehme den Schleier aus meinem Gesicht.
Ich habe lange genug eine Maske getragen und bin nur noch ein Schatten meines Selbst gewesen.
Ich habe viel zu lange die Tränen in mir verborgen und aus Verlegenheit gelacht.
In meinem Herzen stürmt es und eine Lawine von Gefühlen bricht aus mir.
Ich ziehe eine Maske um die andere ab, ein Kleid um das andere aus und irgendwann stehe ich nackt vor mir selbst da, ohne Hemmungen und ohne mit der Wimper zu zucken.
All meine Träume kommen an die Oberfläche, all meine Ängste zeigen sich, doch sie können mir nichts anhaben.
Ich sehe in der Dunkelheit ein Licht.
Gott hat dieses Licht auch in meinem Herzen angezündet und mich erleuchtet.
Er hat mir so den Einblick in meine Seele gegeben und mich an seiner Hand in die tiefsten Tiefen des Lebens mitgenommen.
Ich habe Gott vertraut und mich fallen lassen.
Er hat mich nicht im Stich gelassen und mich zurück ins Leben getragen.
Er hat meine Tränen getrocknet, sodass ich wieder lachen kann.
Ich blicke in den Spiegel und sehe mein Gesicht.
Ich bin ich und du bist du.
Mit und ohne Verkleidung.

Rosenmontag

Der vorletzte Tag des Faschings und gleichzeitig der Höhepunkt der Umzüge und des lustigen Treibens. Mittlerweile hat auch Anna das Fasnachtsfieber gepackt. Sie holt eine selbst gebastelte Maske, ein paar alte Kleider und Militärschuhe aus dem Keller, verkleidet sich und macht sich auf den Weg ins Dorf. Der morgendliche Umzug versammelt die Bewohner aus dem Dorf und den nahe gelegenen Orten, gespannt darauf wartend, welch lustige politische, sportliche Themen und Aktualitäten des vergangenen Jahres diesmal auf die Schippe genommen werden.

Eine große Gruppe von Umzugsteilnehmern marschiert los, angeführt von Teufeln und Angst einflößenden Gestalten, gefolgt von verkleideten Männern, Frauen und Kindern, die riesige Glocken um ihre Hüften tragen und deren Klänge so schön sind, dass mancher Zuschauer eine Gänsehaut bekommt. Je weiter man läuft, desto mehr Menschen säumen die Straßen und Anna entdeckt unter ihrer Maske viele bekannte Gesichter. So manches Späßchen erlaubt sie sich mit den Zuschauern, vorwiegend Leute, die sie gut kennt, die aber nicht wissen, wer hinter dieser Maske steckt.

Die Kinder werden mit Süßigkeiten beschenkt, für die Großen gibt es ein Schnäpschen, eine Tasse Kaffee oder einen warmen Tee. Es ist ein lustiger Morgen. Nach dem Umzug verteilt sich die Masse und man trifft sich in einem der vielen Restaurants und Kaffeehäuser, um den Gaumen zu stärken und die trockene Kehle zu befeuchten. Hinter den Masken kommt der eine und andere Bekannte hervor. Erst jetzt wird so manches Geheimnis gelüftet.

Anna holt beim Bäcker ein paar feine Krapfen und macht sich auf den Weg nach Hause. Sarah und Elias freuen sich über die süße Überraschung und beißen kräftig hinein. Die Marmelade tropft an ihren Mundwinkeln herab. Hastig schlürfen sie die zuckersüße Limonade hinunter. Die Wohnung zeigt bereits die ersten Spuren des Faschings: Konfetti haben sich in den kleinsten Ritzen verteilt und Anna graut es schon jetzt vor den Aufräumarbeiten. Doch nun ist keine Zeit, um an Arbeit zu denken, die letzten Stunden des Faschings werden noch einmal so richtig ausgekostet. Am Nachmittag besucht Anna mit den Kindern den letzten Umzug des Rosenmontags. Die Musikanten trompeten bereits wieder durch die Straßen, die Pauken ertönen und das Glockengeläut einer maskierten Gruppe ist schon von weitem zu hören. Bald kommen die ersten großen dekorierten Umzugswägen und schlängeln sich bei lauter Musik durch die schmalen Gassen hindurch.

In der Zuschauermenge wird geklatscht, getanzt und gelacht. So mancher der Zaungäste wird aus dem Publikum geholt und muss ein Späßchen über sich ergehen lassen. Ein riesiger Konfettiregen, Wasserstrahlen und süße Bonbons spritzen und fliegen durch die kreischende Menge. Die Haare und Kappen der Leute nehmen immer buntere Farben an. Die Kinder stopfen sich die Süßigkeiten in die Taschen und in den Mund. Eine junge Dame zappelt in einer Konfetti-Badewanne.

Während Elias mit seinen Freunden noch ein paar Runden dreht, laufen Sarah und Anna gemütlich nach Hause und wärmen sich bei einer Tasse alkoholfreiem Apfelpunsch. Abends gehen die Kinder mit ihrem Vater ins Dorf. Anna ist müde. Sie legt sich hin und döst eine gute Stunde. Zu später Stunde, als die Kinder schon schlafen, ist sie mit ein paar Freunden unterwegs.

Alle haben sich verkleidet. Sie mischen sich unter das Publikum und genießen die Stunden bei Musik und Tanz. Das Dorf ist eine einzige Festhütte. Am Faschingsdienstag ist noch einmal so richtig viel los. Auf den Straßen und in den Häusern wird getanzt und gelacht. Pünktlich um Mitternacht nimmt das Fastnachtstreiben dann sein Ende und die letzten Gäste marschieren nach Hause. Anna hat den Fasching in diesem Jahr in vollen Zügen genossen, keinen der Umzüge verpasst und ihr neues Leben so richtig gefeiert. Glücklich versinkt sie in ihren Träumen.

Aschermittwoch

Vorbei mit der Fröhlichkeit, Farbtupfer ade, Schwarz, Weiß und Grau sind nun angesagt. Anna hat viele fröhliche Gesichter an dieser Fasnacht gesehen. Sie hat Menschen getroffen, die haben sich nicht anders als sonst im Alltag verhalten, andere sind plötzlich spontan, fröhlich und ausgelassen gewesen. Nun, am Aschermittwoch, haben sie wieder ihre Alltagsmaske an. Manche wirken angespannt, verklemmt oder farblos. Sie zeigen wieder ein anderes Gesicht. Anna sieht plötzlich mehr graue Mäuse als Spaßvögel, ernste Masken, gestresste Geschäftsleute und ein paar traurige Gesichter. An der Fasnacht haben sie ihre Alltagsmaske abgezogen. So mancher zeigte sein wahres Gesicht. Die Menschen waren ausgelassen, spontan und fröhlich. Der Alkohol tat das seinige dazu.

Aschermittwoch: Der Alltagstrott ist wieder eingekehrt. Nicht aus der Rolle fallen, sich beherrschen. Jeder kehrt in seine Routine zurück und nimmt seine alte Rolle wieder ein. Was könnten sonst die anderen denken? Wieder „normal" sein, die Unebenheiten kaschieren, in die Alltagsuniform schlüpfen und sich steif und starr durchs Leben bewegen. Es ist, als wären die Menschen in eine Depression gefallen. Eine Leere macht sich breit, auch auf den Straßen. Im Dorf ist eine bedrückende Ruhe spürbar. Es ist, als würde die Zeit stillstehen. Einzig und allein die Kinder lachen und scherzen wie immer. Sie toben im Freien umher und verbreiten noch ein wenig Fasnachtsstimmung. Annas bunte Kleider können den Aschermittwoch in ihrem Herzen nicht vertreiben. Die lustigen Zeiten sind vorüber.

Sie packt die Kostüme und Masken in eine große Plastiktüte, leert alles in die große Holztruhe im Keller und räumt anschließend die Wohnung auf. Die letzten bunten Konfettis werden vom grauen Schlauch des laut dröhnenden Staubsaugers verschlungen. Anna ist noch immer ein wenig traurig. Ihr Gesicht trägt keine Maske. Anna ist immer noch Anna und doch sieht sie so viele Schatten, Fassaden und farblose Larven um sich herum. Da sind Männer in grauen Anzügen und Frauen in beigen Uniformen. Über ihnen schwebt eine seltsame Trauer und ihre Herzen wirken wie versteinert. Wo ist ihr Lachen geblieben? Wo sind die Farben ihres Regenbogens?

„Werdet wie die Kinder", der dazugehörige Satz aus der Bibel kommt Anna in den Sinn. Haben denn die Erwachsenen keine Spontanität mehr? Sie preisen den Regen, wenn die Sonne scheint und denken an morgen, wenn heute ist. Sie leben in der Vergangenheit, während die Gegenwart an ihnen vorbei saust. Es scheint, als würden sie still und starr dastehen, wie Salzsäulen, ohne Schwung, unbeweglich, steif und verkrampft. Wo sind die Gefühle der Menschen geblieben? Lassen sich die Erwachsenen nur lenken von Macht, Struktur und Ordnung in einem starren System, um einmal im Jahr ihre Maske abzunehmen und unter Einfluss von Alkohol die Sau raus zu lassen? Anna wird nachdenklich. Sie holt ihr Tagebuch und schreibt ihre Gedanken auf die noch leeren weißen Seiten:

Ich wünsche mir Freude, auch nach der Fasnacht. Ich wünsche mir, dass die Menschen ihre Gefühle zeigen, egal ob sie lachen oder weinen. Ich wünsche mir Ehrlichkeit, Wärme und Licht. Ich möchte, dass in unseren Herzen das Feuer weiterbrennt und unsere Flamme nicht erlischt.

Ich wünsche mir, dass wir weinen und lachen wie die Kinder, unseren Ärger kundtun, zu unseren Ängsten, Zweifeln, aber auch zu unserer Freude stehen. Ich wünsche mir, dass wir lachen, bis uns die Bäuche wackeln und, dass wir ein bisschen etwas von der Fasnacht, dieser lustigen und närrischen Zeit, in unseren Alltag mitnehmen können. Ich wünsche mir funkelnde Sterne und Farbtupfer inmitten von Grau, Schwarz und Weiß. Ich wünsche mir, dass wir Menschen unsere Herzen nicht verschließen, sondern uns für die Welt da draußen öffnen.

Annas Tränen fließen an diesem Aschermittwoch. Es sind Tränen, die befreien, salzige, kostbare Tränen, die ihre Seele erlösen. Sie fühlt sich schwach und klein, wie ein Kind und gleichzeitig spürt sie eine innere Stärke. Anna hat ihre Larve abgezogen. Sie hat ihr wahres Gesicht gezeigt. Sie hat es gewagt, „nackt" vor den anderen dazustehen. Sie hat sich nicht für ihre Gefühle geschämt. Sie hat gelacht und geweint, getanzt und ihr zweites Leben bewusst zu leben begonnen. Nichts kann sie mehr umhauen. Sie hat sich ihren Schwächen gestellt und ihren Ängsten die Stirn geboten. Sie wischt sich die letzten Tränen ab. Ein Lächeln huscht über ihr Gesicht…

Umkehr

Fastenzeit. Zeit, um Busse zu tun. Die Zeit der Einkehr, Umkehr und Wiederkehr. Es ist Zeit, sich auf den Weg zu machen, stehen zu bleiben, sich zu hinterfragen, aufzuräumen und Ballast abzuwerfen. Fasten, verzichten, den Kopf leeren. Zeit, um in sich zu kehren, inne zu halten und sich neu zu besinnen. Platz machen für Neues. Anna ließ die letzten Tage, Wochen und Monate an sich vorbeiziehen. Viel war geschehen. Nichts mehr war so, wie es einmal war. Sie hatte sich auf den Weg gemacht, ihre Seele, ihr Geist und ihr Körper waren gereist, vom höchsten Norden bis in den tiefsten Süden, von den Gipfeln der Berge bis zu den tiefsten Gründen des Meeres.

Von den höchsten Höhen bis in die dunkelsten und tiefsten Schluchten war Anna spaziert, geflogen, gestürzt und wieder aufgestanden. Sie kam an vielen Kreuzungen vorbei und musste entscheiden, wo ihr Weg sie hinführen sollte. Einmal kehrte sie um, zurück über dieselben Wege und Straßen, ein andermal ging sie zielgerade voran, ohne sich noch einmal umzublicken. Sie kehrte in sich, räumte auf in ihren dunklen und verstaubten Kammern, sie warf Ballast ab und füllte Flüsse und Seen mit ihren Tränen. Sie lachte und tanzte, sie küsste die Sonnenstrahlen und ging auf dem Mond spazieren. Sie winkte zu den Sternen hinauf und ließ sich von ihrem Funkeln verzaubern. Annas Reise war ein Ausflug in fremde Dimensionen und vertraute Länder. Am Ende ihrer Odyssee kehrte sie zu ihrem Zuhause zurück und feierte die Ankunft in ihrem Herzen.

Kinoerlebnis

Heute war Anna im Kino und hatte sich den Film „*La vie en rose*", die Geschichte über *Edith Piafs* Leben, angesehen. *Edith Piaf,* bekannt als der „*Spatz von Paris*", war eine berühmte französische Sängerin, die ein turbulentes, schönes, aber auch trauriges Leben führte. Da gab es viele Hochs und Tiefs. Edith wurde früh ihrer Kindheit beraubt, hatte sich aber mit ihrer bezaubernden Stimme durchgeschlagen, wurde sehr erfolgreich mit ihren Chansons, verzauberte ganz Paris und Frankreich mit ihren Liedern und war bald auch weit über die Landesgrenzen Frankreichs hinaus und schließlich auf der ganzen Welt bekannt. Ihr Leben endete traurig. Schicksalsschläge, Alkohol und Drogen ruinierten sie. Doch Edith lebte in den Herzen der Menschen weiter. Auch heute noch ertönt ihre Stimme in den kleinen Lokalen und auf den großen Bühnen von Paris und der ganzen Welt.

„*Je n'regrette rien*", ein sehr bekanntes Lied der *Piaf*, musste Anna im Französisch-Unterricht übersetzen. Sie war damals in Paris, während einigen Monaten. Es waren gerade die poppigen und technoverrückten Neunziger Jahre. Kurz davor war sie in Griechenland gewesen, vereint mit der griechischen Seele, braun gebrannt und glücklich. „Je n'regrette rien." Anna bereute nichts von dem, was sie gemacht hatte. Könnte sie noch einmal von vorne beginnen, sie würde es wieder gleich machen. Alles hatte seinen Sinn. Sie sang leise in die Abenddämmerung hinein, bis ihre Stimme immer lauter und kräftiger wurde. Sie spürte wieder dieses Beben, wie die Energie durch ihren Körper floss.

Der Wind trug die Töne mit sich fort, bis sie hinter dem Horizont verschwanden. Anna blickte zum Himmel hoch. Gott hat sie in all den Jahren begleitet. Er hat sie nicht verurteilt. Urteilen und verurteilen, das machen nur die Menschen. Es ist nicht Gott, der uns bestraft. Es sind die Menschen, die den Glauben manchmal für eigene Zwecke missbrauchen, weil sie mit sich selbst und ihren Mitmenschen nicht klarkommen und weil ihr Herz voll Rache ist. Es gibt nur wenige Menschen, die diese Berührungsängste nicht kennen und trotz allem Leid Offenheit und Wärme ausstrahlen, wie einst *Edith Piaf* in den Straßen und Gassen von Paris. Diese Milde und Wärme, diese Lebensfreude soll weiterleben in den Herzen der Menschen, tagtäglich, dass das Licht dieser Welt weiterbrennt.

Sonntagsgottesdienst

Früher gingen Anna und ihre Mutter immer sonntags in die Kirche. Das heimatliche Sonntagsgefühl war in Anna geblieben. Vielleicht zog es sie auch daher immer wieder in die Kirche, besonders in der letzten Zeit. Die Kirche war für sie ein Ort, an dem sie auftanken konnte, aber auch ein Platz, der ihr ein bisschen von diesem Heimatgefühl zurückgab, das sie verloren hatte. Gemeinsam mit Menschen in einer Kirche zu singen und zu beten ist anders, als allein dort zu sitzen. Der Friedensgruß, der gemeinsame Gang zum Empfang der Hostie, das Weiterreichen des Körbchens beim Geld spenden, all das weckt Gemeinschaftsgefühle. Zu Gott betet Anna auch in der Natur, zu Hause im stillen Kämmerlein, an vielen Orten.

Das Gebet in der Kirche ist anders. Es ist wie eine Meditation. Die Glocken, die während der Messe erklingen, durchdringen Annas Körper. Sie spürt den feinen Klang in allen Zellen. Ihre Nervenstränge bewegen sich. Sie scheinen zu verstehen, erkennen das vertraute Geräusch. Es ist wie eine Therapie. Der Pfarrer, ein älterer Herr, sprach Anna aus dem Herzen. Er meinte, die Fastenzeit mache ihn traurig. Hoffentlich ging sie schnell vorüber. Und doch gab sie uns allen die Möglichkeit, uns neu zu besinnen. Der Pfarrer erzählte von Jesus in der Wüste, von seinen Erlebnissen und all den Versuchungen, denen er ausgesetzt war und wie er ihnen in göttlicher Würde widerstehen konnte. Fastenzeit. Verzicht. Umkehr. Welche Bedeutung hatte diese Zeit für Anna? Zu fasten war für sie, nicht nur zu verzichten, es hieß für sie auch, sich und anderen Menschen Gutes zu tun.

„*Umkehren*", wie der Pfarrer sagte oder einfach die Richtung ein klein wenig zu ändern, um ein paar Grade. Vieles hat sich für Anna in den letzten Monaten verändert, bewusst und unbewusst. Und immer wieder steht der Mensch vor neuen Kreuzungen und muss sich entscheiden: links oder rechts, geradeaus oder umkehren. Zufrieden geht Anna vom Gottesdienst nach Hause. Sie hat neue Kraft getankt und fühlt sich stark. Der Alltag kann ihr nichts anhaben. Sie ist nicht mehr traurig, sie ist sogar froh.

Im Leben gibt es keine Zufälle

Vieles im Leben konnte doch nicht nur einfach purer Zufall sein. Anna war vor achtunddreißig Jahren an einem schönen, sonnigen und frühlingshaften Ostersonntag zur Welt gekommen, am Paschafest, am Tag der Auferstehung Jesu. Sie war eine Woche zu früh geboren, sie hatte es offenbar eilig gehabt. Als Kind hatte sie einen tiefen Glauben. Als sie älter wurde, ging sie eigene Wege. Sie war nicht mehr so direkt mit der Kirche verbunden und trotzdem hatte sie die Beziehung zu Gott nicht verloren und war immer noch ein gläubiger Mensch, der im stillen Kämmerlein weiterbetete.

Im Ausland besuchte Anna oft Kirchen und Kapellen, betete dort und zündete eine Kerze an. Sie liebte die Mystik, das Geheimnisvolle und Spirituelle, das jedes Gotteshaus auf seine Art und Weise ausstrahlte: prunkvoll, anmutig, glänzend, überwältigend, erhaben, prachtvoll oder klein, einfach, schön, beschaulich, ruhig und besinnlich. Speziell die griechischen Bethäuschen hatten es ihr angetan. Kirche fand für sie in den letzten Jahren meist an Weihnachten, zu Ostern, an Taufen, Hochzeiten und Begräbnissen statt. Manchmal vermisste sie die Kirche, die sie aus ihrer alten Heimat kannte: feierlich, herzlich, traditionell, voller Mystik, mit zahlreichen Ritualen und ganz viel Wärme. Das Licht und diese Wärme hatte Anna später manchmal vermisst. Sie traf zwar immer wieder herzliche, gastfreundliche und offene Menschen, die ihre Türen und Herzen öffneten, aber sie hatte auch zahlreiche oberflächliche Begegnungen. Manchmal verblühte sie fast in dieser Kälte und Herzlosigkeit.

Obwohl Anna nicht nur mit den positiven Seiten des Glaubens konfrontiert wurde, wo man ihr die Religion in einem zwiespältigen Gottesbild vermittelte, in dem Gott als strafende Macht missbraucht wurde, in dem das Fegefeuer den Menschen als ewigen Sünder einschüchtern und gehorsam machen sollte und die Bestrafung aller Sünden als oberstes Gebot diente, fand sie später wieder zu ihrem Glauben und zur Kirche zurück. Irgendwann wurde ihr bewusst, dass diese Doppelmoral und Übermoral nur ein Bild der Menschen waren, die Gott und die Religion dazu missbrauchten, mit dem Drohfinger zu zeigen, weil die Menschen mit ihrer eigenen Macht nicht klarkamen und weder sich noch ihre Mitmenschen kontrollieren konnten.

Generation über Generation gab diese strengen und erbarmungslosen Grundsätze weiter, wohl um von den eigenen Sünden abzulenken oder aber ihre Kinder gefügig zu machen, ohne sich dessen bewusst zu sein, dass solch eine Übermoral genau das Gegenteil bewirkte. Dieses Denken wurde teilweise auch in Annas Seele gepflastert. Heute weiß sie: Gott ist gütig. Gott ist nicht der strenge Mann, vor dem man sich fürchten muss. Gott liebt die Menschen, so wie ein Vater und eine Mutter ihre eigenen Kinder lieben.

Es gab zum Glück auch einige Menschen, die Annas Glauben in positivem Sinne beeinflussten: zum Beispiel einer ihrer Religionslehrer, ein weltoffener, toleranter Mensch oder der Leiter der Jugendgruppe, ein Kinder liebender und sehr viel Wärme ausstrahlender junger Mann, der leider viel zu früh bei einem Verkehrsunfall ums Leben kam. Lange Jahre predigte im Dorf ein Pfarrer, der ein gern gesehener Gast an Festen war. Er war stets lustig und guter Laune und immer für ein Ständchen bereit.

Anna erlebte damals in der Kirche viel Toleranz und Weltoffenheit, aber auch Gemütlichkeit, Wärme und Menschlichkeit, die sie später in einigen Kirchen im Ausland vermisste. In ihrer Jugend war sie mehr auf dem Fußballplatz als in der Kirche anzutreffen. Auch dort und besonders in der ganzen Natur ist Gott zu Hause. Vielen Menschen war Anna auf der Suche nach dem Sinn des Lebens begegnet. Jeder hatte, auf seine Art und Weise, ihr Leben mitgeprägt. In den Monaten nach dem Schlaganfall, ihrer Wiedergeburt und Auferstehung, erlebte Anna einige wundersame Dinge und begegnete vielen interessanten und einfühlsamen Menschen, die sie begleiteten und ihr etwas auf den Lebensweg mitgaben.

All das konnte nicht purer Zufall sein. Es musste alles einen Sinn haben. Alles Erlebte, alle Begegnungen, die Wegweiser in ihrem Leben, alle Abenteuer und Krisen, die freudigen und traurigen Momente schienen irgendwie miteinander in Verbindung zu stehen und ein Ganzes zu bilden. Anna hatte ihr Leben noch einmal gelebt. Sie hatte eine zweite Chance bekommen. Sie durfte noch einmal Baby und Kind sein, die Phasen eines Kleinkinds im Eiltempo noch einmal erleben und für ein paar Stunden verträumt und jugendlich sein, um langsam wieder erwachsen zu werden. Die Freude über Gottes Natur, das Frühlingserwachen, Hochs und Tiefs, Geborgenheit, Liebe, Trauer und Wut, Gotteszweifel, Stärkung im Gebet, Achterbahnfahrten der Gefühle, Krisen, Freudentage, sportliche Höchstleistungen, psychische Grenzerfahrungen – alles durfte und musste sie noch einmal erleben. Sie schrieb ihre Gedanken und Erlebnisse nieder, fand Schutz und Hilfe in Begegnungen mit Menschen und kämpfte sich langsam wieder ins Leben zurück.

Anna suchte Kraft in der Spiritualität, in der Natur und beim Schreiben, im Gebet und in der stillen Oase ihrer kleinen Welt. Sie hat erstaunliche Fortschritte gemacht und es grenzt fast an ein Wunder, dass sie ihr Leben, trotz neuer Hindernisse und Krisen, so gut gemeistert hat. Dafür ist sie unendlich dankbar. Sie dankt Gott, ihren Mitmenschen und allen unsichtbaren Begleitern und Helfern, dass sie Unterstützung auf ihrem neuen Lebensweg gefunden hat und so schnell genesen ist. Das alles kann kein Zufall sein. Die Menschen sind sicher in der Lage, ihr Schicksal teilweise zu beeinflussen, indem sie Eigenverantwortung übernehmen, aber vieles ist, so glaubt Anna, ganz einfach vorbestimmt.

Liebes Tagebuch

Jeder hat eine bestimmte Aufgabe in diesem Leben, jeder von uns ist ein Auserwählter. Gott hat uns Menschen als Individuen erschaffen, wir müssen jedoch selbst herausfinden, wer wir sind und welche Aufgabe wir in unserem Leben erfüllen werden. Zufälle können uns die Augen öffnen, wir können uns ihnen aber auch verschließen. Es liegt an uns, die guten Erfahrungen als Wegweiser wahrzunehmen und aus den schlechten zu lernen. Es liegt in unserer Verantwortung, mit anzupacken, unser Leben mitzugestalten oder alles dem puren Zufall zu überlassen. Wir entscheiden, ob wir unsere Probleme an Gott oder andere Menschen abgeben oder ob wir unser Leben selbst in die Hände nehmen. Wir alle sind Kinder Gottes, doch wir sind nicht nur Menschen aus Fleisch und Blut, sondern wir haben auch einen eigenen Willen geschenkt bekommen, einen Geist zum Denken, Hände zum Schaffen, Augen zum Sehen und Ohren, die hören.

Wir sind hier in dieser Welt in Eigenverantwortung und Gott begleitet uns. Wir können aus unseren Fehlern lernen oder gleich weitermachen wie vorher. Wir haben die Wahl, uns selbst zu verzeihen oder hart gegen uns vorzugehen. Wir können leben oder dahinvegetieren, selbst entscheiden oder uns die Entscheidung abnehmen lassen. Wir entscheiden, ob wir uns mit dem Strom mittreiben lassen oder in Eigenverantwortung rudern, das Segel selbst in die Hand nehmen, das Ruder festhalten oder abgeben. Wir können die Welt mit unseren Augen betrachten und gleichzeitig offen für die Wunder des Lebens bleiben. Ob wir an Zufälle glauben oder alles vorausplanen, das Leben wird uns lehren, dass wir nichts festhalten können und lernen müssen, loszulassen, stets offen zu sein für den neuen Tag, für neue Begegnungen, Zufälle und Begebenheiten.

Wir stehen mitten im Leben, Schritt für Schritt bewegen wir uns vorwärts, nichts können wir ungeschehen machen, niemand kennt die Zukunft, wir leben in der Gegenwart und können jetzt handeln, morgen ist ein anderer Tag. Unsere Reise mitten durchs Leben reißt uns manchmal aus unserer Mitte heraus, lässt uns mit wackligen Beinen zurück, doch, wenn wir Mut haben und die Hoffnung nicht verlieren, finden wir immer wieder unser Glück. Wann immer wir Zweifel und Ängste haben, möge uns die Hoffnung zurückgegeben werden. Möge Gott uns begleiten und Kraft schenken, sodass wir jeden Tag genießen, die Freuden des Lebens auskosten, alle Tiefen überwinden und Schritt halten mit der Gegenwart.

Ich danke allen, die mich in dieser schwierigen Zeit unterstützt haben. Gott möge sie segnen und auf ihren Wegen begleiten. Mehr als ein Jahr ist seit meinem Schicksalsschlag vergangen. Ich habe das Ganze soweit gut überstanden und mich an mein neues Leben gewöhnt. Meine Belastbarkeit ist noch nicht dieselbe, mal gibt es gute, dann wieder schlechte Tage. Meine Gesichtsfeldeinschränkung hat sich gänzlich verbessert, sodass ich keine Defizite im Alltag spüre.

Die Sensibilitätsstörungen und Schmerzen in der linken Körperhälfte sind nach wie vor da, ich habe mich ein Stück weit daran gewöhnen müssen, hoffe aber, dass es noch Verbesserungen gibt. Ansonsten fühle ich mich wohl in meiner Haut und bestreite den Alltag ganz gut. Zeitweise bin ich etwas ungeduldig, möchte am liebsten Bäume ausreißen, doch mein Körper macht da nicht immer mit. Ein andermal bin ich unbekümmert und genieße das Leben mit einer Portion Humor und jugendlichem Elan. Dann wieder gibt es Tage der Trauer, der Wut und Enttäuschung, die mich in ein Loch ziehen. Mal fühle ich mich wie zwanzig, ein andermal wie achtzig, doch langsam finde ich zu meiner Mitte zurück. Wie jeder andere auch, bin ich in einem ständigen Kreislauf der Selbstfindung, einem Reifeprozess, der nie zu Ende geht. Da dies mein zweites Leben ist, in dem ich erst vor kurzem ins Erwachsenenleben zurückgekehrt bin, braucht es einfach noch etwas Geduld, bis ich sagen kann, dass ich wieder die bin, die ich einmal war, mit ein paar Veränderungen.

Nachwort

So hab ich gelebt in diesem Jahr, im Schatten und im Licht
gelacht, geweint, verzweifelt geliebt, geflogen und
abgestürzt.
All die guten Vorsätze, die hielt ich nicht
doch ich habe gelebt und zwar ungekürzt.

Kaum hatte das Jahr so richtig begonnen
da fing der Trubel schon mächtig an
das Glück ist mir in den Händen zerronnen
verzweifelt gekämpft, nah am Abgrund dran.

Zur Tiefseetaucherin bin ich geworden
in diesem ganzen letzten Jahr
meine Seele ist gereist, vom tiefsten Süden bis in den
höchsten Norden
Schicht um Schicht hat sich gelöst, bis nichts mehr war.

Getanzt, gefeiert, das Leben genossen
und mich am warmen Feuer gewärmt
wie Ikarus in die Höhen geschossen
gelacht wie ein Kind, intensiv gelebt und geschwärmt.

Sich die Flügel an der Sonne verbrannt
und in tiefe Schluchten hinabgestürzt.
Das wahre Ich und die Wahrheit erkannt
das Leben mit dem Salz des Meeres gewürzt.

Das Kreuz auf mich genommen und weiter getragen
viele Zuschauer standen am Rand

selten war einer da und half mir, ohne zu fragen
doch so hab ich meine wahren Freunde erkannt.

Wut und Trauer haben mich verfolgt bis zuletzt
die Verzweiflung hat mich fast umgebracht
nur wenige haben sich in meine Lage versetzt
und mir meinen Leidensweg leichter gemacht.

Genug vom Leiden, von Krankheit und Tod
mein Kreuz zur Seite gestellt
getanzt und gelacht bis zum Morgenrot
die Dunkelheit mit meinen Strahlen erhellt.

Auf der Flucht vor mir selbst und vor dem Leben
Angst, Panik und Ausnahmezustand
die Hoffnung trotz allem nicht aufgegeben
gebetet, geglaubt, das Leben wieder in meiner Hand.

Die Einsamkeit gelebt und irgendwie genossen
geträumt und in die Zukunft geblickt
tausende von Tränen vergossen
schweigend, stumm und lautlos genickt.

Gedankenversunken den Moment vergessen
manchmal nur noch dahinvegetiert
die Vergangenheit und Gegenwart abgemessen
und mich auf die Zukunft konzentriert.

Bei Nacht und Nebel einsame Wege gegangen
Sturm, Wind und Wetter überstanden
und immer wieder von vorn angefangen
bis sich meine Lebenslinien wieder fanden.

Verletzungen eingesteckt und selber verletzt
mir Elefantenhäute zugelegt
von einem Ort zum andren gehetzt
neue Träume, Visionen und Wünsche gehegt.

Den Augenblick verpasst, das Leben verloren
liegen geblieben in Asche und Schlamm
gestorben, vergangen und wieder neu geboren
Fleisch geworden und zum opfernden Lamm.

In Gottes Nähe gelebt und Vertrauen geschöpft
an die Liebe und das Leben geglaubt
gedanklich das alte Leben geköpft
und mir einen Neubeginn erlaubt.

Einen Teil des alten Lebens gefunden
alles gegeben und die Freude gelebt
Alt und Neu miteinander verbunden
und irgendwann hat die Erde gebebt.

Der Vulkan hat sich explosionsartig entladen
ein Erdbeben machte alles dem Boden gleich
in einen Sturm der Verwüstung geraten
vertrieben aus dem eigenen Reich.

Verzweifelt, verbittert und dem Ende nah
trotzdem nicht aufgehört zu kämpfen
bis ich irgendwann wieder einen Lichtblick sah
eingehüllt in Nebelschwaden und trüben Dämpfen.

Hingefallen und mich wieder aufgerichtet
meinen Weg allein weitergegangen
irgendwann hat sich der Wald gelichtet

und ich habe wieder zu hoffen angefangen.

All meinen Mut zusammengenommen
und eine Seelenreise gemacht
an mein Ziel bin ich noch nicht gekommen
doch ein Stück Vergangenheit hab ich hinter mich
gebracht.

Die Reise ins Niemandsland genossen
viele Wege bin ich dort gegangen
Kerzen angezündet, Altes abgeschlossen
das Gute im Herzen behalten und neu angefangen.

Gespräche mit Gott, mit Menschen und Begleitern
offene und verschlossene Türen vorgefunden
Altes abgelegt, unterwegs mit neuen Kleidern
Schmerz, Trauer, Leid, Wut und Verzweiflung
überwunden.

Einige Durststrecken über mich ergehen lassen
kurz ins Vergnügen abgetaucht
Erinnerungen bleiben und andere verblassen
viel Mut und Durchhaltevermögen gebraucht.

Die Reise des Lebens hört nie auf
Umwege, Abwege und Odysseen
mal geht es runter, dann wieder bergauf
ein andermal musst du ziellos weitergehn.

Freudenmomente wechseln sich ab mit tiefer Trauer
Enttäuschung und Wut mit Ruhe und Kraft
es gibt Menschen, die trösten dich und geben dir Power
ganz ohne sie hättest du es vermutlich nicht geschafft.

All die Hürden und Hindernisse, all die Steine im Weg
dein schweres Kreuz und all die Laster
all dein Leid in Gottes Hände leg
dein Atem ist schwer, dein Leben ein hartes Pflaster.

Irgendwo leuchtet ein Stern am hohen Firmament
er blinzelt dir zu und gibt dir Licht
das Feuer weiter in deinem Herzen brennt
der letzte Funken Hoffnung verlässt dich nicht.

Du steigst in ein Boot und begibst dich aufs offene Meer
du hältst dein Ruder fest in der Hand
das Rudern strengt an und belastet dich sehr
denn weit und breit siehst du kein Land.

Einsam ziehst du durch die Straßen
fühlst dich schutzlos, wie ein Kind
suchst nach einer wärmenden Hand in versteckten Gassen
wirst davongetragen vom stürmischen Wind.

Auf hoher See steigen die Wellen immer mehr
du verlierst dein Ruder und gerätst ins Schwanken
uferlos und unsicher bist du nicht mehr Herr
über dein eigenes Leben und deine Gedanken.

Du wirst überrollt von vielen Lawinen
du steigst hinab in den schwärzesten See
wirst zerfetzt von hunderten von Minen
deine Seele brennt, es tut unheimlich weh.

Es reicht, genug vom Tiefseetauchen und Bohren
zu oft in den Wunden herum geschnitten

vor Eiseskälte nur noch gefroren
in den tiefsten Abgrund hinab geglitten.

Den Vulkan zum Brodeln gebracht
alle Gefühle frei gelassen
der Wut und Trauer Luft gemacht
Gift und Galle ausgelöscht, die meine Seele zerfraßen.

Den Boden unter den Füssen verloren
verzweifelt und ängstlich in der Luft geschwebt
auf die innere Stimme gehört und mir geschworen
ab jetzt wird nur noch im Augenblick gelebt.

Noch einmal von der Vergangenheit heimgeholt
noch einmal verletzt, enttäuscht und unverstanden
trotz Kraftlosigkeit die letzten Energien umgepolt
um erneut zu fliegen und sanft zu landen.

Den Stimmen der Nacht gelauscht
über viele Brücken hinübergegangen
am Fluss des Lebens wie berauscht
federleicht tanzend neu angefangen.

In süßen und sanften Träumen versunken
mit anderen Augen aufgewacht
mit kleinen Farbtupfern und glitzernden Funken
mich wieder auf den Weg gemacht.

Der Alltag hat mich schnell wieder eingeholt
erbarmungslos hat er mich wachgerüttelt
und schon kam die nächste Lawine angerollt
und hat mich so richtig durchgeschüttelt.

Augenblick um Augenblick vergehen lassen
Vergangenheit und Gegenwart abgestreift
Zukunftsträume in den Händen fassen
eine junge alte Seele ist gereift.

Mensch sein, Mensch werden und Mensch bleiben
leben im Hier und Jetzt, mit allen Gefühlen
Gedanken in die leeren Wolken schreiben
im Heute leben, nicht im Vergangenen und Morgen wühlen.

Den Augenblick spüren bis zur Ewigkeit
jederzeit offen und für eine neue Reise bereit.
***
***

Es ist nicht ganz einfach gewesen, diesen Schnitt, Annas altes Leben, mit ihrem neuen zu verbinden. Das alte Leben zu betrauern, hat nicht gereicht. Es brauchte mehr. Anna musste den Faden wieder finden, eine Verbindung herstellen zwischen ihrem ersten und zweiten Leben, sodass sich ihre Lebenslinien wieder vereinigen konnten. Dafür musste sie ein zweites Leben erfahren, das fast wie eine Wiederholung ihres ersten war, mit kleinen Veränderungen in der Lebensgeschichte. Anna hatte sich viel vorgenommen für dieses neue Jahr. Noch nie hatte sie sich so viele gute Vorsätze gemacht und so intensiv nachgedacht über den Sinn des Lebens.

„Träume nicht dein Leben, lebe deinen Traum", dieser Satz hat Anna sicher begleitet. Sie hat getanzt, gelacht und geweint. Sie hat all ihre Gefühle und ihr Leben inständig gelebt, vielleicht manchmal zu intensiv.

Anna hat in dieser ersten Jahreshälfte wieder ganz so gelebt, wie sie es in den letzten fünfzehn Jahren kaum noch getan hatte, sodass viele Anteile ihrer Seele angesprochen wurden. Sie hat jeden Augenblick ausgekostet, sich die Sterne vom Himmel geholt, das Leben von einer anderen Seite betrachtet und jeden Tag so gelebt, als wäre er ihr letzter. Sie war auf Festen, auf Reisen, unterwegs in kleinen und großen Schritten, allein und in geselliger Runde, mit Freunden, ihren Kindern, ihrer Familie und guten Bekannten. Es gab glückliche Momente, aber auch traurige. Es gab kleine Wunder, aber auch Enttäuschungen. Es war nicht so einfach gewesen, all das, was sie sich vorgenommen hatte, umzusetzen. So einiges war auf der Strecke geblieben. Es gab neue Begegnungen auf der Straße des Lebens, auch Wiederbegegnungen und es gab Situationen, in denen sich die Wege nicht kreuzten, sondern trennten.

Es gab Menschen, die Anna im Stich gelassen hatten, in ihren dunkelsten Momenten, und es gab solche, die in dieser schwierigen Zeit für sie da waren. Doch es wurden immer weniger, und so brauchte es viel Kraft und Gottesglauben, um dieses Jahr in seiner Intensität zu meistern. Es war, als hätte sie ihr ganzes Leben in nur eineinhalb Jahren noch einmal gelebt, mit den Hochs und Tiefs und allen Gefühlen, die ein Mensch nur haben kann. Sie wurde zur Tiefseetaucherin und Seelenforscherin, ihr Tauchgang schien kein Ende zu nehmen. Sie fühlte sich, als wäre sie in einem kleinen Fischerboot auf offener, stürmischer See und weit und breit war kein Land in Sicht. Es gab Zeiten, da beruhigte sich die Lage und sie hatte wieder mehr Energie, doch immer wieder brach sie zusammen, weil ihr Kreuz zu schwer geworden war. Irgendwann kam der komplette Zusammenbruch, sie war körperlich und seelisch am Ende. *Burnout total.*

Dieses Jahr hatte es sich in sich gehabt, mit allem, was dazugehörte. Annas Kreuz schien schwerer zu sein als in ihrem ersten Leben, doch sie hatte auch nicht mehr dieselbe Kraft, all das zu bewältigen, was sie früher fast spielend konnte, als sie noch gesund war. Viele Wochen vergingen, bis sie wieder einigermaßen auf beiden Beinen stand. Es musste schon ziemlich weit kommen, bis einige Menschen begriffen hatten, andere hatten selbst dann nichts verstanden. Wenige Menschen halfen Anna, ihr Kreuz zu tragen. Es gab sogar solche, die sie verspotteten und andere, die am Rand standen und zuschauten. Es gab Menschen, die Gerüchte verbreiteten und ihr das Leben so noch viel schwerer machten. Es gab wenige Menschen, die alles gaben und ein paar Leute, die sich bemühten, ihr Bestes zu geben. Sie hatte in diesem zweiten Jahr nach ihrem Schicksalsschlag erneut erfahren, wie hart die Realität sein konnte. Immer wieder holten sie Zweifel ein.

Es gab Tage, an denen sie am Morgen am liebsten nicht erwacht wäre. Manchmal war sie mit einem Fuß im Grab, dann wieder zurück im Leben, im Alltag, im Vergnügen und in der Wirklichkeit. Mal stand sie unter der Sonne, an anderen Tagen schwebte über ihr ein dunkler Schatten. Es gab Momente, da fragte sie sich, warum sie überhaupt auf der Welt war und Stunden, in denen sie dankbar war, Teil dieser Erde sein zu dürfen. Anna wurde von ihren Kindern auf dem Weg begleitet. Sie haben sie herausgefordert und aufgemuntert. Sie hat alle Kräfte mobilisiert und den Kindern all ihre Liebe gegeben. Sie war immer für sie da, auch in den schwierigsten Zeiten. Freunde, die ihr zuhörten und ihre Lage verstanden, gaben ihr ein Stück Hoffnung zurück.

Das Schreiben, Meditieren, Gebete, Reisen, Spaziergänge in der Natur und gute Gespräche gaben ihr viel Kraft in diesem anspruchsvollen Jahr. Es gab warme Momente, in denen sie auftanken konnte, sie erlebte lustige Stunden und heitere Momente, die alles Schwere vergessen ließen. Sie durfte schöne Augenblicke erfahren, die zur Ewigkeit wurden und sie vom Alltag ablenkten. Trotz aller Hindernisse sah sie dieses Jahr auch als Bereicherung in ihrem erst kurzen, zweiten Leben. Sie konnte vieles dazulernen und war in den letzten Monaten wahrlich reifer und älter geworden. **Sie** hat immer mehr zu sich selbst zurückgefunden, auch wenn ihre Tiefseegänge mitunter sehr anstrengend gewesen sind.

Anna hat die Höhen und Tiefen des Lebens noch intensiver kennengelernt. Sie konnte so auch andere Menschen besser verstehen und sie bei ihren Odysseen begleiten. Sie hat die Unterwelt des *Odysseus* betreten und ist wie *Persephone*, die *Königin der Unterwelt* und Tochter der griechischen Göttin *Demeter*, allein durch diesen Irrgarten gelaufen. Anna hat in unterirdischen Gemächern gelebt und irgendwann ist sie von ihrer Reise unterhalb des Erdreichs zurückgekehrt, in die Welt hinausgegangen, hat sich unter die Menschen gemischt und wieder neu zu leben begonnen.

„Krisen dauern manchmal mehrere Jahre", hat Anna irgendwo gelesen, doch es braucht viel Geduld, wenn man erneut nach unten gezogen wird und sich durch die tiefen Schluchten und Täler hindurch kämpfen muss. Sie konnte ihre Haut nicht komplett abstreifen und ein anderer Mensch werden. Es ist ihr nicht gelungen, zum knallharten Egoisten zu werden und all ihre weichen Seiten abzulegen. Sie hat ihr Leben nicht anders gestaltet als sonst.

Doch sie hat intensiver gelebt und mehr auf ihre innere Stimme gehört. Zielstrebig und konsequent ist sie ihren persönlichen Weg gegangen. Das Tiefseetauchen hat sich ein Stück weit gelohnt, doch sie ist sich dessen bewusst, dass das Eindringen in solch tiefe Schichten nicht jedermanns Sache ist. Jeder Mensch ist anders und so hat jeder seine eigene Überlebensstrategie. Anna weiß, sie will wieder fliegen, auch auf das Risiko hin, abzustürzen.

Liebes Tagebuch!

Ich war schon früh ein Vogel, bis zu jenem Moment, als ich abgestürzt bin. Doch ein Vogel, der fliegen kann und darf, ein Vogel, der sich nicht in einen goldenen Käfig einsperren lässt, wird die Freude am Fliegen niemals verlieren und seine Flügel werden nicht erlahmen. Die Freiheit ist in uns, auch wenn wir manchmal einsame Wege beschreiten müssen, um an unser Ziel zu kommen und das Glück im eigenen Herzen zu finden. Wir müssen kämpfen, um nicht starr in der Masse mitzuschwimmen. Dafür braucht es viel Kraft und Ausdauer. Es ist nicht einfach, immer wieder von vorne zu beginnen, immer wieder aufzustehen, wenn man hingefallen ist und die Hoffnung nicht zu verlieren, doch es lohnt sich, den Mut nicht aufzugeben. Ich wünsche mir und uns allen viel Kraft. Möge ein kleines Licht in unseren Herzen leuchten und uns auf unserem Lebensweg begleiten.

***

Anna war angekommen, an einem ihrer Ziele. Das Leben ging weiter und die Hoffnung trug sie durch die dunkle Nacht, zurück zu den hellen, wärmenden Sonnenstrahlen. Sie schlüpfte in ihre Turnschuhe und zog die rote Jacke an. Sie öffnete die Tür. Eine angenehm warme Brise blies ihr entgegen. Sie lief über den schmalen Weg, der zu einer breiten Straße führte. Die Haare wirbelten um ihren Kopf und tanzten mit dem Wind.

Gemütlich machte sie einen Schritt um den anderen. In Gedanken versunken ließ sie sich vorwärts treiben und lief der Sonne entgegen. *„Kismet"*, Schicksal, Fügung, Los: So hatten sie früher dazu gesagt, in jungen Jahren, als sie eigentlich noch keine Ahnung hatten, welche Überraschungen das Leben bereithielt und trotzdem wussten sie vielleicht mehr, denn sie lebten den Augenblick. Sie lebten jede Stunde, jede einzelne Minute und Sekunde, ohne darüber nachzudenken, was morgen war. *„Kismet"*, sagte Anna. Sie lachte und tanzte durch die Straßen.

Zur Autorin

Renate Gubler-Plaschg wurde in Graz geboren. Sie verbrachte ihre Kindheit und Jugend in Österreich und absolvierte dort ihre Ausbildung zur Diplomkrankenschwester, die sie in die Schweiz führte, wo sie in verschiedenen Spitälern in Zürich arbeitete. Später widmete sie sich vollumfänglich ihrer Familie. Sie hat einen erwachsenen Sohn und eine Tochter. Anfangs schrieb Renate Gedichte und Kurzgeschichten, später führte sie Tagebücher und verfasste Reiseberichte, bis sie sich mit vierunddreißig Jahren intensiver mit dem Schreiben auseinandersetzte. Daraus entstanden ein erstes Buch und eine Familienchronik. Daneben engagierte sie sich ehrenamtlich als Trainerin eines Junioren-Fußballteams. Nach einem schweren Schicksalsschlag griff Renate erneut zur Feder und zeichnete ihre Erfahrungen in einer Autobiografie auf, die sie später in einen Roman umschrieb. 2009 verfasste sie ihr erstes Drehbuch. Im selben Jahr veröffentlichte sie ihren ersten Roman "Wolke sieben", eine Lovestory, die auf der griechischen Insel Patmos, in Wien und Stockholm spielt. In ihren Büchern spielen verschiedene Charaktere, Zeitgeschichte sowie fremde Länder und Kulturen eine wichtige Rolle. Aufgrund ihrer Erlebnisse bringt sie einen reichen Erfahrungsrucksack mit, der in ihre Bücher einfließt. Das Schreiben ist für sie eine Reise in verschiedene Zeitepochen und in die Vielfalt der menschlichen Seele.

Weitere Bücher von Renate Gubler-Plaschg: